顾问简介

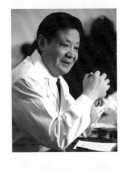

王琦，中国工程院院士，国医大师。北京中医药大学一级教授、主任医师、研究员、博士生导师，北京中医药大学国家中医体质与治未病研究院院长，国家中医药管理局中医体质辨识重点研究室主任。享受国务院政府特殊津贴。第四届中央保健委员会会诊专家，全国老中医药专家学术经验继承工作指导老师，中医药传承博士后合作导师，国家重点基础研究发展计划（"973"计划）首席科学家。

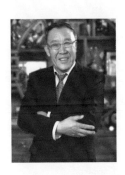

刘景源，教授、主任医师、研究员、博士生导师，首都国医名师，著名温病学家。现任国家中医药管理局突发公共事件中医药应急专家委员会委员、中华中医药学会感染病分会顾问、国家中医药管理局全国优秀中医临床人才研修项目指导专家、全国老中医药专家学术经验继承工作指导老师、世界中医药学会联合会温病专业委员会会长、中国中医药信息研究会温病分会会长、中国中医药研究促进会仲景医学分会常务副会长。

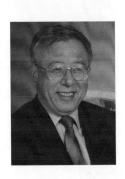

姜良铎，主任医师、教授、博士生导师，享受国务院政府特殊津贴，首都国医名师，全国老中医药专家学术经验继承工作指导老师。国家中医药管理局中医治疗"非典"、甲流技术方案专家，国家中医药管理局重点学科呼吸热病学科带头人，中华中医药学会感染病分会顾问，教育部211工程重点学科——中医内科学学术带头人，中央保健委员会会诊专家，国家自然基金评审专家，第九届、第十届国家药典委员会委员。

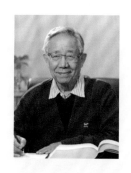

高学敏，主任医师、教授、博士生导师，享受国务院政府特殊津贴，首届全国中医药高等学校教学名师，首都国医名师，国家中医药管理局重点学科临床中药学学术带头人，中华中医药学会中药基础理论分会名誉主任委员，第七届、第八届、第九届、第十届国家药典委员会委员，第十一届、第十二届国家药典委员会顾问委员，中国中药协会药物临床评价研究专业委员会主任委员，国家基本药物目录专家委员会委员，《国家基本药物临床应用指南》编写组长。

总主编简介

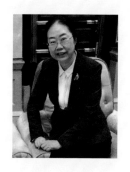

谷晓红，教授，主任医师，博士生导师。北京中医药大学原党委书记，北京中医药大学中医疫病研究院院长，教育部中医学类教学指导委员会主任委员，中华中医药学会感染病分会主任委员，中国老年学和老年医学学会副会长，中华预防医学会副会长。

副总主编简介

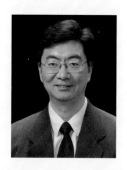

李峰，教授，主任医师，博士生导师。北京中医药大学中医学院院长，国家中医药管理局三级实验室神经免疫实验室主任。兼任中国残疾人康复学会中医康复专业委员会主任委员，中华中医药学会中医诊断分会副主任委员。曾参与"非典"的临床工作及相关研究，获北京市抗击"非典"优秀个人奖章。享受国务院政府特殊津贴。

中医疫病诊疗参考书系

疫病本草

顾　问◎王　琦　　刘景源　姜良铎　高学敏

总主编◎谷晓红

主　审◎高学敏

编　著◎李　峰　王景霞　王　淳

中国健康传媒集团

中国医药科技出版社

内容提要

本书从古籍本草著作中筛选出有明确治疗疫病记载的中药107味，以历代本草文献、《中华本草》和现代临床用药实际为基础，结合临床实践，介绍每味中药的药性、功效、应用、用法用量、使用注意、现代研究等，运用中医药基本理论阐述药物治疗疫病的机制，具有较高的临床实用价值。本书可供中医药院校师生、中医临床工作者及中医药爱好者阅读参考。

图书在版编目（CIP）数据

疫病本草 / 李峰，王景霞，王淳编著 .—北京：中国医药科技出版社，2023.8

（中医疫病诊疗参考书系）

ISBN 978-7-5214-3847-5

Ⅰ.①疫… Ⅱ.①李…②王…③王… Ⅲ.①瘟疫－中医治疗法 Ⅳ.① R254.3

中国国家版本馆 CIP 数据核字（2023）第 057809 号

美术编辑　陈君杞
版式设计　南博文化

出版　**中国健康传媒集团**｜中国医药科技出版社
地址　北京市海淀区文慧园北路甲 22 号
邮编　100082
电话　发行：010-62227427　邮购：010-62236938
网址　www.cmstp.com
规格　880×1230mm $^{1}/_{32}$
印张　9 $^{3}/_{8}$
字数　244 千字
版次　2023 年 8 月第 1 版
印次　2023 年 8 月第 1 次印刷
印刷　三河市万龙印装有限公司
经销　全国各地新华书店
书号　ISBN 978-7-5214-3847-5
定价　**39.00 元**

获取新书信息、投稿、为图书纠错，请扫码联系我们。

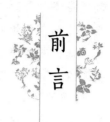

前言

　　疫病是指感受特殊疫毒之邪并具有较强传染性，易引起流行的急性发热性疾病，相当于西医学中急性传染性疾病的概念。据有关研究资料显示，从公元前243年"天下疫"始，至1949年中华人民共和国成立止，我国共发生较大的疫情500余次，中医先贤们在这一过程中创造出了六经辨证、卫气营血辨证和三焦辨证等许多独具特色的治疫理论和防治方法，为中华民族的繁衍做出了重要的贡献。中医学在当今传染病的防治中仍然发挥着积极的作用，如在防治流行性感冒、麻疹、流行性腮腺炎、流行性出血热、登革热、人禽流感等重大急性传染病中，均取得较好疗效。

　　近年来，由于生态环境的变化，病原微生物的耐药变异，人口流动性的加快，新发、突发疫情的防控难度愈来愈大。面对突如其来的新的传染病，充分挖掘中医防治疫病之精华，整理历代可供借鉴的经典名方验案以及有效药物等资料，为临床一线提供可靠的辨证思路、治疗方法和充足的"弹药"，提高临床应对突发疫情的反应能力，是重要而紧迫的任务，因此包括《疫病名方精选》《疫病验案精选》和《疫病本草》的《中医疫病诊疗参考书系》应运而生。

　　《疫病名方精选》对《温疫论》《伤寒瘟疫条辨》《广瘟疫论》

和《疫疹一得》等古代疫病防治经典名著中的方剂进行深入挖掘，再现方剂药物组成、用法用量、主治病证等古籍原貌，并基于古代医籍记载和医家点评重点阐明病机指导下的用药思路、用方指征及组方配伍的精妙之处。

《疫病验案精选》对民国以前有关疫病治疗的医案进行追本溯源，尤其对古代疫病防治经典名著中的案例进行深入挖掘，再现医案原文及出处，并基于古代医籍记载和医家点评重点分析医案病机和医家诊疗思路，并提示遣方用药的精妙之处。

《疫病本草》从古籍本草著作中筛选出有明确治疗疫病记载的中药，结合历代本草文献和《中华本草》、现代临床用药实际，介绍每味中药的药性、功效、应用、用法用量、使用注意、现代研究等。尤其是药性特点和临床应用主要围绕治疗疫病来论述，运用中医药基本理论阐述药物治疗疫病的机制。

在《中医疫病诊疗参考书系》丛书的编写过程中，总主编北京中医药大学谷晓红教授基于温病学理论和临床实践，对本书的创作思路、目的和内容给予了精心指导、审阅；总顾问王琦教授、刘景源教授、姜良铎教授和高学敏教授给予了极大的关注与悉心指导，同时也得到了中国医药科技出版社的领导和编辑们的精心组织和大力支持。虽然编者在编写过程中以严谨、认真、求实的态度做了大量工作，但难免存在疏漏或欠妥之处，敬请广大读者谅解并共同研究，多提宝贵意见，以促进中医防治疫病理论和实践的研究和完善。

《中医疫病诊疗参考书系》编写组

2022 年 10 月 15 日

中药是一个伟大的宝库，在疫病防治上为中华民族的健康做出了巨大贡献。近几年新的传染病突发盛行，给我们提出了疫病防治用药文献参考的重大需求，我们从古籍本草著作中筛选出有明确治疗疫病记载的中药，以期为中医临床一线防治疫病的遣药组方提供文献依据和参考，并为发现有潜在价值的特效中药、组分中药、单体成分，进而开展新药研发奠定扎实的基础。

本书共收载中药107味，每味药以2020年版《中华人民共和国药典》及各省、市现行中药材标准的名称为正名；药物来源部分介绍原动植物的中文名和拉丁名、药用部位、主要产地、采集和炮制方法；以2020年版《中华人民共和国药典》为主要参考，并结合历代本草文献和《中华本草》、现代临床用药实际，介绍每味中药的药性、功效、应用、用法用量、使用注意、现代研究等。药性特点和临床应用主要围绕治疗疫病（瘟疫、时行、天行时疫、疫疠、疫）来论述，运用中医药基本理论阐述药物治疗瘟疫的机制，及其所主治疫病的病因病机、临床表现，并着重说明辨证用药的理法特色；临床应用主要引用古今医家实际应用有效的名方、验方，以便领会、掌握古今用药理法特点、配伍应用经验；用法用量介绍成人一日内服剂量及方法，对炮制后功效有变化者说明区别用法，对有毒药物剂量的标定严格执行法定标准，注意安全有效；从配伍禁忌、妊娠用药禁忌、证候用药禁忌、服药时的饮食禁忌等方面介绍使用注意；现代研究介绍与疗效有关的主要化学成分、药理作用，以展示中药现代研究进展。为保持验方原貌，药物剂量单位全书未做统一，凡入药成分涉及国家禁猎和保护动物的（如犀角、穿山甲等），原则上不改，但在临床使用时，应使用相关替代用品。

北京中医药大学著名资深教授高学敏先生担任本书的主审，在编写过程中，自始至终都倾注心血给予悉心指导，并提出许多宝贵意见和建议，中国医药科技出版社的领导和编辑们也给予了精心组织和大力支持，在此表示衷心的感谢。由于编写时间较紧，难免存在疏漏或欠妥之处，敬请广大读者谅解并指正。欢迎大家多提宝贵意见，愿本书能为中医药防治疫病的理论研究和临床实践做出贡献！

编者
2023年2月

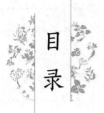

目 录

解表药

清热药

泻下药

祛风湿药

化湿药

利水渗湿药

温里药

理气药

消食药

驱虫药

止血药

活血化瘀药

化痰止咳平喘药

安神药

平肝息风药

开窍药

补益药

涌吐药

外用药

解表药

麻 黄
(《神农本草经》)

【别名】龙沙，卑相，卑盐，狗骨。

【基原】本品为麻黄科植物草麻黄 *Ephedra sinica* Stapf、中麻黄 *Ephedra intermedia* Schrenk et C.A.Mey. 或木贼麻黄 *Ephedra equisetina* Bge. 的干燥草质茎。主产于山西、河北、甘肃、内蒙古、新疆。

【采收加工】秋季采割绿色的草质茎，晒干，除去木质茎、残根及杂质，切段。生用、蜜炙或捣绒用。

【性味归经】辛、微苦，温。归肺、膀胱经。

【功能主治】发汗散寒，宣肺平喘，利水消肿。用于风寒感冒，胸闷喘咳，风水浮肿。

【时疫古籍记载】

1.《神农本草经》 味苦，温。主治中风伤寒头痛，温疟，发表出汗，去邪热气，止咳逆上气，除寒热，破癥坚积聚。

2.《药性论》 味甘，平。能治身上毒风痹，皮肉不仁，主壮热，解肌发表，温疟，治瘟疫。

3.《日华子本草》 通九窍，调血脉，开毛孔皮肤，逐风，破癥癖积聚，逐五脏邪气，退热，御山岚瘴气。

4.《药性解》 麻黄专主发散，宜入肺部；出汗开气，宜入心与大肠、膀胱。此骁悍之剂也。可治冬月春间伤寒瘟疫，夏秋不可轻用，惟在表真有寒邪者可用。

【时疫药性分析】古籍中记载麻黄主治中风伤寒头痛，温疟，发表出汗，去邪热气，止咳逆上气，除寒热，可治冬月春间伤寒瘟疫。本品味辛发散，苦能燥湿，性温散寒，主入肺经，善于宣肺气、开腠理、透毛窍而发汗解表，发汗力强，为发汗解表之要药，故可用治风寒、寒湿疫毒袭表，症见恶寒发热、头身疼痛、无汗不渴、苔白、脉浮紧等，或表寒里热、身热不解、咳逆气急，亦可配伍使用。本品辛散苦泄，温通宣畅，外开皮毛之郁闭，使肺气宣畅，内降上逆之气，以复肺司肃降之常，故善止咳平喘，为治疗肺气壅遏，宣降失常所致胸闷咳嗽气喘的要药，故为瘟疫时毒壅滞肺气、气道阻塞、喘咳胸闷常用之品。

【时疫临床应用】

1.伤寒、瘟疫　冰片六分、牛黄一钱、麻黄二钱四厘、琥珀一钱五厘、生甘草三钱五分，共为细末，用水蘸药点两眼角1次，不汗再点，必汗出，专点伤寒，瘟疫，即普救五瘟丹（《松峰说疫》）。

2.寒疫　寒疠毒邪束缚卫阳，郁而化热，症见恶寒而发热渐重、周身酸痛、四肢厥冷、胸闷、烦热、咽喉不利、唾脓血、头目昏蒙、胃脘痞满，或呕吐、腹泻不止，用麻黄配伍升麻、当归、知母、黄芩、葳蕤、芍药、天冬、桂枝、茯苓、甘草、石膏、白术、干姜等，发越郁阳，清肺温脾，如麻黄升麻汤（《伤寒论》）。

3.冬温　症见壮热而咳、肌肤发斑、状如锦纹、胸闷作呕、但吐清汁者，方用葛根6g、橘皮6g、杏仁（去尖，皮）6g、麻黄（去节）6g、知母6g、黄芩6g、甘草（炙）6g，以水700ml，煮取300ml，分3次温服，如葛根橘皮汤（《外台秘要》卷四引《小品方》）。

4.瘟疫时症，伤寒感冒　方用天麻一两二钱、麻黄一两二钱、松萝茶一两二钱、绿豆粉一两二钱、雄黄八钱、朱砂八钱、甘草八钱、生大黄二两，大人每服1丸，小儿半丸，凉水调服，出汗即愈，重者连2服，如除瘟救苦丹（《仙拈集》卷一）。

5.治伤寒，时令不正，瘟疫妄行　感冒发热，或欲出疹，不问阴阳，两感风寒，症见恶寒发热、头痛无汗、胸脘痞闷、不思饮食、舌苔薄白、脉浮，可配伍川芎、干葛、紫苏、赤芍、升麻、白芷、陈皮、香附等，如十神汤（《千金翼方》）。

6.瘟疫初起，表里同病　在表之疫邪较盛，在内之疫热尚不炽盛，症见发热与恶寒程度均等，可用麻黄与银翘散同用，即薄荷、荆芥、淡豆豉、金银花、连翘、牛蒡子、竹叶、桔梗、苇茎、麻黄，如张氏银翘散加麻黄方（《通俗伤寒论·春温伤寒》）。

7.外感风邪，邪热壅肺　症见身热不解、咳逆气急，甚则鼻煽、口渴、有汗或无汗、舌苔薄白或黄、脉浮而数者，麻黄配伍石膏、杏仁、甘草等，如麻黄杏仁甘草石膏汤（《伤寒论》）。

8.白喉　黄维翰在《白喉辨证》中指出：白喉寒证则可选用麻黄汤、麻黄附子细辛汤等来进行治疗。（《白喉辨证》）

9.流行性感冒　黄伟用麻黄汤加白芍、连翘治疗夏季流行性感冒风寒证106例。如并有暑湿者加苍术，每日1剂水煎，分两次服用。结果显示有效率为91.5%。（中国中医药信息杂志，2000，07：57）

10.禽流感　侯政平使用麻杏石甘汤合千金苇茎汤加减治疗禽流感邪毒壅肺证，症见高热不退、汗出烦渴、咳嗽喘促、痰中带血，疗效良好。（甘肃中医，2006，07：5）

11.甲型H1N1流感　张志明用大青龙汤加减治疗甲型HIN1流感外感风寒，痰热郁肺证，处方：麻黄9g、桂枝9g、炒杏仁9g、瓜蒌12g、法半夏10g、黄连6g、炙甘草6g、枳实12g、生姜3片、石膏（先煎）45g、连翘10g、金银花10g、桔梗10g。每日1剂，水煎服。患者服药2剂后，原方加大黄6g，又服5剂，患者体温降至36.7℃。复查胸片提示肺部炎症完全吸收，血常规恢复正常，复查咽拭子阴性。（中国中医药信息杂志，2011，05：80）

12.严重急性呼吸综合征　邓铁涛治疗严重急性呼吸综合征表

寒里热夹湿证，方选麻杏石甘汤合升降散加减，方用炙麻黄、炙甘草、蝉蜕、薄荷（后下）各6g，生石膏（先煎）30g，炒苦杏仁、僵蚕、黄芩等各10g，姜黄9g，连翘、金银花、芦根各15g，生薏苡仁20g，获得满意疗效。（新中医，2003，06：3）

13.猩红热　麻瑞亭使用射干麻黄汤加减治疗猩红热热入营血证，症见突然高热、喉结两侧各有一肿块，大如杏核（颌下淋巴结肿）、气憋咳嗽、胸胁部出现猩红色疹子，药用射干6g、苦桔梗6g、黑玄参9g、麦冬9g、生杭芍6g、粉丹皮6g、生甘草3g、麻黄绒3g，疗效良好。（中国社区医师，2012，37：18）

14.流行性出血热　万兰清治疗流行性出血热休克之内闭外脱证湿闭者，选用自拟宣畅三焦方，药用麻黄20g、杏仁15g、桔梗10g、藿香15g、陈皮30g、大腹皮30g、厚朴15g、茯苓30g、猪苓30g、泽泻30g、大黄30g等，疗效满意。（中国胸心血管外科临床杂志，1996，04：9）

15.百日咳　刘英琦认为麻杏合剂治疗百日咳，从临床效果上看其治愈率比抗生素高，并认为麻杏合剂无任何副作用。其治疗77例中痊愈56例，占72%，显效13例，有效者8例。（中医杂志，1958，12：813）

16.麻疹　肖诏玮使用宣肺托毒法治疗麻疹麻毒闭肺证，方用麻杏石甘汤加味：麻黄5g、杏仁3g、生石膏（先煎）24g、甘草3g、金银花9g、桑白皮9g、前胡4.5g、僵蚕6g，随病情变化加减，5剂麻疹尽退。（福建中医学院学报，2008，01：9）

17.流行性脑脊髓膜炎　翟冷仙使用大青龙汤加附子治疗流行性脑脊髓膜炎证属太阳少阴两感，症见头痛项强甚剧，身热，恶寒，无汗心烦，口渴欲饮，饮则呕吐宿食、痰涎，咽喉红痛，周身遍布紫色瘀斑，肢冷，方用麻黄三钱、桂枝三钱、炙甘草三钱、光杏仁三钱、生石膏（先煎）一两五钱、熟附片（先煎）二钱、红枣六枚、生姜三片，五剂而愈。（上海中医药杂志，1966，03：98）

18.流行性腮腺炎　卢志雁使用清胃散加麻黄、板蓝根、生石膏治疗腮腺炎因胃火素盛，又感外寒者，总有效率91.7%。（山西医药杂志，2003，01：74）

【用法用量】煎服，2~10g。本品发汗解表宜生用，且不宜久煎；蜜麻黄润肺止咳，多用于表证已解、气喘咳嗽；捣绒后作用较为缓和，小儿、老人及体虚者宜麻黄绒。

【使用注意】本品发汗宣肺力强，凡表虚自汗、阴虚盗汗及肺肾虚喘者均当慎用。又本品对中枢神经系统有明显兴奋作用，并可使血压升高，故失眠及高血压患者慎用，运动员禁用。

【化学成分】麻黄主要含生物碱类成分：麻黄碱，伪麻黄碱，去甲基麻黄碱，去甲基伪麻黄碱挥发油，甲基麻黄碱，甲基伪麻黄碱等。还含鞣质、挥发油等。《中国药典》规定本品含盐酸麻黄碱（$C_{10}H_{15}NO \cdot HCl$）和盐酸伪麻黄碱（$C_{10}H_{15}NO \cdot HCl$）的总量不得少于0.8%。

【药理研究】麻黄水煎剂、麻黄水溶性提取物、麻黄挥发油、麻黄碱、L-甲基麻黄碱等均有发汗作用。麻黄碱、伪麻黄碱、麻黄挥发油是其平喘的主要有效成分。麻黄的多种成分均有抗炎作用。麻黄生物碱对亚甲型流感病毒、呼吸道合胞病毒（RSV）有明显抑制作用，对金黄色葡萄球菌、溶血性链球菌、流感嗜血杆菌、肺炎球菌等亦有不同程度的抑制作用。麻黄碱、麻黄水提取物有镇咳作用，麻黄挥发油有一定的祛痰作用。另外麻黄还具有利尿、解热镇痛、抗过敏、兴奋中枢神经系统、强心、升高血压等作用。

生　姜
（《名医别录》）

【别名】姜。

【基原】本品为姜科植物姜 *Zingiber officinale* Rosc. 的新鲜根

茎。主产于四川、贵州、湖北、广东、广西。

【采收加工】秋、冬二季采挖，除去须根和泥沙。切厚片，生用。

【性味归经】辛，微温。归肺、脾、胃经。

【功能主治】解表散寒，温中止呕，化痰止咳，解鱼蟹毒。用于风寒感冒，胃寒呕吐，寒痰咳嗽，鱼蟹中毒。

【时疫古籍记载】

1.《本草纲目》 早行山行，宜含一块，不犯雾露清湿之气及山岚瘴气。

2.《本草新编》 生姜，味辛、辣，大热。通畅神明，辟疫疠，且助生发之气，能祛风邪。姜通神明，古志之矣。然徒用一二片，欲遽通神明，亦必不得之数。或用人参，或用白术，或用石菖蒲，或用丹砂，彼此相济，而后神明可通，邪气可辟也。

【时疫药性分析】本品辛散温通，归肺经，能发汗解表、祛风散寒、化痰止咳，又归脾胃经，能温中散寒、降逆止呕，兼可通畅神明，辟疫疠之邪，故可用治寒湿疫，见恶寒发热、痰多咳嗽、头痛头昏、脘腹痞满、肢体酸痛等症。

【时疫临床应用】

1.除瘟解毒 益元散（滑石、甘草、朱砂）三钱，生姜三钱，捣，黄酒、水各半盅，煎三滚，温服即愈，即生姜益元煎（《松峰说疫》）。

2.瘟疫 瘟疫太阳头项痛，腰脊强，发热作渴，可配伍浮萍、麦冬、玄参、丹皮、芍药等，如元霜丹（《松峰说疫》）。

3.瘟疫、伤寒 白糖一两、生姜五钱，捣烂，滚水和服，不应，再服，即姜糖引（《松峰说疫》）。

4.霍乱 温病转为霍乱，中虚饮聚，而伏邪乘之者，可配伍黄芩、半夏等，如黄芩加半夏生姜汤（《重订霍乱论》）。

5.非典型病原体肺炎 林志商使用葛根汤治疗非典型病原体

肺炎初期无汗者，方用葛根四两、麻黄（去节）三两、桂枝（去皮）二两、生姜（切）三两、甘草（炙）二两、芍药二两、大枣十二枚（擘），获得良好疗效。（中国实验方剂学杂志，2003，06：58）。

【用法用量】煎服，3~10g。

【使用注意】本品助火伤阴，故热盛及阴虚内热者忌服。

【化学成分】生姜主要含挥发油，油中主要为α-姜烯、β-檀香萜醇、β-水芹烯、6-姜辣素、3-姜辣素、4-姜辣素、5-姜辣素、8-姜辣素、生姜酚、姜醇、姜烯酮、姜酮等。还含天冬氨酸，谷氨酸，丝氨酸等氨基酸。《中国药典》规定本品含挥发油不得少于0.12%（ml/g），含6-姜辣素（$C_{17}H_{26}O_4$）不得少于0.05%，8-姜酚（$C_{19}H_{30}O_4$）和10-姜酚（$C_{21}H_{34}O_4$）总量不得少于0.04%；饮片含6-姜辣素（$C_{17}H_{26}O_4$）不得少于0.05%。

【药理研究】生姜水浸液对伤寒沙门菌、霍乱弧菌、志贺菌属、大肠埃希菌、蜡样芽孢杆菌、金黄色葡萄球菌、堇色毛癣菌、阴道毛滴虫均有不同程度的抑杀作用。生姜具有抗炎、解热、镇痛、镇吐、抗溃疡、保肝、利胆等作用。其醇提物能兴奋血管运动中枢、呼吸中枢、心脏。

紫苏叶

（《名医别录》）

【别名】苏叶。

【基原】本品为唇形科植物紫苏 *Perilla frutescens*（L.）Britt. 的干燥叶（或带嫩枝）。主产于江苏、浙江、河北。

【采收加工】夏季枝叶茂盛时采收。除去杂质，晒干，切碎。生用。

【性味归经】辛，温。归肺、脾经。

【功能主治】解表散寒，行气和胃。用于风寒感冒，咳嗽呕恶，妊娠呕吐，鱼蟹中毒。

【时疫古籍记载】

1.《神农本草经》 气味辛微温无毒，主下气，杀谷，除饮食，辟口臭，去邪毒，辟恶气。

2.《药品化义》 紫苏叶，为发生之物。辛温能散，气薄能通，味薄发泄，专解肌发表，疗伤风伤寒，及疟疾初起，外感霍乱，湿热脚气，凡属表证，放邪气出路之要药也。

【时疫药性分析】紫苏叶辛散性温，发汗解表散寒之力较为缓和，味辛能行，能行气以宽中除胀，和胃止呕，且略兼化痰止咳之功，故可用治风寒疫毒袭表，兼有气滞，症见胸脘满闷、恶心呕逆，或咳嗽痰多者。因其作用缓和，多与其他药物同用。

【时疫临床应用】

1.四时瘟疫、伤寒 陈皮（不去白）二两，香附子（炒香，去毛）、紫苏叶各四两，甘草（炙）一两。上为粗末。每服三钱，水一盏，煎七分，去滓热服，不拘时，日三服。若作细末，每服二钱，入盐点服，即香苏散[《局方》卷二（绍兴续添方）]。

2.四时不正之气，山岚瘴疟 外感风寒，内伤湿滞，症见恶寒发热、头痛、胸膈满闷、脘腹疼痛、恶心呕吐、肠鸣泄泻、舌苔白腻等，常与大腹皮、白芷、茯苓、半夏曲、白术、陈皮、厚朴、桔梗、藿香等同用，如藿香正气散（《太平惠民和剂局方》）。

3.四时瘟疫 四时气令不正，瘟疫妄行，不问阴阳两感，症见恶寒发热、无汗头痛、肢体骨节酸痛、口中苦而微渴、苔薄白微腻、脉象浮或浮紧等，常配伍升麻、白芍、香附、葛根、白芷、陈皮、川芎、青皮、甘草等，如神授太乙散（《是斋百一选方》）。

4.时令不正，瘟疫妄行 伤寒，时令不正，瘟疫妄行，或欲出疹，不问阴阳，两感风寒，症见恶寒发热、头痛无汗、胸脘痞闷、不思饮食、舌苔薄白、脉浮等，常配伍川芎、麻黄、葛根、赤芍、升麻、白芷、甘草、陈皮、香附等，如十神汤（《千金翼方》）。

5.四时咳嗽　凉燥外袭，肺失宣降，痰湿内阻，症见恶寒无汗、头微痛、咳嗽痰稀、鼻塞咽干、苔白脉弦等，常配伍苦杏仁、半夏、茯苓、前胡、桔梗、枳壳、橘皮、甘草等，如杏苏散（《温病条辨》）。

6.流行性腮腺炎　干紫苏叶60g，研成细末，以醋调敷之，每日多次。（中国乡村医药，2018，13：47）

7.流行性感冒　张明星使用感冒灵加减治疗流行性感冒360例，方用桂枝、白芍、紫苏叶各10g，山豆根、桔梗、防风各12g，沙参、板蓝根、连翘各15g，甘草5g，总有效率为98%。（陕西中医，1990，06：270）

【用法用量】煎服，5~10g，不宜久煎。

【化学成分】紫苏叶主要含挥发油：紫苏醛，紫苏酮，苏烯酮，矢车菊素，莰烯，薄荷醇，薄荷酮，紫苏醇，二氢紫苏醇，丁香油酚等。《中国药典》规定本品含挥发油不得少于0.4%（ml/g），饮片不得少于0.2%ml/g）。

【药理研究】紫苏叶煎剂有缓和的解热作用；有促进消化液分泌，增进胃肠蠕动的作用；能减少支气管分泌，缓解支气管痉挛。本品水煎剂对大肠埃希菌、志贺菌属、葡萄球菌均有抑制作用。

荆　芥

（《神农本草经》）

【别名】假苏，鼠蓂，姜苏，稳齿菜，四棱杆蒿。

【基原】本品为唇形科植物荆芥 *Schizonepeta tenuifolia* Briq. 的干燥地上部分。主产于江苏、浙江、江西、河北、湖北。

【采收加工】多为栽培。夏、秋两季花开到顶、穗绿时采割，除去杂质，晒干。切段。

【性味归经】辛，微温。归肺、肝经。

【功能主治】解表散风，透疹，消疮。用于感冒，头痛，麻疹，风疹，疮疡初起。

【时疫古籍记载】

1.《神农本草经》 主寒热，鼠瘘，瘰疬，生疮，破结聚气，下瘀血，除湿痹。

2.《药性论》 治恶风贼风，口面㖞邪，遍身顽痹，心虚忘事，益力添精。主辟邪毒气，除劳，治丁肿；取一握切，以水五升，煮取二升，冷分二服，主通利血脉，传送五脏不足气，能发汗，除冷风；又捣末和醋封毒肿。

3.《本草纲目》 散风热，清头目，利咽喉，消疮肿。

【时疫药性分析】荆芥轻扬疏散，味辛而不烈，微温不燥，性较平和，善祛风邪，为治风通用之药，既散风寒，又疏风热，故四时感冒，无论风寒、风热或寒热不明显者，皆可配伍应用。荆芥质轻透散，善祛风止痒，宣散疹毒，还可用治表邪外束，麻疹初起、疹出不畅。

【时疫临床应用】

1.瘟疫初起，表里同病 在表之疫邪较盛，在内之疫热尚不炽盛，症见发热与恶寒程度均等，可用麻黄与银翘散同用，即薄荷、荆芥、淡豆豉、金银花、连翘、牛蒡子、竹叶、桔梗、苇茎、麻黄，如张氏银翘散加麻黄方（《通俗伤寒论·春温伤寒》）。

2.风寒湿疫犯表 症见恶寒发热、头疼身痛、胸闷咳嗽、痰多色白、苔白脉浮等，荆芥可配伍防风、独活、柴胡、茯苓、川芎等，如荆防败毒散（《摄生众妙方》）。

3.大头瘟 初起憎寒壮热、体重、头面痛、目不能开、上喘、咽喉不利，甚则堵塞不能饮食、舌干口燥、恍惚不安，可配伍川芎、防风、桔梗、当归等，如头瘟汤（《类证治裁》卷一）。

4.温毒流注，无所不至 症见发热恶寒、无汗或有汗、头痛项强、肢体酸痛、口渴唇焦、恶心呕吐、腹胀便结，或见精神不振、嗜睡，或烦躁不安、目眩耳聋、腮脸肿痛、喉痹咽痛等，可配伍白僵蚕、蝉蜕、姜黄、防风、薄荷、当归、白芍、黄连、连翘、黄芩、桔梗、石膏、滑石、芒硝等，如增损双解散（《伤寒瘟疫条辨》）。

5.麻疹 麻疹初起，透发不畅，症见咳嗽喘急、烦闷躁乱、咽喉肿痛，可配伍西河柳、竹叶、蝉蜕、薄荷、葛根、玄参等，如竹叶柳蒡汤（《先醒斋医学广笔记》卷三）。

6.疫喉 疫喉肿痛微腐、身热少汗、痧癯、神清、舌白、脉郁不起者，可配伍葛根、金银花、白僵蚕、薄荷、牛蒡子、桔梗、蝉蜕、枳壳等，如清咽葛根汤（《疫喉浅论》）。

7.痧隐脉郁 喉腐舌干，症虽乍起，津液不足，邪火内伏，可配伍淡豆豉、桔梗、牛蒡、连翘、栀子、马勃等，如香豉散（《疫痧草》）。

8.耳后忽然肿痛，兼发寒热表证者，及杨梅疮初发者 方用荆芥七分、粉草七分、连翘七分、川芎七分、羌活七分、独活七分、五加皮七分、角刺一钱、穿山甲（炒）一钱、归尾一钱、防风一钱、苍术一钱、酒防己一钱、地骨皮一钱、白鲜皮一钱三分、金银花一钱三分、土茯苓一两，水煎，加酒，食后服。即荆防败毒散（《杂病源流犀烛》）。

9.甲型H1N1流感 窦志强使用荆防败毒散加减（荆芥15g、防风10g、羌活15g、独活15g、川芎10g、柴胡15g、前胡10g、桔梗6g、枳壳10g、茯苓10g、甘草6g）治疗甲型H1N1流感属寒者2~3天，全部患者临床主要症状消失，验试纸检测甲型H1N1流感病毒核酸阴性，有效率100%。（中医药信息，2011，01：67）

10.流行性感冒 陶洪流采用羌荆石甘汤加减治疗儿童流行性感冒发热48例，基础方用羌活10g、荆芥12g、杏仁8g、生石膏

（先煎）25~40g、板蓝根15g、生甘草5g，疗效比较满意。（江苏中医，1999，11：23）

11.风疹　远昭自拟内服远氏风疹方治疗风疹，方用荆芥、防风各12g，薄荷（后下）、蝉蜕、僵蚕、生地、黄芩各10g，苦参30g，地肤子、土白术、菊花各15g，白鲜皮30g，地骨皮15g，甘草10g，效果甚佳。（辽宁中医杂志，2003，04：317）

12.严重急性呼吸综合征　徐珊等采用荆防败毒散加减（荆芥、防风、羌活、独活、川芎、姜黄、蝉衣、苍术、黄芩、青蒿、苏叶、甘草等）治疗非典型病原体肺炎疫毒束表证早期的头身疼痛症状。（浙江中医学院学报，2003，06：21）

【用法用量】煎服，5~10g，不宜久煎。

【化学成分】荆芥主要含挥发油：胡薄荷酮等；单萜类成分：荆芥苷，荆芥醇，荆芥二醇等。还含黄酮类等。《中国药典》规定本品含挥发油不得少于0.6%（ml/g），饮片不得少于0.3%（ml/g）；含胡薄荷酮（$C_{10}H_{16}O$）不得少于0.02%。

【药理研究】荆芥水煎剂可增强皮肤血液循环，增加汗腺分泌，有微弱解热作用。荆芥对金黄色葡萄球菌、白喉棒状杆菌、伤寒沙门菌、志贺菌属、铜绿假单胞菌和人型结核分枝杆菌均有一定抑制作用。荆芥对乙酸引起的炎症有明显的抗炎作用，荆芥穗有明显的抗补体作用。

防　风

（《神农本草经》）

【别名】铜芸，回云，回草，百枝，屏风。

【基原】本品为伞形科植物防风 *Saposhnikovia divaricata*（Turcz.）Schischk. 的干燥根。主产于黑龙江、内蒙古、吉林、辽宁。

【采收加工】春、秋两季采挖未抽花茎植株的根，除去须根及泥沙，晒干。切厚片。

【性味归经】辛、甘，微温。归膀胱、肝、脾经。

【功能主治】祛风解表，胜湿止痛，止痉。用于感冒头痛，风湿痹痛，风疹瘙痒，破伤风。

【时疫古籍记载】

1.《神农本草经》 主大风，头眩痛，恶风，风邪，目盲无所见，风行周身，骨节疼痹，烦满。

2.《日华子本草》 治三十六般风，男子一切劳劣，补中益神，风赤眼，止泪及瘫缓，通利五脏关脉，五劳七伤，羸损盗汗，心烦体重，能安神定志，匀气脉。

3.《药类法象》 治风通用。泻肺实，散头目中滞气，除上焦风邪。

【时疫药性分析】防风辛温发散，气味俱升，以辛散祛风解表为主，虽不长于散寒，但又能胜湿、止痛，且甘缓微温不峻烈，故外感风寒、风湿、风热表证均可配伍使用。又因其发散作用温和，对卫气不足，肌表不固，而外感风邪者，本品与黄芪、白术等益卫固表药同用，相反相成，祛邪而不伤正，固表而不留邪，共奏扶正祛邪之效。本品还能祛风止痒，以祛风见长，药性平和，风寒、风热所致之瘾疹瘙痒皆可配伍使用。

【时疫临床应用】

1.预防感冒 腠理不密，易于感冒，常与黄芪、白术配伍，即玉屏风散（《医方类聚》）。

2.辟瘟疫 伤寒遍身疼痛，百节拘急，头目昏痛，肢体劳倦，壮热憎寒，神志不爽，感冒瘟疫瘴气，常与茵陈、柴胡、前胡、人参、羌活、独活、甘草、苍术、干葛、白芍、升麻、藁本、藿香、白术、半夏等同用，调顺三焦，解表救里，如神仙百解散（《太平惠民和剂局方》）。

3.寒疫束表，温毒内蕴 外寒内热，表里俱实，症见憎寒壮热无汗、口苦咽干、二便秘涩、舌苔黄腻。常配伍荆芥、薄荷叶、麻黄、连翘、大黄、芒硝、石膏、黄芩、栀子、桔梗、川芎、当归、芍药、滑石、白术等，如防风通圣散（《黄帝素问宣明论方》）。

4.水痘　外感天行时毒，内蕴湿热，邪在肺卫，痘毒壅不起，可与羌活、荆芥、升麻、桔梗、连翘、葛根、牛蒡子、蝉蜕等配伍，如百一快斑汤（《种痘新书》）。

5.耳后忽然肿痛，兼发寒热表证者，及杨梅疮初发者　方用荆芥七分、粉草七分、连翘七分、川芎七分、羌活七分、独活七分、五加皮七分、角刺一钱、穿山甲（炒）一钱、归尾一钱、防风一钱、苍术一钱、酒防己一钱、地骨皮一钱、白鲜皮一钱三分、金银花一钱三分、土茯苓一两，水煎，加酒，食后服，即荆防败毒散（《杂病源流犀烛》）。

6.严重急性呼吸综合征　徐珊等采用荆防败毒散加减（荆芥、防风、羌活、独活、川芎、姜黄、蝉衣、苍术、黄芩、青蒿、苏叶、甘草等）治疗非典型病原体肺炎疫毒束表证早期的头身疼痛症状。（浙江中医学院学报，2003，06：21）

7.流行性腮腺炎　王桂云以荆防败毒散加减治疗流行性腮腺炎120例，基础方用荆芥、防风、羌活、独活、柴胡、前胡、茯苓、川芎、炒枳壳各6g，桔梗、生甘草各3g，连用3~10日，总有效率95%。（山西中医，2006，02：22）

【用法用量】煎服，5~10g。

【使用注意】本品药性偏温，阴血亏虚及热盛动风者不宜使用。

【化学成分】防风主要含色酮类成分：防风色酮醇，5-O-甲基维斯阿米醇苷，升麻素，升麻素苷；香豆素类成分：香柑内酯。还含酸性多糖、挥发油等。《中国药典》规定本品含升麻素苷（$C_{22}H_{28}O_{11}$）和5-O-甲基维斯阿米醇苷（$C_{22}H_{28}O_{10}$）的总量不得少于0.24%。

【药理研究】防风新鲜汁对铜绿假单胞菌和金黄色葡萄球菌有

一定抗菌作用，煎剂对志贺菌属、溶血性链球菌等有不同程度的抑制作用。防风有解热、抗炎、镇静、镇痛、抗惊厥、抗过敏作用，并有增强小鼠腹腔巨噬细胞吞噬功能的作用。

羌 活

（《神农本草经》）

【别名】羌青，护羌使者，胡王使者，羌滑，退风使者，黑药。

【基原】本品为伞形科植物羌活 *Notopterygium incisum* Ting ex H.T.Chang 或宽叶羌活 *Notopterygium franchetii* H.de Boiss. 的干燥根茎及根。主产于四川、甘肃、青海。

【采收加工】春、秋两季采挖，除去须根及泥沙，晒干。切片。生用。

【性味归经】辛、苦，温。归膀胱、肾经。

【功能主治】解表散寒，祛风除湿，止痛。用于风寒感冒，头痛项强，风湿痹痛，肩背酸痛。

【时疫古籍记载】

1.《日华子本草》 治一切风并气，筋骨拳挛，四肢羸劣，头旋眼目赤疼及伏梁水气，五劳七伤，虚损冷气，骨节酸疼，通利五脏。

2.《本经逢原》 羌活乃却乱反正之主帅……非时感冒之仙药也。

3.《得配本草》 辛、苦，性温。气雄而散。入足太阳经气分，以理游风。……除风湿，宜重用；表风寒，须轻用。……或者疫气舍于膜原，溢于太阳，则达原饮内略加数分亦可。

【时疫药性分析】本品辛温发散，气味雄烈，善于升散发表，有较强的解表散寒作用；味苦性温又善除寒湿，以祛风散寒，除湿止痛，故可用治外感风寒、外感风湿、外感风寒夹湿所致恶寒发热、无汗、头痛项强、肢体酸楚疼痛者。

【时疫临床应用】

1. 辟瘟疫　羌活、大黄、柴胡、苍术、细辛、吴萸，共研细末，绛囊盛之，佩于当胸，即辟瘟囊（《理瀹骈文》）。

2. 四时瘟疫　症见头痛项强、发热憎寒、身体疼痛，及伤风鼻塞声重、咳嗽头昏等，可配伍苍术、藁本、白芷、细辛、川芎等，如神术散（《太平惠民和剂局方》）。

3. 初起瘟疫，四时伤寒　症见头痛、憎寒发热、呕吐恶心、咳嗽痰疾、气喘、面红目赤、咽喉肿痛，可配伍川芎、黄芩、赤芍、连翘、花粉、桔梗、白芷、葛根、柴胡等，瘟疫流行时，无病之人预服一至二剂，百病不生，如清瘟解毒汤（《治疫全书》）。

4. 风寒湿疫犯表　症见恶寒发热、头疼身痛、胸闷咳嗽、痰多色白、苔白脉浮等，可配伍荆芥、防风、独活、柴胡、茯苓、川芎等，如荆防败毒散（《摄生众妙方》）。

5. 风寒湿疫，表实里虚　症见憎寒壮热、头项强痛、肢体酸痛、无汗、鼻塞声重、咳嗽有痰、胸膈痞满、舌淡苔白、脉浮而按之无力，可配伍独活、柴胡、薄荷、川芎、枳壳、桔梗、人参、茯苓等，如败毒散（《太平惠民和剂局方》）。

6. 风邪外客，三阳合病　太阳风寒未解，郁而化热，渐次传入阳明，波及少阳，三阳合病，症见恶寒渐轻、身热增盛、无汗头痛、目疼鼻干、心烦不眠、咽干耳聋、眼眶痛、舌苔薄黄等，可配伍柴胡、葛根、黄芩、白芷、芍药、桔梗等，如柴葛解肌汤（《伤寒六书》）。

7. 温疫毒邪表里分传，膜原尚有余结　症见身热头痛、身疼、腰背项痛、眉棱痛、口苦耳聋、鼻干、胸膈心腹满闷、下部热结、舌根渐黄至中央者，可配伍槟榔、厚朴、芍药、知母、黄芩、大黄、葛根、柴胡等，如三消饮（《温疫论》）。

8. 甲型H1N1流感　窦志强使用荆防败毒散加减（荆芥15g、

防风10g、羌活15g、独活15g、川芎10g、柴胡15g、前胡10g、桔梗6g、枳壳10g、茯苓10g、甘草6g）治疗甲型H1N1流感属寒者2~3天，全部患者临床主要症状消失，验试纸检测甲型H1N1流感病毒核酸阴性，有效率100%。（中医药信息，2011，01：67）

9.严重急性呼吸综合征　徐珊等采用荆防败毒散加减（荆芥、防风、羌活、独活、川芎、姜黄、蝉衣、苍术、黄芩、青蒿、苏叶、甘草等）治疗非典型病原体肺炎疫毒束表证早期的头身疼痛症状。（浙江中医学院学报，2003，06：21）

10.流行性乙型脑炎　江苏省新医学院附属中医院使用复方大青叶注射液治疗乙脑急性期，药用大青叶四十斤，银花二十斤，生大黄、草河车、羌活各十斤，制成20000ml。每次2ml肌内注射，2~4次/日。有清热解毒作用。轻症单独用，重症配合其他中西医疗法。（河南医学院学报，1975，02：47）

11.登革热　饶师泉教授采用羌活胜湿汤治疗登革热太阳风湿证偏寒以头痛明显者，方用羌活、独活、藁本、蔓荆子、防风、川芎、炙甘草，效果满意。（广州中医药大学，2017：24）

12.布鲁菌病　于晶等使用茵陈汤加减治疗布鲁菌病急性期、亚急性期湿热证，基础方用茵陈、大黄、羌活、柴胡、茯苓各20g，升麻、黄芪各15g，效果较好。（中国地方病防治杂志，2009，04：307）

【用法用量】煎服，3~10g。

【使用注意】本品辛香温燥之性较烈，故阴血亏虚者慎用。用量过多，易致呕吐，脾胃虚弱者不宜服。

【化学成分】羌活主要含挥发油：α-侧柏烯，α-蒎烯，β-蒎烯等；香豆素类：紫花前胡苷，羌活醇，异欧前胡素，8-甲基异欧前胡素；酚性成分：花椒毒酚。还含脂肪酸、氨基酸、糖类等。《中国药典》规定本品含挥发油不得少于1.4%（ml/g）；含羌活醇（$C_{21}H_{22}O_5$）和异欧前胡素（$C_{16}H_{14}O_4$）的总量不得少于0.4%。

【药理研究】羌活有抗炎、镇痛、解热作用，并对皮肤真菌、布氏杆菌、金黄色葡萄球菌有抑制作用。还具有抗氧化、抗心律失常、抑制血小板聚集、抗血栓、抗癌细胞增殖、增强免疫等作用。

藁 本
(《神农本草经》)

【别名】藁茇，鬼卿，地新，山茝，蔚香，微茎，藁板。

【基原】本品为伞形科植物藁本 *Ligusticum sinense* Oliv. 或辽藁本 *Ligusticum jeholense* Nakai et Kitag. 的干燥根茎和根。藁本主产于四川、湖北、陕西。辽藁本主产于辽宁。

【采收加工】秋季茎叶枯萎或次春出苗时采挖，除去泥沙，晒干或烘干。切厚片。生用。

【性味归经】辛，温。归膀胱经。

【功能主治】祛风，散寒，除湿，止痛。用于风寒感冒，巅顶疼痛，风湿痹痛。

【时疫古籍记载】《景岳全书》 味甘辛，性温。气厚味薄，升也，阳也。疗诸恶风鬼注，除太阳顶巅头痛，大寒犯脑，痛连齿颊，及鼻面皮肤酒齄粉刺，风湿泄泻，冷气腰疼，妇人阴中风邪肿痛。此足太阳经风痛雾露瘴疫之要药。

【时疫药性分析】本品辛温香燥，性味俱升，善达巅顶，以发散太阳经风寒湿邪见长，并有较好的止痛作用，善治外感风寒夹湿，见恶寒发热、头重头痛、巅顶痛甚、肢体酸痛等症，为足太阳经雾露瘴疫，寒湿疫毒之要药。

【时疫临床应用】

1.四时瘟疫　症见头痛项强、发热憎寒、身体疼痛及伤风鼻塞声重、咳嗽头昏，药用苍术、藁本、白芷、细辛、羌活、川芎、炙甘草各一两，为细末，每服三钱，水一盏，生姜三片，葱白三寸，煎七分，温服，不拘时。如神术散（《太平惠民和剂局方》）。

2.辟温病　药用川芎、白芷、藁本等份，捣下筛内米粉中，以粉涂身，如粉身散方（《外台秘要》）。

3.登革热　饶师泉教授采用羌活胜湿汤治疗登革热太阳风湿证偏寒以头痛明显者，症见骨痛剧烈，伴有发热恶寒、无汗、周身疼痛沉重等，方用羌活、独活、藁本、蔓荆子、防风、川芎、炙甘草，获得良好疗效。（广州中医药大学，2017：24）

【用法用量】煎服，3~10g。

【使用注意】本品辛温香燥，凡阴血亏虚、肝阳上亢、火热内盛之头痛者忌服。

【化学成分】藁本主要含苯酞类成分：3-丁基苯肽，蛇床肽内脂等；有机酸类成分：阿魏酸等。还含萜类、烯丙基苯类、香豆素、挥发油等。《中国药典》规定本品含阿魏酸（$C_{10}H_{10}O_4$）不得少于0.05%。

【药理研究】本品挥发油有镇静、镇痛、解热及抗炎作用，还能明显减慢耗氧速度，增加组织耐缺氧能力。藁本内酯、苯酞及其衍生物能使实验动物气管平滑肌松弛，有较明显的平喘作用，还具有抑菌、提高机体免疫调节功能的作用。藁本还具有抗溃疡、抗腹泻的作用。

香　薷
（《名医别录》）

【别名】香菜，香戎，香茸，紫花香菜，蜜蜂草。

【基原】本品为唇形科植物石香薷 *Mosla chinensis* Maxim. 或江香薷 *Mosla chinensis* 'Jiangxiangru' 的干燥地上部分。前者习称"青香薷"，后者习称"江香薷"。青香薷主产于广东、广西、福建；江香薷主产于江西。

【采收加工】夏季茎叶茂盛、花盛开时择晴天采割，除去杂质，阴干。切段。生用。

【性味归经】辛，微温。归肺、胃经。

【功能主治】发汗解表，化湿和中。用于暑湿感冒，恶寒发热，头痛无汗，腹痛吐泻、水肿，小便不利。

【时疫古籍记载】

1.《本草纲目》 解暑利小便，有彻上彻下之功。夏月解表之药，能发越阳气，消散蓄水……四时伤寒不正之气，为末，热酒服，取汗。

2.《履巉岩本草》 截四时伤寒。

【时疫药性分析】香薷辛温发散，入肺经能发汗解表而散寒；其气芳香，入于脾胃又能化湿和中而解暑，多用于暑天感受风寒而兼脾胃湿困，症见恶寒发热、头痛身重、无汗、脘满纳差、腹痛吐泻、苔腻者，可收外解风寒、内化湿浊之功。因该证多见于暑天贪凉饮冷之人，故前人称"香薷乃夏月解表之药"。

【时疫临床应用】

1.四时伤寒，不正之气 香薷为末，热酒调服一、二钱，取汗。（《卫生易简方》）

2.暑湿感冒 暑湿内蕴而兼寒邪外束，症见恶寒发热、头痛身重、无汗、脘满纳差、腹痛吐泻、苔腻者，常配伍金银花、扁豆花、厚朴、连翘，如新加香薷饮（《温病条辨》）。

3.流行性感冒 李继庭使用柴胡香薷饮加减治疗流行性感冒40例，方为柴胡、香薷、藿香、白扁豆、连翘各12g、淡竹叶、厚朴、黄芩各10g、金银花、焦栀子各15g，疗程3天，疗效显著。（新中医，2011，05：27）

4.流行性腮腺炎 王小龙等使用新加香薷饮加减治疗流行性腮腺炎属暑温者，方为银花12g、连翘12g、香薷6g、鲜扁豆花

10g、厚朴10g、滑石（布包）10g、生甘草6g、钩藤（后下）6g、薄荷（后下）6g、荷叶（后下）6g，3剂获效。（江苏中医药，2007，06：42）

5.登革热 《中国登革热临床诊断和治疗指南》中推荐治疗发热期属温热郁湿，卫气同病，所用处方为香薷、藿香、葛根、青蒿（后下）、羌活、白蔻仁、半夏、滑石（包煎）、赤芍、茵陈、草果、生甘草。（传染病信息，2018，05：385）

6.流行性出血热 乔德峰使用黄连香薷饮加减治疗流行性出血热属湿遏卫气证，方为香薷10g、扁豆15g、厚朴10g、黄连10g、藿香10g、金银花30g、连翘20g，7日为1个疗程，疗效确切。（河北中医，2002，9：698）

7.麻疹 石鸣之使用六一散合加味香薷饮，治疗暑天出疹而疹发不透，见热重烦躁、口渴、汗出尿赤、便溏、舌红苔薄、脉洪数等症，方为香薷、扁豆衣、连翘、薄荷、藿香、佩兰、荷叶、西瓜翠衣。（云南中医中药杂志，1996，6：73）

8.甲型H1N1流感 吴慧毅使用新加香薷饮加减治疗甲型H1N1流感属暑湿内蕴，枢机不利，方为香薷12g、藿香12g、佩兰12g、柴胡9g、葛根12g、白芷3g、黄芩12g、连翘12g、扁豆花12g、厚朴花12g、炒白术12g、甘草3g，取得较好疗效。（中国中医药现代远程教育，2017，08：129）

【用法用量】煎服，3~10g。用于发表，量不宜过大，且不宜久煎；用于利水消肿，量宜稍大，且须浓煎。

【使用注意】本品辛温发汗之力较强，表虚有汗及暑热证当忌用。

【化学成分】香薷主要含挥发油：麝香草酚，香荆芥酚，百里香酚，聚伞花素，乙酸百里酯，乙醇香荆酯等；黄酮类成分：5-羟基-6,7-二甲氧基黄酮，5-羟基-7,8-二甲氧基黄酮，洋芹素等。《中国药典》规定本品含挥发油不得少于0.6%（ml/g），含麝香草酚

（$C_{10}H_{14}O$）与香荆芥酚（$C_{10}H_{14}O$）的总量不得少于0.16%。

【药理研究】挥发油有发汗解热作用，能刺激消化腺分泌及胃肠蠕动。挥发油对金黄色葡萄球菌、伤寒沙门菌、脑膜炎球菌等有较强的抑制作用。海州香薷的水煎剂有抗病毒作用。

葱 白
（《神农本草经》）

【别名】葱茎白，葱白头。

【基原】本品为百合科植物葱*Allium fistulosum* L.近根部的鳞茎。我国各地均有种植。

【采收加工】随时可采，采挖后，切去须根及叶，剥去外膜。鲜用。

【性味归经】辛，温。归肺、胃经。

【功能主治】发汗解表，散寒通阳。用于风寒感冒，阴盛格阳。

【时疫古籍记载】

1.《济生秘览》 治时疾头痛发热者：连根葱白二十根。和米煮粥，入醋少许，热食取汗即解。

2.《急救良方》 治伤寒时疫，及伤风初觉头痛身热用带根葱头一个，切碎，以醋一盏，煎稀粥饮一碗，乘热吃下，以被盖，汗出即解。

【时疫药性分析】葱白辛温不燥烈，发汗不峻猛，药力较弱，适用于风寒感冒，恶寒发热之轻证，可以单用，亦可与其他较温和的解表药同用。

【时疫临床应用】

1.四时瘟疫 症见头痛项强、发热憎寒、身体疼痛，及伤风鼻塞声重、咳嗽头昏，药用苍术、藁本、白芷、细辛、羌活、川芎、炙甘草各一两，为细末，每服三钱，水一盏，生姜三片，葱白三寸，煎七分，温服，不拘时。如神术散（《太平惠民和剂局方》）。

2.伤寒、瘟疫，不论阳明，已传经与未传经　药用苍术、姜（瘟病用生者，伤寒用干者）、白矾、银朱，等份为末。先饮热绿豆浓汤，次将药末五分男左女右，摊手心内，搦紧，夹腿腕侧卧，盖被取汗。瘟疫初觉，葱白数根生捣，能饮者用黄酒，不饮者滚水冲服，即掌中金（《松峰说疫》）。

3.麻疹　陈运生使用苍耳子（或新鲜茎叶）适量，加葱白、黄酒同煎取汁，乘热置于罩内熏蒸，然后擦洗全身，再覆被保暖，以取微汗。用于麻疹初热期，或出疹期，皮疹透发不畅者。（江西中医学院学报，2002，04：55）

4.流行性腮腺炎　李叙香使用紫荆皮15g、赤芍12g、独活9g、石菖蒲4.5g、白芷6g，共研细粉，加葱白数根捣成糊状外敷治疗，为民间验方。（中国民间疗法，2007，10：62）

【用法用量】煎服，3~10g。外用适量。

【化学成分】葱白主要含挥发油，油中主要成分为蒜素。还含有二烯丙基硫醚、苹果酸、维生素B_1、维生素B_2、维生素C、维生素A类物质、烟酸、黏液质、草酸钙、铁盐等成分。

【药理研究】葱白对白喉棒状杆菌、结核分枝杆菌、志贺菌属、链球菌有抑制作用，对皮肤真菌也有抑制作用。此外还有发汗解热、利尿、健胃、祛痰作用。

苍耳子

（《神农本草经》）

【别名】枲耳实，牛虱子，胡寝子，苍郎种，苍子，胡苍子，苍棵子，苍耳蒺藜。

【基原】本品为菊科植物苍耳 *Xanthium sibiricum* Patr.的干燥成

熟带总苞的果实。主产于山东、江苏、湖北。

【采收加工】秋季果实成熟时采收，干燥，除去梗、叶等杂质。生用，或炒去刺用。

【性味归经】辛、苦，温；有毒。归肺经。

【功能主治】散风寒，通鼻窍，祛风湿。用于风寒头痛，鼻塞流涕，鼻鼽，鼻渊，风疹瘙痒，湿痹拘挛。

【时疫古籍记载】《本草纲目》为末水服，辟恶邪，不染疫疾。

【时疫药性分析】苍耳子辛温宣散，既能外散风寒，又能通鼻窍、止痛，用治外感风寒，症见恶寒发热、头身疼痛、鼻塞流涕者，可与防风、白芷、羌活等其他发散风寒药同用。因其发汗解表之力甚弱，故一般风寒感冒少用。

【时疫临床应用】

1.湿热证，三四日即口噤，四肢牵引拘急，甚则角弓反张，此湿热侵入经络脉遂中　宜鲜地龙、秦艽、威灵仙、滑石、苍耳子、丝瓜藤、海风藤、酒炒黄连等味。(《湿热病篇》)

2.时行感冒　孟杰等治疗时行感冒，冬季或秋冬之交流行者用生黄芪15g、荆芥10g、防风9g、辛夷（包煎）6g、苍耳子6g、板蓝根30g、大青叶30g、柴胡9g、桔梗9g、川厚朴10g、桂枝3g、白花蛇舌草15g、金银花18g、甘草6g；春季流行者用生黄芪15g、荆芥6g、防风6g、辛夷（包煎）6g、苍耳子6g、板蓝根30g、大青叶30g、沙参15g、麦冬2g、桔梗9g、川厚朴10g、桂枝3g、金银花24g、白花蛇舌草15g、甘草6g，治疗78例，7天为1疗程，使症状减轻，病期明显缩短，效果较理想。(河南中医，2002，05：69)

3.流行性腮腺炎　何郁鹏自拟流腮汤治疗流行性腮腺炎属于风温邪毒侵袭者，方用银花、重楼、牛蒡子、苍耳子各10g、生石膏（先煎）20g、板蓝根15g、地龙8g、玄参、黄芩各5g、蛇蜕2g，效果显著。(实用中医药杂志，1998，07：23)

【用法用量】煎服，3~10g。

【使用注意】血虚头痛不宜服用。过量服用易致中毒。

【化学成分】苍耳子主要含挥发油类、脂肪酸、酚酸类、木脂素类、倍半萜内酯类、噻嗪双酮杂环类、水溶性苷类等化学成分。《中国药典》规定本品含绿原酸（$C_{16}H_{18}O_9$）不得少于0.25%。

【药理研究】本品有抗炎镇痛作用，对金黄色葡萄球菌、乙型溶血性链球菌、肺炎球菌有一定抑制作用，并有抗真菌作用。

薄　荷

（《新修本草》）

【别名】蕃荷菜，吴菝蔄，南薄荷，猫儿薄苛，升阳菜，薄苛，蔢荷。

【基原】本品为唇形科植物薄荷 Mentha haplocalyx Briq. 的干燥地上部分。主产于江苏、浙江。

【采收加工】夏、秋二季茎叶茂盛或花开至三轮时，选晴天，分次采割，晒干或阴干。切段。生用。

【性味归经】辛，凉。归肺、肝经。

【功能主治】疏散风热，清利头目，利咽，透疹，疏肝行气。用于风热感冒，风温初起，头痛，目赤，喉痹，口疮，风疹，麻疹，胸胁胀闷。

【时疫古籍记载】

1.《本草纲目》　薄荷，辛能发散，凉能清利，专于消风散热。故头痛、头风、眼目、咽喉、口齿诸病为要药。

2.《药性赋》　味辛，性凉，无毒。升也，阳也。其用有二：清利六阳之会首，祛除诸热之风邪。

3.《景岳全书》　味辛微苦，气微凉。清六阳会首，散一切毒风，治伤寒头痛寒热，发毒汗，疗头风脑痛，清头目咽喉口齿风热诸病，除心腹恶气胀满霍乱，下气消食痰，辟邪气秽恶，引诸药入营卫，开小儿之风涎，亦治瘰疬、痈肿、疮疥、风瘙、瘾疹。

4.《医学衷中参西录》 其力能内透筋骨，外达肌表，宣通脏腑，贯串经络，服之能透发凉汗，为温病宜汗解者之要药……温病发汗用薄荷，犹伤寒发汗用麻黄也。

【时疫药性分析】薄荷辛以发散，凉以清热，清轻凉散，其辛散之性较强，是辛凉解表药中最能宣散表邪，且有一定发汗作用之药，为疏散风热常用之品，故风热感冒和温病卫分证十分常用。且其轻扬升浮、芳香通窍，功善清头目、利咽喉，故风热上攻之头痛眩晕，或风热上攻之目赤多泪，或风热壅盛之咽喉肿痛等，均可配伍应用。薄荷质轻宣散，有疏散风热、宣毒透疹、祛风止痒之功，还可用治风热束表，麻疹不透之证。

【时疫临床应用】

1.*辟疫气* 以苍术、菖蒲、雄黄、丹参、桔梗、白术、川芎、白芷、藜芦、皂角、川乌、甘草、薄荷、细辛、芫荑，生晒研末，火燃，辟疫气。(《鼠疫汇编》)

2.*太阴风温* 症见但咳、身不甚热、微渴者，常配伍桑叶、菊花、杏仁、连翘、桔梗、甘草、苇根等，即辛凉轻剂桑菊饮(《温病条辨》)。

3.*瘟疫初起* 症见发热、微恶风寒、无汗或有汗不畅、头痛口渴、咳嗽咽痛、舌尖红、苔薄白或薄黄、脉浮数，常与金银花、连翘、淡豆豉、竹叶、桔梗、牛蒡子等同用，如银翘散(《温病条辨》)。

4.*瘟疫初起，表里同病* 在表之疫邪较盛，在内之疫热尚不炽盛，症见发热与恶寒程度均等，可用麻黄与银翘散同用，即薄荷、荆芥、淡豆豉、金银花、连翘、牛蒡子、竹叶、桔梗、苇茎、麻黄，如张氏银翘散加麻黄方(《通俗伤寒论·春温伤寒》)。

5.*寒疫束表，温毒内蕴* 外寒内热，表里俱实，症见憎寒壮热无汗、口苦咽干、二便秘涩、舌苔黄腻，薄荷叶常配伍荆芥、麻黄、连翘、大黄、芒硝、石膏、黄芩、栀子、桔梗、川芎、当归、芍药、滑石、白术等，如防风通圣散（《黄帝素问宣明论方》）。

6. 风寒湿疫，表实里虚　症见憎寒壮热、头项强痛、肢体酸痛、无汗、鼻塞声重、咳嗽有痰、胸膈痞满、舌淡苔白、脉浮而按之无力，可配伍独活、柴胡、川芎、枳壳、桔梗、人参、茯苓等，如败毒散（《太平惠民和剂局方》）。

7. 温毒流注，无所不至　症见发热恶寒、无汗或有汗、头痛项强、肢体酸痛、口渴唇焦、恶心呕吐、腹胀便结，或见精神不振、嗜睡，或烦躁不安、目眩耳聋、腮脸肿痛、喉痹咽痛等，可配伍白僵蚕、蝉蜕、姜黄、防风、荆芥穗、当归、白芍、黄连、连翘、黄芩、桔梗、石膏、滑石、芒硝等，如增损双解散（《伤寒瘟疫条辨》）。

8. 湿温、时疫　时毒疠气，邪从口鼻皮毛而入，病从湿化，湿邪犹在气分者，症见发热倦怠、胸闷腹胀、肢酸咽痛、身目发黄、颐肿口渴、小便短赤、泄泻淋浊、舌苔白或厚腻等，可配伍滑石、黄芩、茵陈、石菖蒲、川贝母、木通、藿香、白蔻仁、连翘、射干等，如甘露消毒丹（《医效秘传》卷一）。

9. 脏腑积热，聚于胸膈　症见烦躁多渴、面热头昏、唇焦咽燥、舌肿喉闭、目赤鼻衄、颔颊结硬、口舌生疮、痰实不利、涕唾稠黏、睡卧不宁、谵语狂妄、肠胃燥涩、便溺秘结，常配伍大黄、芒硝、黄芩、连翘等，如凉膈散（《太平惠民和剂局方》）。

10. 大头瘟　治大头天行，初觉憎寒体重，次传头面肿盛，症见目不能开、上喘、咽喉不利、口渴舌燥，常配伍黄芩、黄连、陈皮、甘草、玄参、柴胡、桔梗、连翘、板蓝根、马勃、牛蒡子、僵蚕、升麻等，如普济消毒饮（《东垣试效方》）。

11. 疫喉　疫毒之邪经由口鼻而入于肺胃，上攻咽喉则咽红肿痛或伴有白腐、身热有汗、咳嗽痰壅、气粗心烦，薄荷可配伍杏仁、桔梗、瓜蒌、浙贝母、化橘红、郁金、枳实、竹茹等，如清咽导痰汤（《疫喉浅论》）。

12.**天行痘疹** 麻疹初起，透发不畅，症见咳嗽喘急、烦闷躁乱、咽喉肿痛，可配伍西河柳、竹叶、荆芥穗、蝉蜕、葛根、玄参等，如竹叶柳蒡汤（《先醒斋医学广笔记》卷三）。

13.**天行赤眼** 外感疫疠，症见白睛红赤，或见白睛溢血成点成片、涩痒交作、怕热羞明、眵多胶结，常配伍防风、连翘、牛蒡子、大黄、赤芍、栀子等，如驱风散热饮子（《审视瑶函》）。

14.**流行性感冒** 李晓峰采用银翘白虎汤治疗流行性感冒导致的持续高热50例，方用生石膏（先煎30min以上）30~60g、金银花30g、连翘30g、竹叶10g、荆芥10g、防风10g、牛蒡子30g、淡豆豉10g、薄荷（后下）10g、芦根30g、生甘草10g，效果满意。（天津中医药，2010，03：239）

15.**流行性出血热** 杜德林使用加味银翘散加减治疗流行性出血热40例，方用银花15g、连翘15g、黄芩15g、板蓝根20g、豆豉10g、牛蒡子10g、荆芥6g、薄荷（后下）6g、桔梗6g、芦根30g、竹叶10g、生甘草5g，10天为1疗程，获得了较好的疗效。（上海中医药杂志，1996，09：11）

16.**流行性脑脊髓膜炎** 蔡光先推荐使用银翘散合白虎汤，药用金银花15g、连翘10g、石膏（先煎）30g、知母10g、甘草5g、粳米10g、薄荷（后下）6g、荆芥10g、竹叶10g、牛蒡子10g、芦根15g、桔梗10g，治疗流行性脑脊髓膜炎属于卫气同病证，症见发热、恶寒或寒战、头痛项强、舌质红、苔薄白或微黄、脉浮数或滑数。（湖南中医杂志，2011，01：80）

17.**流行性腮腺炎** 吕晓武使用普济消毒饮内服合腮肿两样膏外敷，治疗流行性腮腺炎120例，普济消毒饮方用黄芩、黄连、连翘、牛蒡子、薄荷、僵蚕、玄参、板蓝根、马勃、陈皮、甘草、桔梗、柴胡、升麻，总有效率100%。（中外医疗，2010，04：111）

18.**流行性乙型脑炎** 商让成使用银翘散治疗流行性乙型脑炎

邪在卫气（初期），症见发热微有恶寒、嗜睡神疲、进乳食时呕吐、口干，有的伴有项强、肢体震颤者，方用金银花15g，板蓝根20g，芦根、连翘各10g，葛根、竹叶、薄荷（后下）、豆豉各6g，疗效满意。（陕西中医，2002，09：771）

19.急性出血性结膜炎　麦秀军使用银菊清眼液，药用金银花、菊花各2kg，青葙子、薄荷、牡丹皮各1kg，超声雾化治疗急性出血性结膜炎132例，总有效率100%。（新中医，2012，11：80）

20.风疹　远昭自拟内服远氏风疹方治疗风疹，方用荆芥、防风各12g，薄荷（后下）、蝉蜕、僵蚕、生地、黄芩各10g，苦参30g，地肤子、土白术、菊花各15g，白鲜皮30g，地骨皮15g，甘草10g，效果甚佳。（辽宁中医杂志，2003，04：317）

21.麻疹　唐建萍以宣毒发表汤为基础方治疗小儿麻疹，药用升麻3g、前胡5g、杏仁6g、葛根3g、薄荷（后下）3g、桔梗3g、荆芥3g、防风3g、木通3g、牛蒡子5g、淡竹叶2g、枳壳3g、连翘5g、生甘草2g，服用3~5天，退热时间、皮疹出齐及消退时间均较西药常规治疗明显缩短。（实用中医内科杂志，2004，6：532）

22.猩红热　李国琼使用银翘散加减，方用银花10g、连翘15g、牛蒡子15g、荆芥10g、薄荷（后下）10g、紫草15g、桔梗10g、栀子15g、淡豆豉10g、防风10g、蝉蜕10g、大青叶15g、桑叶10g、甘草10g，治疗猩红热邪在肺卫证19例，有效率100%。（云南中医中药杂志，2001，04：14）

【用法用量】煎服，3~6g；宜后下。薄荷叶长于发汗解表，薄荷梗偏于理气和中。

【使用注意】本品芳香辛散，发汗耗气，故体虚多汗者不宜使用。

【化学成分】薄荷主要含挥发油：薄荷脑（薄荷醇），薄荷酮，异薄荷酮，胡薄荷酮，α-蒎烯，柠檬烯等。《中国药典》规定本品含挥发油不得少于0.8%（ml/g），饮片不得少于0.4%（ml/g）。

【药理研究】薄荷油内服通过兴奋中枢神经系统，使皮肤毛细血管扩张，促进汗腺分泌，增加散热，而起到发汗解热作用。薄荷油内服能抑制胃肠平滑肌收缩，能对抗乙酰胆碱而呈现解痉作用。薄荷油外用，能刺激神经末梢的冷感受器而产生冷感，并反射性地造成深部组织血管的变化而起到消炎、止痛作用。此外，本品有祛痰、止咳、抗病原微生物等作用。

蝉　蜕
（《名医别录》）

【别名】蜩甲，蝉壳，伏蜟，枯蝉，蝉退壳，金牛儿，蝉退，蝉衣，知了皮。

【基原】本品为蝉科昆虫黑蚱 *Cryptotympana pustulata* Fabricius 若虫羽化时脱落的皮壳。主产于山东、河北、河南、江苏、浙江。

【采收加工】夏、秋二季采集，除去泥沙，晒干。生用。

【性味归经】甘，寒。归肺、肝经。

【功能主治】疏散风热，利咽，透疹，明目退翳，解痉。用于风热感冒，咽痛音哑，麻疹不透，风疹瘙痒，目赤翳障，惊风抽搐，破伤风。

【时疫古籍记载】

1.《本草纲目》 蝉乃土木余气所化，饮风吸露，其气清虚。故主疗一切风热证。

2.《医学衷中参西录》 无气味，性微凉。能发汗，善解外感风热，为温病初得之要药。

3.《松峰说疫》 蝉蜕取其性之善退轻浮，易透肌肤，可散风热，开肌滑窍，使毒气潜消也。

4.《古今医统大全》 蝉蜕（味辛淡气微温）能散风解热，痘疮用之疏散邪气，退毒风。

【时疫药性分析】蝉蜕甘寒清热，质轻上浮，长于疏散肺经风热以宣肺利咽、开音疗哑，故风热感冒，温病初起，症见声音嘶哑或咽喉肿痛者，尤为适宜。蝉蜕宣散透发，疏散风热，透疹止痒，可用治风热外束，麻疹不透，或风湿浸淫肌肤血脉，皮肤瘙痒等。蝉蜕入肝经，善疏散肝经风热而有明目退翳之功，故可用治风热上攻或肝火上炎之目赤肿痛，翳膜遮睛。蝉蜕甘寒，既能疏散肝经风热，又可凉肝息风止痉，故可用治小儿急慢惊风、破伤风。

【时疫临床应用】

1.瘟疫　金银花三钱、绿豆皮二钱、生甘草一钱、陈皮一钱、蝉蜕八分，或再加僵蚕一钱，解瘟疫之毒，即金豆解毒煎（《松峰说疫》）。

2.瘟疫邪在卫气，表里同病　瘟疫初起，在内之郁热怫郁于表，或疫邪由外传里化热，出现疫邪充斥表里的卫气同病之证，症见发热恶寒、无汗或有汗、头痛项强、肢体酸痛、口渴唇焦、恶心呕吐、腹胀便结，或见精神不振、嗜睡，或烦躁不安等，蝉蜕可配伍白僵蚕、姜黄、防风、薄荷、荆芥穗、当归、白芍、黄连、连翘、栀子、黄芩、桔梗、石膏、滑石、芒硝等，如增损双解散（《伤寒瘟疫条辨》）。

3.瘟疫表里三焦俱热，大头瘟，麻风　瘟疫时邪热毒充斥内外，阻滞气机，清阳不升，浊阴不降，致头面肿大、咽喉肿痛、胸膈满闷、呕吐腹痛、发斑出血。常配伍白僵蚕、大黄、姜黄，如升降散（《伤寒瘟疫条辨》）。

4.瘟疫表里俱热　瘟疫表里俱热，头面肿疼，其肿或连项及胸，常配伍荷叶、石膏、知母、羚羊角、重楼、白僵蚕等，亦治阳毒发斑疹，如青盂汤（《医学衷中参西录》）。

5.治温病三焦大热，瓜瓤、疙瘩瘟　温病三焦大热，症见痞满燥实、谵语狂乱不识人、热结旁流，常配伍大黄、芒硝、白僵蚕、黄连、黄芩、黄柏、枳实、厚朴等，如解毒承气汤（《伤寒瘟疫条辨》）。

6.天行痘疹　麻疹初起，透发不畅，症见咳嗽喘急、烦闷躁乱、咽喉肿痛，可配伍西河柳、竹叶、荆芥穗、薄荷、葛根、玄参等，如竹叶柳蒡汤（《先醒斋医学广笔记》卷三）。

7.疫喉　疫喉肿痛微腐、身热少汗、痧瘰、神清、舌白、脉郁不起者，可配伍荆芥、银花、白僵蚕、薄荷、牛蒡子、桔梗、枳壳等，如清咽葛根汤（《疫喉浅论》）。

8.流行性结膜炎　症见白睛混赤浮肿，耳前多伴有肿核，按之疼痛，白睛红赤稍减，黑睛则见星翳簇生，以致视物不清，疼痛、畏光、流泪加重，眵少泪多，胞睑可红肿疼痛，伴有倦怠、头痛、发热等。常配伍密蒙花、蒺藜、菊花、木贼、蛇蜕、荆芥穗、蔓荆子、薄荷、当归、川芎、黄连、地骨皮等，如拨云退翳丸（《中国药典2020年版》）。

9.慢性乙型肝炎　吴沛田以升降散为基础方治疗慢性乙型肝炎，方为蝉蜕8~10g、僵蚕9~15g、姜黄9g、大黄6~15g，2月为1疗程，治疗时间在2~3疗程以上，疗效满意。（新中医，2002，02：58）

10.流行性腮腺炎　张情使用升降散加减治疗流行性腮腺炎，方用炒僵蚕10g、蝉蜕12g、姜黄6g、大黄10g、黄芩10g、生石膏（先煎）15g、板蓝根15g，经3~5天治疗，结果痊愈106例，好转10例，无效4例。（江苏中医，1998，03：21）

【用法用量】煎服，3~6g。

【使用注意】《名医别录》有"主妇人生子不下"的记载，故孕妇慎用。

【化学成分】蝉蜕主要含甲壳质、壳聚糖、蛋白质、组胺、氨基酸及微量元素等。

【药理研究】蝉蜕有解热作用，其中蝉蜕头足较身部的解热作用强。还有抗炎、抗惊厥作用，其酒剂能使实验性破伤风家兔的平均存活期延长，可减轻家兔已形成的破伤风惊厥，蝉蜕能对抗士的宁、可卡因等中枢兴奋药引起的小鼠惊厥死亡，抗惊厥作用蝉蜕身较头足强。

牛蒡子
（《名医别录》）

【别名】恶实，鼠粘子，黍粘子，大力子，蝙蝠刺。

【基原】本品为菊科植物牛蒡 *Arctium lappa* L.的干燥成熟果实。主产于河北、吉林、辽宁、浙江。

【采收加工】秋季果实成熟时采收果序，晒干，打下果实，除去杂质，再晒干。生用或炒用，用时捣碎。

【性味归经】辛、苦，寒。归肺、胃经。

【功能主治】疏散风热，宣肺透疹，解毒利咽。用于风热感冒，咳嗽痰多，麻疹，风疹，咽喉肿痛，痄腮，丹毒，痈肿疮毒。

【时疫古籍记载】

1.《本草崇原》味辛且苦，既能降气下行，复能散风除热。深得表里两解之义。是以感受风邪热毒，而见面目浮肿，咳嗽痰壅，咽间肿痛，疮疡斑疹，及一切臭毒痧闭，痘疮紫黑便闭等症，无不借此表解里清。

2.《得配本草》入手太阴经。降肺气而不燥，祛滞气以利腰。疗疮疡，以其解热之功；消风毒，以其辛散之力。得旋覆花，治痰厥头痛；配荆芥、桔梗、甘草，治咽喉痘疹；配薄荷、浮萍，治风热瘾疹；配羌活，治历节肿痛；配蒌仁，治时疫积热；佐生石膏，治头痛连睛。

【时疫药性分析】本品辛散苦泄，寒能清热，升散之中具有清降之性，功能疏散风热，宣肺祛痰，清利咽喉，故温病初起，邪在卫分，症见发热、头痛、咽喉肿痛、咳嗽痰多不利者常用；本品清泄透散，能疏散风热，透泄疹毒而促使麻疹透发，还可用治麻疹不透。且其辛苦性寒，外散风热，内解热毒，有清热解毒、消肿利咽之效，尚可用治丹毒、痄腮、喉痹等；因其性偏滑利，兼滑肠通便，故上述病证兼有大便热结不通者尤为适宜。

【时疫临床应用】

1.瘟疫　温邪初起，症见身热而渴、不恶寒、头痛、咳嗽咽痛，常配伍银花、连翘、薄荷、桔梗、竹叶、淡豆豉等，如银翘散（《温病条辨》）。

2.大头瘟　风热疫毒之邪攻于头面，症见恶寒发热、头面红肿焮痛、目不能开、咽喉不利、舌燥口渴，常配伍黄芩、黄连、甘草、桔梗、板蓝根、马勃、连翘、玄参、升麻、柴胡、陈皮、僵蚕、薄荷等，如普济消毒饮（《东垣试效方》）。

3.时疫痧瘴　药用厚朴一钱、苍术一钱、羌活一钱、防风一钱、陈皮一钱、枳实一钱、香附一钱、牛蒡子一钱、槟榔八分、白芷八分、藿香五分、川芎五分、细辛四分、甘草三分，即祛瘴辟瘟丹（《痧书》卷下）。

4.疫喉　疫毒之邪经由口鼻而入于肺胃，上攻咽喉则咽红肿痛或伴有白腐、身热有汗、咳嗽痰壅、气粗心烦，可配伍薄荷、杏仁、桔梗、瓜蒌、浙贝母、化橘红、郁金、枳实、竹茹等，如清咽导痰汤（《疫喉浅论》）。

5.麻疹　麻疹初起，透发不畅，症见咳嗽喘急、烦闷躁乱、咽喉肿痛，可配伍西河柳、竹叶、荆芥穗、蝉蜕、薄荷、葛根、玄参等，如竹叶柳蒡汤（《先醒斋医学广笔记》卷三）。

6.流行性出血热　杜德林采用加味银翘散治疗流行性出血热（epidemic hemorrhagic fever，EHF）40例，患者发热头痛、腰痛、中上腹胀、全身不适。酒醉貌，球结膜充血水肿，上腭及双侧腋下找到针尖样出血点，肾区叩击痛，尿蛋白"+"以上，血EHF-IgM抗体阳性，舌苔薄白或薄黄，舌边尖红，脉浮数。方用银花

15g、连翘15g、黄芩15g、板蓝根20g、豆豉10g、牛蒡子10g、荆芥6g、薄荷（后下）6g、桔梗6g、芦根30g、竹叶10g、生甘草5g，10天为一疗程，40例患者全部痊愈出院，发热平均天数为3.42天，住院平均天数为15.17天。（上海中医药杂志，1996，09：11）

7.登革热　余锋等治疗登革热卫气同病69例，方用银翘散合柴葛解肌汤加减：金银花15g、连翘15g、葛根10g、柴胡105g、薄荷（后下）10g、芦根10g、黄芩10g、淡竹叶10g、牛蒡子10g、甘草6g，疗效满意。（陕西中医药大学学报，2017，06：52）

8.白喉　陈大舜使用银翘散合龙虎二仙汤加减治疗成人白喉，方用荆芥10g、薄荷（后下）6g、金银花15g、连翘15g、牛蒡子10g、龙胆草6g、生石膏（先煎）20g、知母10g、大青叶10g、板蓝根15g、马勃6g、僵蚕10g、玄参15g、甘草10g，10剂基本痊愈。（湖南中医药大学学报，2012，11：45）

9.猩红热　周新朝使用解肌渗疹汤加减治疗猩红热邪侵肺卫，方用菊花10g、牛蒡子10g、金银花10g、连翘10g、射干6g、薄荷（后下）6g、荆芥6g、蝉蜕5g、浮萍5g，有效率90%。（实用中医药杂志，2015，10：904）

10.流行性腮腺炎　吕晓武使用普济消毒饮内服合腮肿两样膏外敷，治疗流行性腮腺炎120例，普济消毒饮方用黄芩、黄连、陈皮、甘草、玄参、柴胡、桔梗、连翘、板蓝根、马勃、牛蒡子、薄荷、僵蚕、升麻，总有效率100%。（中外医疗，2010，04：111）

【用法用量】煎服，6~12g。炒用可使其苦寒及滑肠之性略减。

【使用注意】本品性寒，滑肠通便，气虚便溏者慎用。

【化学成分】牛蒡子主要含木脂素类成分：牛蒡苷，牛蒡醇A~F及H；脂肪酸类成分：花生酸，硬脂酸；挥发油：（S）–胡薄荷酮等。《中国药典》规定本品含牛蒡苷（$C_{27}H_{34}O_{11}$）不得少于5%。

【药理研究】牛蒡苷元对金黄色葡萄球菌、大肠埃希菌、铜绿假单胞菌、白念珠菌及枯草杆菌、多种致病性皮肤真菌有不同程度的抑制作用，且其在体内外均具有抗流感病毒活性。牛蒡子有解热、抗炎、止咳、利尿、降低血糖、抗肿瘤作用。牛蒡子苷有抗肾病变作用，对实验性肾病大鼠可抑制尿蛋白排泄增加，并能改善血清生化指标。

桑 叶

(《神农本草经》)

【别名】铁扇子，蚕叶。

【基原】本品为桑科植物桑 Morus alba L.的干燥叶。全国大部分地区均产。

【采收加工】初霜后采收，除去杂质，晒干。生用或蜜炙用。

【性味归经】甘、苦，寒。归肺、肝经。

【功能主治】疏散风热，清肺润燥，平抑肝阳，清肝明目。用于风热感冒，温病初起；肺热燥咳；头晕头痛，目赤昏花。

【时疫古籍记载】

1.《神农本草经》 主寒热出汗。

2.《日华子本草》 治一切风。

3.《本草蒙筌》 采经霜者煮汤，洗眼去风泪殊胜。

4.《得配本草》 祛风热。

5.《本草分经》 苦甘而凉。滋燥凉血，止血祛风，清泄少阳之气热。

【时疫药性分析】桑叶甘寒质轻，轻清疏散，虽疏散风热作用较为缓和，但又能清肺热、润肺燥，故常用于风热感冒，或温病初起，温热犯肺，见发热、咽痒、咳嗽等症。且桑叶苦寒清泄肺热，甘寒凉润肺燥，还可用于肺热或燥热伤肺，症见咳嗽痰少，色黄而质稠，或干咳少痰、咽痒等。桑叶既能疏散风热，又苦寒入肝能清泄肝热，且甘润益阴以明目，故常用治风热上攻、肝火上炎所致的目赤、涩痛、多泪。

【时疫临床应用】

1.太阴风温　太阴风温，症见但咳、身不甚热、微渴者，常配伍菊花、薄荷、杏仁、连翘、桔梗、甘草、苇根等，即辛凉轻剂桑菊饮（《温病条辨》）。

2.瘟疫邪热传入厥阴　症见高热不退、烦闷躁扰、手足抽搐，发为痉厥，甚则神昏、舌绛而干，或舌焦起刺、脉弦而数，可配伍羚角片、川贝、鲜生地、钩藤、菊花、茯神木、白芍、生甘草、淡竹茹等，如羚角钩藤汤（《通俗伤寒论》）。

3.瘟疫后期，燥伤肺胃阴分　症见低热，或不发热、神疲气短、干咳不已或痰少而黏、口舌干燥而渴、舌红而干、脉细数等，可配伍沙参、玉竹、生甘草、麦冬、生扁豆、天花粉等，如沙参麦冬汤（《温病条辨》）。

4.甲型H1N1流感　梁建庆使用桑菊饮加味，具体用药为：桑叶、菊花、连翘、牛蒡子、金银花、蝉蜕各12g，苦杏仁、桔梗、薄荷（后下）、芦根、葱白各10g，竹叶15g，生甘草6g，治疗甲型H1N1流感风温上受者一例，痊愈。（新中医，2010，10：122）

5.百日咳　程燕教授认为类百日咳综合征为感染疫疠时邪所致，通过审证求因，运用中医药治疗，疗效显著。程教授针对风热犯肺证，症见发热咳嗽，鼻塞流涕，2~3天后咳嗽加剧，日轻夜重，无痰或少痰，伴咽红口渴、便干、溲微黄、舌尖红、苔薄白或薄黄、脉浮数或指纹浮紫。治以疏风散热、清宣止咳，选用由桑菊饮化裁而来的风热咳方加减（桑叶、菊花、苦杏仁、连翘、淡豆豉、桔梗、甘草、白茅根、莱菔子、款冬花、白前）。（中医儿科杂志，2020，04：42）

6.白喉　浙江省宁波市传染病医院参考炙甘草汤、清燥救肺汤、清咽复脉汤及"白喉忌表抉微"等，提出清复汤，处方为：

炙甘草二钱、麦冬二钱、党参二钱、生地四钱、阿胶珠三钱、火麻仁三钱、桑叶二钱、山茱萸二钱、木通三分，同时结合抗生素治疗白喉，治愈率为95.2%。（新医学，1972，02：27）

【用法用量】煎服，5~10g。桑叶蜜炙能增强润肺止咳的作用，故肺燥咳嗽宜蜜制用。

【化学成分】桑叶主要含黄酮类成分：芦丁，槲皮素，异槲皮苷，桑苷等；甾体类成分：牛膝甾酮，羟基促脱皮甾酮，油菜甾酮，豆甾酮等；香豆素类成分：伞形花内酯，东莨菪素，东莨菪苷等。还含挥发油，生物碱，萜类等。《中国药典》规定本品含芦丁（$C_{27}H_{30}O_{16}$）不得少于0.1%。

【药理研究】桑叶汁对大多数革兰阳性、阴性菌以及酵母菌的生长具有较强的抑制作用，桑叶醇提物能够在体外显著抑制大肠埃希菌、枯草杆菌的生长。桑叶还具有解热、抗炎、调节免疫等作用。

菊　花

（《神农本草经》）

【别名】甘菊花，白菊花，药菊，怀菊花，滁菊，毫菊，杭菊，贡菊。

【基原】本品为菊科植物菊 *Chrysanthemum morifolium* Ramat. 的干燥头状花序。主产于浙江、安徽、河南、四川。

【采收加工】9~11月花盛开时分批采收，阴干或焙干，或熏、蒸后晒干。药材按产地和加工方法的不同，分为"毫菊""滁菊""贡菊""杭菊"，以毫菊和滁菊品质最优。由于花的颜色不同，又有黄菊花和白菊花之分。生用。

【性味归经】甘、苦，微寒。归肺、肝经。

【功能主治】疏散风热，平抑肝阳，清肝明目，清热解毒。用于风热感冒；头痛眩晕，目赤肿痛，眼目昏花；疮痈肿毒。

【时疫古籍记载】

1.《本草纲目》 菊花，昔人谓其能除风热，益肝补阴，盖不知其尤多能益金、水二脏也，补水所以制火，益金所以平木，木平则风息，火降则热除，用治诸风头目，其旨深微。

2.《药品化义》 甘菊，取白色者，其体轻，味微苦，性气和平，至清之品。《经》曰，治温以清。凡病热退，其气尚温，以此同桑皮理头痛，除余邪。

3.《本草经百种录》 凡芳香之物，皆能治头目肌表之疾。但香则无不辛燥者，惟菊不甚燥烈，故于头目风火之疾，尤宜焉。

【时疫药性分析】菊花味辛疏散，体轻达表，气清上浮，微寒清热，功能疏散肺经风热，但发散表邪之力不强。常用治风热感冒，或温病初起，温邪犯肺，见发热、头痛、咳嗽等症，每与性能功用相似的桑叶相须为用。且菊花辛散苦泄，微寒清热，入肝经，既能疏散肝经风热，又能清泻肝热以明目，故肝经风热，或肝火上攻所致目赤肿痛，皆可配伍应用。

【时疫临床应用】

1.太阴风温 太阴风温，症见但咳、身不甚热、微渴者，常配伍桑叶、薄荷、杏仁、连翘、桔梗、甘草、苇根等，即辛凉轻剂桑菊饮（《温病条辨》）。

2.瘟疫邪热传入厥阴 症见高热不退、烦闷躁扰、手足抽搐，发为痉厥，甚则神昏、舌绛而干，或舌焦起刺、脉弦而数，可配伍羚角片、川贝、鲜生地、钩藤、桑叶、茯神木、白芍、生甘草、淡竹茹等，如羚角钩藤汤（《通俗伤寒论》）。

3.甲型H1N1流感 梁建庆使用桑菊饮加味，具体用药为：桑叶、菊花、连翘、牛蒡子、金银花、蝉蜕各12g，苦杏仁、桔梗、薄荷（后下）、芦根、葱白各10g，竹叶15g，生甘草6g，治疗甲型H1N1流感风温上受者一例，痊愈。（新中医，2010，10：122）

4.猩红热　周新朝使用解肌渗疹汤加减治疗猩红热邪侵肺卫，方用菊花10g、牛蒡子10g、金银花10g、连翘10g、射干6g、薄荷（后下）6g、荆芥6g、蝉蜕5g、浮萍5g，有效率90%。（实用中医药杂志，2015，10：904）

5.急性出血性结膜炎　麦秀军使用银菊清眼液，药用金银花、菊花各2kg，青葙子、薄荷、牡丹皮各1kg，超声雾化治疗急性出血性结膜炎132例，总有效率100%。（新中医，2012，11：80）

【用法用量】煎服，5~10g。黄菊花偏于疏散风热，白菊花偏于平肝、清肝明目。

【化学成分】菊花主要含挥发油：龙脑，乙酸龙脑酯，樟脑，菊花酮，棉花皮素五甲醚等；黄酮类成分：木犀草苷，刺槐苷等；有机酸类成分：绿原酸，3，5-O-二咖啡酰基奎宁酸。此外，还含有菊苷、腺嘌呤、胆碱、黄酮、水苏碱、维生素A、维生素B_1、维生素E、氨基酸及刺槐素等。《中国药典》规定本品含绿原酸（$C_{16}H_{18}O_9$）不得少于0.2%，含木犀草苷（$C_{21}H_{20}O_{11}$）不得少于0.08%，含3，5-O-二咖啡酰基奎宁酸（$C_{25}H_{24}O_{12}$）不得少于0.7%。

【药理研究】菊花提取物中的绿原酸类物质具有显著的抗感染、抗病毒作用，其对金黄色葡萄球菌和大肠埃希菌的抑制作用最为显著。菊花挥发油对大肠埃希菌、金黄色葡萄球菌、肠炎沙门菌、铜绿假单胞菌和枯草杆菌5种菌株均有显著的抗菌活性。菊花挥发油具有抗炎、抗感染、解热等功效。菊花对单纯疱疹病毒、脊髓灰质炎病毒和麻疹病毒具有不同程度的抑制作用。

柴　胡

（《神农本草经》）

【别名】地熏，茈胡，山菜，茹草，柴草。

【基原】本品为伞形科植物柴胡 *Bupleurum chinense* DC.或狭叶

柴胡 *Bupleurum scorzonerifolium* Willd. 的干燥根。按性状不同，分别习称"北柴胡"和"南柴胡"。北柴胡主产于河北、河南、辽宁；南柴胡主产于湖北、江苏、四川。

【采收加工】春、秋二季采挖，除去茎叶及泥沙，干燥。切段。生用或醋炙用。

【性味归经】辛、苦，微寒。归肝、胆、肺经。

【功能主治】疏散退热，疏肝解郁，升举阳气。用于感冒发热，寒热往来，胸胁胀痛，月经不调，子宫脱垂，脱肛。

【时疫古籍记载】《日华子本草》味甘，补五劳七伤，除烦，止惊，益气力，消痰，止嗽，润心肺，添精，补髓，天行温疾，狂热乏绝，胃胁气满，健忘。

【时疫药性分析】本品辛散苦泄，微寒退热，善于祛邪解表退热和疏散少阳半表半里之邪，故疫毒邪气袭表，症见憎寒发热、无汗不渴、头身疼痛；或寒疫毒邪入里化热，恶寒渐轻，身热增盛者；或邪犯少阳，寒热往来、胸胁苦满、口苦咽干等，均可配伍使用。

【时疫临床应用】

1.时行寒疫 寒疬毒邪初起，症见憎寒发热、无汗不渴、头身疼痛等，可配伍荆芥、防风、羌活、独活、桔梗、前胡等，如荆防败毒散（《摄生众妙方》）。

2.寒疬毒邪入里化热 症见恶寒渐轻，身热增盛、无汗头痛、目疼鼻干等，可配伍葛根、白芷、黄芩、石膏等，如柴葛解肌汤（《伤寒六书》）。

3.湿热疫邪伏膜原 湿热疫初起，湿热秽浊疫邪郁遏表里分界之膜原，寒热往来如疟，症见头疼身痛、胸膈痞满、咳痰不爽、心烦、苔厚腻、脉滑等，可配伍槟榔、草果、厚朴、知母、黄芩、芍药等，如柴胡达原饮（《重订通俗伤寒论》）。

4.温疟 症见热重寒轻、脉多弦数，或右脉洪盛，可配伍黄芩、石膏、知母、天花粉、荷叶等，如柴胡白虎汤（《重订通俗伤寒论》）。

5.大头瘟　初起憎寒壮热、体重、头面痛、目不能开、上喘、咽喉不利，甚则堵塞不能饮食、舌干口燥、恍惚不安，可配伍川芎、荆芥、防风、桔梗、当归等，如头瘟汤（《类证治裁》卷一）。

6.痘疹　痘疹表里俱热及瘟疫，可配伍葛根、芍药、黄芩、甘草、连翘等，如柴葛煎（《景岳全书》卷五十一）。

7.甲型H1N1流感　孙丽梅等使用小柴胡汤加减治疗甲型H1N1流感61例，方用柴胡20g、黄芩10g、半夏10g、人参10g、炙甘草6g、生姜10g、大枣10g，气阴两虚加天花粉20g、知母15g、麦冬15g；热盛加石膏（先煎）20g、栀子20g、连翘20g，效果较好。（山东中医杂志，2013，06：399）

8.流行性出血热　马超英使用柴桂败毒汤治疗流行性出血热发热期50例，方用柴胡15g、桂枝10g、黄芩15g、法半夏10g、党参15g、生姜3片、大枣5枚、苍术10g、藿香10g、大腹皮30g、白芍15g、酒炒常山15g、麻黄10g、甘草6g，总有效率94%。（黑龙江中医药，1993，03：11）

9.流行性脑炎　涂晋文使用柴石退热颗粒治疗流行性乙型脑炎，方用柴胡、黄芩、青蒿、大黄、石膏、金银花、连翘、栀子，有效率100%。（湖北中医药大学学报，2013，02：142）

10.登革热　张波等采用柴石解毒颗粒联合常规治疗登革热（非重症）证属湿热郁卫、卫气同病50例，由柴胡15g、石膏（先煎）30g、滑石（先煎）10g、党参12g、黄芩15g、水牛角（先煎）20g、薏苡仁20g、葛根20g、藿香10g、甘草3g等组成，可缩短登革热患者热程、减轻头痛、关节痛及全身症状，提高疗效，避免病情反复。（中国中医急症，2015，12：2261）

11.肺结核　苏汝开等使用柴胡桂枝干姜汤治疗肺结核70例，方用柴胡24g、桂枝9g、干姜9g、黄芩9g、栝楼根12g、甘草6g、

牡蛎6g，有效率91.43%。（中医学报，2018，07：1208）

12.病毒性肝炎　杨勤龙使用小柴胡汤加减治疗因乙型肝炎引起的转氨酶升高76例，方用柴胡、黄芩、半夏各12g，路党参15g，辽五味20g，鸡骨草30g，白术15g，枸杞子、茵陈各12g，甘草5g，有效率86.8%。（河南中医，2009，05：443）

【用法用量】煎服，3~10g。疏散退热宜生用；疏肝解郁宜醋炙，升举阳气可生用或酒炙。

【使用注意】柴胡其性升散，古人有"柴胡劫肝阴"之说，阴虚阳亢，肝风内动，阴虚火旺及气机上逆者忌用或慎用。

【化学成分】柴胡主要含皂苷类成分：柴胡皂苷a、b、d、f等；挥发油：2-甲基环戊酮，柠檬烯，月桂烯，香芹酮，戊酸，己酸，庚酸，辛酸，2-辛烯酸，壬酸，γ-庚烯酸等。还含多糖、有机酸、植物甾醇及黄酮类等。《中国药典》规定本品北柴胡含柴胡皂苷a（$C_{42}H_{68}O_{13}$）和柴胡皂苷d（$C_{42}H_{68}O_{13}$）的总量不得少于0.3%。

【药理研究】柴胡能抑制流行性感冒病毒、疱疹病毒、牛痘病毒及结核分枝杆菌、金黄色葡萄球菌、疟原虫、钩端螺旋体等。柴胡煎剂、注射液、醇浸膏、挥发油及粗皂苷等对多种原因引起的动物实验性发热，均有明显的解热作用，并且可使正常动物的体温降低。柴胡及其有效成分柴胡皂苷有抗炎作用，其抗炎作用与促进肾上腺皮质系统功能等有关。此外，柴胡还具有镇静、安定、镇痛、镇咳及增强免疫功能等作用。

升　麻
（《神农本草经》）

【别名】周升麻，周麻，鸡骨升麻，鬼脸升麻，绿升麻。

【基原】本品为毛茛科植物大三叶升麻 *Cimicifuga heracleifolia* Kom.、兴安升麻 *Cimicifuga dahurica*（Turcz.）Maxim. 或升麻 *Cimicifuga foetida* L.的干燥根茎。主产于辽宁、黑龙江、河北、山西、四川。

【采收加工】秋季采挖，除去泥沙，晒至须根干时，燎去或除去须根，晒干。切片。生用或蜜炙用。

【性味归经】辛、微甘，微寒。归肺、脾、胃、大肠经。

【功能主治】发表透疹，清热解毒，升举阳气。用于风热头痛，齿痛，口疮，咽喉肿痛，麻疹不透，阳毒发斑，脱肛，子宫脱垂。

【时疫古籍记载】

1.《神农本草经》 升麻，味甘、平，主解百毒，……辟温疫瘴气，邪气蛊毒。

2.《本草蒙筌》 解百毒，杀百精殃鬼；释诸瘴，辟诸疫瘟邪。

3.《药性解》 升麻，味甘苦，性微寒，无毒，入大肠、脾、胃、肺四经，引葱白，散手阳明之风邪；引石膏，止足阳明之齿痛。引诸药游行四经，升阳气于至阴之下，故名升麻。又主解百毒，杀精物，辟瘟疫，除蛊毒，止泻痢。

4.《景岳全书》 味微苦，气平，气味俱轻浮而升，阳也。用此者，用其升散提气，乃脾、胃、肺与大肠四经之药。善散阳明经风寒，肌表邪热，提元气之下陷，举大肠之脱泄，除阳明温疫表邪，解肌腠风热斑疹。

5.《本草经疏》 升麻禀天地清阳之气以生，阳草也。故味甘、苦，平、微寒，无毒。……感清阳之气者必能破幽暗，故杀百精老物殃鬼，辟瘟疫瘴气邪气，蛊毒入口皆吐出。

6.《本草经解》 升麻气平微寒，秉天秋平冬寒金水之气，入手太阴肺经、足太阳膀胱经、手太阳小肠经；味苦甘无毒，得地南方中央火土之味，入手少阴心经；味苦则燥，入足阳明胃经。气味轻清，阳也。……瘟疫瘴气，甘能和，所以能辟之也。蛊毒阴恶败坏之毒，阴毒邪气，皆天地郁塞熏蒸之气也，平寒能清，苦能泄之，甘味能和、能解，故药入口，蛊即吐出也。……其主时气毒疠头痛者，甘平和毒，苦寒清热，平苦又燥湿也。

7.《神农本草经读》 辟瘟疫、瘴气、邪气，则时气、毒疠、头痛寒热自散。

【时疫药性分析】古籍记载升麻，主解百毒，辟瘟疫瘴气，除蛊毒，止泄痢，除阳明瘟疫表邪，解肤腠风热斑疹。本品辛、甘，微寒，辛能升散，微寒清热，苦能燥湿，甘以解毒，故能升散肌表邪热，辟瘟疫时毒，多用于时疫感冒，温病初起，症见发热、头痛；主入阳明经，善治风热夹湿，阳明经头痛，前额痛甚等症。且尤善清解阳明风热疫毒，用治大头瘟疫，头面焮红赤肿，喉痹咽痛，颜面丹毒，痄腮红肿，阳毒发斑，麻疹不透等，是一味功能外解内清，能升能散，清热燥湿，祛邪解毒，治疗瘟疫时毒的要药。

【时疫临床应用】

1.*时气瘟疫* 感冒头痛、发热、恶寒、无汗、咳嗽，常配伍川芎、麻黄、干葛、紫苏、白芷等，如十神汤（《千金翼方》）。

2.*雷头风* 风热外攻，湿痰火内郁所致的恶寒壮热，继之头痛头胀、脑内雷鸣、头面起核，或肿痛红赤，可与苍术、葛根、鲜荷叶等配伍，如清震汤（《症因脉治》）。

3.*麻疹* 麻疹初起，疹出不畅，症见发热、咽痛，可配伍荆芥、防风、炒牛蒡子、玄参等，如玄参升麻汤（《医宗金鉴·痘疹心法要诀》）。

4.*阳毒发斑* 疫毒蕴结于咽喉，上攻头面，见面赤斑斑如锦文、咽喉肿痛、吐脓血者，可配伍鳖甲、当归、甘草等，如升麻鳖甲汤（《金匮要略》）。

5.*水痘* 外感天行时毒，内蕴湿热，邪在肺卫，痘毒壅不起，可与羌活、防风、荆芥、桔梗、牛蒡子等配伍同用，如百一快斑汤（《种痘新书》）。

6.*痄腮、大头瘟* 风热疫毒上攻头面，恶寒发热、腮部肿胀疼痛、咀嚼困难的痄腮；及头面红肿焮痛、目不能开、咽喉不利、舌燥口渴的大头瘟，均可与牛蒡子、黄芩、黄连、板蓝根等同用，如普济消毒饮（《东垣试效方》）。

7.流行性感冒　李珍杰采用"柴胡升麻滑石汤"，具体用药为柴胡30~50g，升麻30~40g，滑石（先煎）30g，治疗感冒和"流感"，获得满意疗效。（广西中医药，1982，02：48）

8.流行性腮腺炎　陈和对150例流行性腮腺炎患者给予普济消毒饮（牛蒡子、黄芩、黄连、甘草、桔梗、板蓝根、马勃、连翘、玄参、升麻、柴胡、陈皮、僵蚕、薄荷）治疗，总有效率96.7%。（现代医院，2005，11：63）

9.手足口病　夏玉节采用升麻薏米方，具体用药为水牛角、生薏苡仁、滑石（先煎）各15g，生石膏（先煎）、升麻30g，生地、大青叶、连翘各10g，黄连、栀子、黄芩、赤芍、丹皮、菊花各5g，知母、甘草各6g，大黄3g，联合康复护理，用于手足口病恢复期，总有效率96.36%。（实用中医内科杂志，2014，12：161）

10.病毒性肝炎　朱伊彬采用升麻葛根汤加味（升麻、葛根、赤芍、金银花、黄芪、陈皮、甘草等），重用升麻30~90g，治疗乙型病毒性肝炎300例，3个月为1个疗程，总有效率为99.7%。（安徽中医临床杂志，1997，05：252）

11.细菌性痢疾　杨景山采用加味升麻葛根汤（葛根12g，升麻、赤芍各9g，甘草5g）治疗急性细菌性痢疾50例，总有效率98%。（四川中医，1987，07：19）

【用法用量】煎服，3~10g。发表透疹、清热解毒宜生用，升阳举陷宜蜜炙用。

【使用注意】麻疹已透、阴虚火旺，以及阴虚阳亢者均当忌用。

【化学成分】升麻主要含酚酸类成分：异阿魏酸，升麻酸A、B、C、D、E；三萜及苷类成分：兴安升麻醇，25-O-羟升麻环氧醇-3-O-β-D木糖苷；色酮类：降升麻素。《中国药典》规定本品含异阿魏酸（$C_{10}H_{10}O_4$）不得少于0.1%。

【药理研究】升麻具有解热，抗炎，抑菌（包括结核分枝杆菌、金黄色葡萄球菌、白色葡萄球菌、卡他球菌、许氏黄癣菌、奥杜央小芽孢菌、铁锈色小芽孢癣菌和红色表皮癣菌等），抑制病毒（包括流行性感冒病毒、麻疹病毒、流行性腮腺炎病毒等多种呼吸道病毒，乙型肝炎病毒和人类免疫缺陷病毒），抗惊厥，升高白细胞等作用。

葛 根

（《神农本草经》）

【别名】干葛，甘葛，粉葛，葛麻茹。

【基原】本品为豆科植物野葛 *Pueraria lobata*（Willd.）Ohwi 或甘葛藤 *Pueraria thomsonii* Benth. 的干燥根。前者习称"野葛"，后者习称"粉葛"。野葛主产于河南、湖南、浙江、四川；甘葛藤主产于广西、广东。

【采收加工】野葛在秋、冬二季采挖，多趁鲜切成厚片或小块，干燥；甘葛藤在秋、冬二季采挖，多除去外皮，稍干，截段或再纵切两半或斜切成厚片，干燥。生用或煨用。

【性味归经】甘、辛，凉。归脾、胃、肺经。

【功能主治】解肌退热，生津止渴，透疹，升阳止泻，通经活络，解酒毒。用于外感发热头痛，项背强痛，口渴，消渴，麻疹不透，热痢，泄泻，眩晕头痛，中风偏瘫，胸痹心痛，酒毒伤中。

【时疫古籍记载】

1.《药鉴》 气平，味甘，气味俱薄，无毒，升也，阳中之阴也。发伤寒之表邪，止胃虚之消渴。解中酒之苦毒，治往来之温疟。能住头疼，善疏疮疹。入柴胡疗肌表，功为第一。同升麻通毛窍，效实无双。其汁寒凉，专理天行时疫，且止热毒吐衄。其粉甘冷，善解酒后烦热，更利二便燥结。花能醒酒不醉，壳能治痢实肠，诚阳明圣药也。痘疮不起者，予用之立起，何哉？盖因肌肉实，腠理密，不得通畅，故痘出不快耳。今得葛根一疗解，一疏通，此肌肉畅而腠理开，其痘立起矣。孕妇所忌。

2.《景岳全书·本草正》 葛根，用此者，用其凉散，虽善达诸阳经，而阳明为最，以其气轻，故善解表发汗。凡解散之药多辛热，此独凉而甘，故解温热时行疫疾，凡热而兼渴者，此为最良，当以为君，而佐以柴、防、甘、桔。

【时疫药性分析】 本品甘、辛，性凉，轻扬升散，具有发汗解表，解肌退热之功，可解温热时行疫疾，《本草经疏》言其"入足阳明胃经。解散阳明温病热邪之要药也"，又长于缓解外邪郁阻、经气不利、筋脉失养所致的项背强痛，故瘟疫时毒无论寒疫、温热疫，发热头痛、项背强痛，均可用之。本品甘凉可清热生津，于清热之中又能鼓舞脾胃清阳之气上升，而有生津止渴之功，故可用治时行疫疾之温邪致病，津伤口渴者；且升散外达，善于透疹。本品味辛性凉，能发表散邪、解肌退热、透发麻疹，故可用治麻疹初起，表邪外束，疹出不畅，或麻疹初起，已现麻疹，但疹出不畅，见发热咳嗽，或乍冷乍热者。

【时疫临床应用】

1.初起瘟疫，四时伤寒 症见头痛、憎寒发热、呕吐恶心、咳嗽痰疾、气喘、面红目赤、咽喉肿痛，可配伍川芎、黄芩、赤芍、连翘、花粉、桔梗、白芷、羌活等，如清瘟解毒汤（《治疫全书》）。

2.四时感冒 葛根淡豉汤（葛根五钱，淡豉三钱），加姜汁少许，水煎服（《松峰说疫》卷五）。

3.寒疠毒邪入里化热 症见恶寒渐轻、身热增盛、无汗头痛、目疼鼻干等，葛根可配伍白芷、黄芩、石膏等，如柴葛解肌汤（《伤寒六书》）。

4.阳明瘟暑　阳明瘟暑,大热渴,可用葛根配伍当归,即归葛汤(《松峰说疫》)。

5.麻疹初起　症见疹发不出、身热头痛、咳嗽、目赤流泪、口渴,可配伍升麻、芍药、甘草,如升麻葛根汤(《太平惠民和剂局方》)。

6.瘟疫阳明经证　症见目痛鼻干、烦渴不眠,可配伍浮萍、石膏、玄参、生姜、甘草等,如浮萍葛根汤(《治疫全书》卷五)。

7.疫喉　疫喉肿痛微腐、身热少汗、痧瘾、神清、舌白、脉郁不起者,可配伍荆芥、银花、白僵蚕、薄荷、牛蒡子、桔梗、蝉蜕、枳壳等,如清咽葛根汤(《疫喉浅论》)。

8.流行性感冒　孙建国使用柴葛解肌汤治疗流行性感冒51例,方用柴胡15~30g、葛根15g、黄芩10g、白芍10g、羌活8g、白芷8g、板蓝根15g、大青叶15g、石膏(先煎)20g、甘草10g、生姜3片、大枣3枚,总有效率94.12%。(中国中医急症,2011,04:636)

9.甲型H1N1流感　祝玉慧等使用葛根汤颗粒合磷酸奥司他韦胶囊治疗甲型H1N1流感38例,方用葛根12g、麻黄9g、桂枝6g、生姜9g、甘草6g、芍药6g、大枣12枚,治愈率100%。(山东中医杂志,2010,08:535)

10.非典型病原体肺炎　张瑞麟使用防治严重急性呼吸综合征(SARS)特别科技行动1号方治疗非典型病原体肺炎发热,方用炙麻黄5g、杏仁12g、生石膏(先煎)45g、知母10g、金银花15g、连翘12g、炒栀子12g、黄芩12g、苏叶10g、茵陈15g、葛根15g、太子参15g,疗效显著。(中国中西医结合杂志,2003,09:654)

11.禽流感　侯政平等使用清热解毒类中成药葛根芩连丸(葛根、黄芩、黄连、炙甘草)治疗禽流感有效。(甘肃中医,2006,07:5)

12.登革热　黄嘉欣使用葛根芩连汤治疗登革热腹泻患者15

例，方用葛根30g、炙甘草12g、黄芩15~18g、黄连10~15g，疗效较好。（中医临床研究，2015，08：78）

13.流行性脑脊髓膜炎　许良培使用葛根汤（葛根、麻黄、桂枝、芍药、甘草等）治疗流行性脑脊髓膜炎13例，治愈率100%。（江苏中医，1964，11：17）

14.白喉　曾新道等使用神功辟邪散治疗白喉初起，兼有表证，症见头痛身疼、发热恶寒、咳嗽、痰多、流清涕、颈部肿大有触痛，方用粉葛根、生地、木通、连翘、僵蚕、浙贝、黄芩、牛蒡子、麦冬、银花、马勃，疗效较好。（上海中医药杂志，1959，12：27）

15.流行性腮腺炎　吕树平使用柴胡葛根汤加减治疗流行性腮腺炎96例，组方：柴胡、葛根各9g，板蓝根15g，黄芩、牛蒡子、桔梗各9g，金银花、连翘各12g，夏枯草、赤芍各9g，僵蚕6g，1天1剂，水煎早晚分服，治疗7天，总有效率95.8%。（浙江中西医结合杂志，2009，03：167）

【用法用量】煎服，10~15g。解肌退热、生津止渴、透疹、通经活络、解酒毒宜生用，升阳止泻宜煨用。

【化学成分】葛根主要含黄酮类成分：葛根素，大豆苷元，大豆苷，黄豆苷元8-O-芹菜糖（1-6）葡萄糖苷等；香豆素类：6，7-二甲基香豆素，6-牻牛儿基-7，4′-二羟基香豆素等。《中国药典》规定野葛含葛根素（$C_{21}H_{20}O_9$）不得少于2.4%；粉葛含葛根素（$C_{21}H_{20}O_9$）不得少于0.3%。

【药理研究】葛根煎剂、葛根乙醇浸膏、葛根素等对实验性发热模型动物均有解热作用。葛根还具有镇痛、抗感染、调节免疫等作用。葛根煎剂、醇浸剂、总黄酮、大豆苷、葛根素均能对抗垂体后叶素引起的急性心肌缺血。葛根总黄酮能扩张冠脉血管和脑血管，增加冠脉血流量和脑血流量，降低心肌耗氧量，增加氧供应。

淡豆豉

(《名医别录》)

【别名】香豉，淡豉，豉，大豆豉。

【基原】本品为豆科植物大豆 *Glycine max*（L.）Merr. 的成熟种子的发酵加工品。全国大部分地区均产。

【采收加工】生用。

【性味归经】苦、辛，凉。归肺、胃经。

【功能主治】解表，除烦，宣发郁热。用于感冒，寒热头痛，烦躁胸闷，虚烦不眠。

【时疫古籍记载】

1.《名医别录》 主伤寒头痛，寒热，瘴气，恶毒，烦躁满闷，虚劳喘急，两脚疼冷。

2.《本草备要》 宣，解表除烦。苦泄肺，寒胜热。陈藏器曰：豆性生平，炒熟热，煮食寒，作豉冷。发汗解肌，调中下气。治伤寒头痛，烦躁满闷，懊憹不眠，发斑呕逆，凡伤寒呕逆烦闷，宜引吐，不宜用下药以逆之。淡豉合栀子名栀子豉汤，能吐虚烦，血痢温疟。

3.《本经逢原》 主伤寒头疼，寒热烦闷，温毒发斑，瘴气恶毒，入吐剂发汗，并治虚劳喘息，脚膝疼冷，大病后胸中虚烦之圣药。合栀子治心下懊憹，同葱白治温病头痛，兼人中黄、山栀、腊茶，治温热疫疠，虚烦喘逆，与甘桔、萎蕤，治风热燥咳，皆香豉为圣药。盖瓜蒂吐胸中寒实，豆豉吐虚热懊憹。得葱则发汗，得盐则涌吐，得酒则治风，得薤则治痢，得蒜则止血。生用则发散，炒熟则止汗。

【时疫药性分析】本品辛散轻浮，能疏散表邪，且发汗解表之力颇为平稳，温病初起，见发热、微恶风寒、头痛口渴、咽痛等症，或寒疫初起，见恶寒发热、无汗、头痛、鼻塞等症，均可配伍应用。本品辛散苦泄性凉，既能透散外邪，又能宣散邪热、除烦，若瘟疫热毒侵袭，邪热内郁胸中，症见心中懊恼、烦热不眠，亦可应用。

【时疫临床应用】

1.辟瘟疫疾恶气　豆豉一升、伏龙肝三两，研，小儿小便三升，上三味，用小便煎，取一升五合，去滓，平旦服之，令人不著瘴疫，天行有瘴之处，宜朝朝服。延年主辟瘟疫疾恶气，令不相染易，即豉汤方（《外台秘要》）。

2.温气　蒜五十子，并皮研之，豉心一升，以三岁小儿小便二升，合煮五六沸，顿服，疗温气，即蒜豉汤方（《外台秘要》）。

3.瘟疫初起　温邪初起，症见身热而渴、不恶寒、头痛、咳嗽咽痛，淡豆豉常配伍银花、连翘、薄荷、桔梗、竹叶等，如银翘散（《温病条辨》）。

4.四时感冒　方用葛根五钱、淡豉三钱，加姜汁少许，水煎服，即葛根淡豉汤（《松峰说疫》卷五）。

5.瘟疫邪热初入气分者　热郁胸膈证，症见身烦不安、懊侬不寐、胸中窒塞而烦闷，可配伍栀子，如栀子豉汤（《伤寒论》）。

6.暑秽夹湿　症见发热较重，即见暴吐暴泻，甚则呕吐如喷，吐出酸腐物，夹有食物残渣，泻下物热臭，呈黄水样，甚如米泔水、头身疼痛、烦渴、脘痞、腹中绞痛阵作、小便黄赤灼热、舌苔黄腻、脉濡数，可配伍滑石、焦栀、黄芩、佩兰、厚朴、制半夏，如燃照汤（《随息居重订霍乱论》）。

7.痧隐脉郁　喉腐舌干，症虽乍起，津液不足，邪火内伏，可配伍桔梗、牛蒡、荆芥、连翘、栀子、马勃等，如香豉散（《疫痧草》）。

8.温毒发斑　温毒发斑如锦纹，药用生地二两、淡豆豉三两，以猪油半斤以合煎之，至浓汁，次入雄黄末五分，麝香六分，丸弹子大，白汤化服，即黑膏（《松峰说疫》）。

9.流行性感冒　常继霞使用小儿豉翘清热颗粒治疗流行性感冒40例，药用淡豆豉、连翘、黄芩、栀子、薄荷、荆芥、柴胡、厚朴、大黄、槟榔、半夏、赤芍、甘草，有效率97.5%。（光明中医，2019，17：2647）

10.登革热　曹月娇等使用藿朴夏苓汤加减治疗登革热合并白细胞减少16例，药用广藿香、淡豆豉各12g，半夏、赤苓、泽泻、杏仁各9g，厚朴、当归、鸡血藤、生薏苡仁各15g，白豆蔻（后下）、生姜各6g，大枣6枚，总有效率93.75%。（浙江中医杂志，2019，05：331）

【用法用量】煎服，6~12g。传统认为，本品以桑叶、青蒿发酵者多用治风热感冒，热病胸中烦闷之证；以麻黄、紫苏发酵者，多用治风寒感冒头痛。

【化学成分】淡豆豉主要含异黄酮类成分：大豆苷，黄豆苷，大豆素，黄豆素等。还含维生素、淡豆豉多糖及微量元素等。

【药理研究】淡豆豉有微弱的发汗作用，并有健胃、助消化以及调节免疫等作用。

浮　萍
（《神农本草经》）

【别名】苹，水萍，水花，萍子草，小萍子，水藓，水帘，九子萍，田萍。

【基原】本品为浮萍科植物紫萍 *Spirodela Polyrrhiza*（L.）Schleid. 的干燥全草。全国大部分地区均产。

【采收加工】6~9月采收，洗净，除去杂质，晒干。生用。

【性味归经】辛，寒。归肺经。

【功能主治】宣散风热，透疹，利尿。用于风热感冒；麻疹不透，风疹瘙痒；水肿尿少。

【时疫古籍记载】

1.《本草图经》 治时行热病，亦堪发汗。

2.《玉楸药解》 辛凉解表。治瘟疫斑疹，中风喎斜，瘫痪；医痈疽热肿，瘾疹瘙痒，杨梅，粉刺，汗斑。

【时疫药性分析】本品轻清升浮，辛散发表，性寒清热，能发汗解表，宣散风热。并善于透疹止痒，可治瘟疫斑疹，麻疹初起，疹出不畅。

【时疫临床应用】

1.时行热病，发热无汗 本品辛散透表，性寒泄热，故可用于热邪郁滞，表实无汗之证。《本草图经》中本品配麻黄、桂心、附子研末，热汤送服，治疗时行热病，发热无汗者。

2.风热表证，发热无汗 本品性味辛寒，轻浮升散，善通毛窍，故可解表发汗，疏散风热，可配伍金银花、连翘、薄荷等，如浮萍银翘汤（《秋温证治》）。

【用法用量】3~9g，煎服。外用适量，煎汤外洗。

【使用注意】表虚自汗者不宜使用。

【化学成分】浮萍主含红草素、牡荆素等黄酮类化合物。尚含胡萝卜素、叶黄素、乙醇钾、氯化钾、碘、溴、脂肪酸等物质。

【药理研究】浮萍有解热、抑菌、利尿、强心等作用。

清热药

石　膏

（《神农本草经》）

【**别名**】细石，细理石，软石膏，寒水石，白虎。

【**基原**】本品为硫酸盐类矿物硬石膏族石膏，主含含水硫酸钙（$CaSO_4 \cdot 2H_2O$）。主产于湖北、安徽、山东，以湖北应城产者最佳。

【**采收加工**】全年可采，采挖后，除去泥沙及杂石。本品气微，味淡。以白色、块大、半透明、纵断面如丝者为佳。打碎生用或煅用。

【**性味归经**】甘、辛，大寒。归肺、胃经。

【**功能主治**】清热泻火，除烦止渴。用于外感热病，高热烦渴，肺热喘咳，胃火亢盛，头痛，牙痛。

【**时疫古籍记载**】

1.《得配本草》 甘、辛，淡，寒。入足阳明、手太阴、少阳经气分。解肌发汗，清热降火，生津止渴。治伤寒疫症，阴明头痛，发热恶寒，日晡潮热，狂热发斑，小便浊赤，大渴引饮，舌焦鼻干，中暑自汗，目痛牙疼。……伤寒时疫，热邪溢于阳明经者，非此不除。

2.《疫疹一得》 石膏性寒，大清胃热；味淡气薄，能解肌热；体沉性降，能泄实热。……非石膏不足以治热疫，遇有其证辄投之，无不得心应手，三十年来，颇堪自信。

3.《本草思辨录》 病之倚重石膏，莫如热疫。

【时疫药性分析】《名医别录》载其：主除时气，头痛，身热，三焦大热，皮肤热，肠胃中膈热。本品"辛能解肌，甘能缓热，大寒而兼辛甘则能除大热"，热除则津液复而烦渴止，故有清热泻火，除烦止渴之功，尤善清泻肺胃二经气分实热，适用于温热病，邪在气分，壮热、烦渴、汗出、脉洪大等实热证。寒疫束表，内有蕴热；温热病邪在卫气，表里同病；或气血两燔，亦可配伍应用，实为治疗外感热病，高热烦渴的要药。并清肺、胃经实热，可用于邪热壅肺所致的气急喘促、咳嗽痰稠，以及胃火上炎引起的头痛、牙龈肿痛等症。

【时疫临床应用】

1.寒疫表寒里热　风寒疫毒在表未解，温热伏于肺胃不能宣解，渐至三焦同病，症见恶寒壮热、头身疼痛、口苦咽干、二便秘涩等，石膏可配伍防风、川芎、当归、芍药、薄荷、麻黄、连翘、芒硝、黄芩、桔梗、栀子等，如防风通圣散（《黄帝素问宣明论方》）。

2.寒疫束表，温毒内蕴　症见发热恶寒、无汗或有汗、头痛项强、肢体酸痛、口渴唇焦、恶心呕吐、腹胀便结，或见精神不振、嗜睡，或烦躁不安、目眩耳聋、腮脸肿痛、喉痹咽痛等，可配伍白僵蚕、蝉蜕、姜黄、防风、薄荷、荆芥穗、当归、白芍、黄连、连翘、栀子、黄芩、桔梗、滑石、芒硝等，如增损双解散（《伤寒瘟疫条辨》）。

3.外感风邪，邪热壅肺　症见身热不解、咳逆气急、甚则鼻煽、口渴、有汗或无汗、舌苔薄白或黄、脉浮而数者，配伍麻黄、杏仁、甘草等，如麻黄杏仁甘草石膏汤（《伤寒论》）。

4.瘟疫毒邪内传阳明气分热盛证　症见壮热面赤、烦渴引饮、大汗恶热、脉洪大有力或滑数，可配伍知母、甘草、粳米，如白虎汤（《伤寒论》）。

5.阳明热盛，腑有热结　瘟疫热毒内传阳明，火邪上攻神明，下灼胃肠津液，症见高热烦躁、大汗出、口渴多饮、大便燥结、小便短赤，甚则谵语狂躁，或昏不识人、舌赤老黄起刺、脉弦数有力，可配伍知母、大黄、芒硝等，如白虎承气汤（《重订通俗伤寒论》）。

6.疫毒深重，气血两燔　症见发斑、壮热、烦渴、发斑吐衄、舌绛等，可配伍知母、玄参、犀角、甘草、粳米，如化斑汤（《温病条辨》）。

7.瘟疫病邪亢盛，表里俱盛　症见大热渴饮、头痛如劈、干呕狂躁、谵语神昏，或发斑，或吐血、衄血、舌绛唇焦等，可配伍生地、犀角、川连、栀子、桔梗、黄芩、知母、赤芍、玄参、丹皮等，如清瘟败毒饮（《疫疹一得》）。

8.伤寒、温病、暑病余热未清，气津两伤证　症见身热多汗、心胸烦热、气逆欲呕、口干喜饮、气短神疲，或虚烦不寐、舌红少苔、脉虚数，可配伍竹叶、人参、麦冬、半夏等，如竹叶石膏汤（《伤寒论》）。

9.疫毒壅肺　瘟疫热毒壅肺，肺气不降，症见身热、咳嗽、痰涎壅盛、胸闷喘促、腹满便秘、苔黄腻或黄滑，石膏可配伍杏仁、瓜蒌等，如宣白承气汤（《温病条辨》）。

10.湿热疫　湿热疫毒内侵，热重于湿，症见壮热面赤、汗多口渴、烦躁气粗、脘痞身重、苔黄微腻、脉洪大滑数，可配伍白虎汤（苍术三两、知母六两、炙甘草二两、石膏一斤、粳米三两），如白虎加苍术汤（《类证活人书》）。

11.暑湿弥漫三焦，热重于湿　症见高热、汗出、喘咳、脘痞、腹胀、舌红苔黄滑、脉滑数，可配伍滑石、寒水石、杏仁、竹茹、银花、白通草等，如三石汤（《温病条辨》）。

12.温热病热邪内陷心包　症见高热烦躁、神昏谵语、痉厥、口渴唇焦、尿赤便闭、舌质红绛、苔黄燥、脉数有力或弦数等，可配伍寒水石、磁石、滑石、玄参、羚羊角、犀角、升麻、沉香、丁香、青木香等，如紫雪（《外台秘要》卷十八引《苏恭方》）。

13. 甲型H1N1流感　赵智龙等自拟清瘟退热方治疗甲型H1N1流感30例，药用金银花18g、连翘10g、石膏（先煎）30g、知母10g、桔梗10g、大青叶15g、玄参12g、麦冬10g、芦根40g、黄芩10g、射干9g、板蓝根15g、甘草9g，退热时间和主要症状消失时间优于西药治疗。（宁夏医学杂志，2010，04：376）

14. 严重急性呼吸综合征　杨巨奎采用加味五虎汤治疗非典型病原体肺炎，方用麻黄9g、杏仁4.5g、甘草6g、嫩茶3g、生石膏（先煎）30g、生姜3g，效果较好。（世界中西医结合杂志，2011，12：1019）

15. 禽流感　国家卫生计生委发布H7N9禽流感诊疗方案，对于疫毒犯肺，肺失宣降证（疑似病例或确诊病例病情轻者），症状为发热、咳嗽、少痰、头痛、肌肉关节疼痛、舌红苔薄、脉滑数，采用清热解毒、宣肺止咳为治法，参考处方为银翘散合白虎汤：金银花30g、连翘15g、炒杏仁15g、生石膏（先煎）30g、知母10g、桑叶15g、芦根30g、青蒿15g、黄芩15g、生甘草6g。（传染病信息，2014，01：1）

16. 麻疹　张小兆等使用自拟清肺解毒汤加减治疗麻疹86例，方用麻黄4~9g、杏仁5~12g、甘草4~9g、石膏（先煎）12~25g，麻疹、轻型、异型及成人型显效者分别为89.29%、75%、71.43%、75%。（新乡医学院学报，2004，05：428）

17. 流行性出血热　韩知使用竹叶石膏汤治疗流行性出血热45例，方用淡竹叶20g、生石膏（先煎）30g、法半夏9g、党参10g、麦冬15g、粳米10g、甘草6g，有效率97.78%。（河南中医，2003，07：9）

18. 流行性乙型脑炎　涂晋文等使用清瘟败毒饮治疗重型流行

性乙型脑炎42例，方用羚羊角粉、生地黄、黄连、大青叶、栀子、黄芩、紫草、生石膏、知母、赤芍、玄参、牡丹皮、连翘、全蝎、蜈蚣，痊愈率80.95%。（中医研究，2012，08：15）

19.登革热　周浩康使用清瘟败毒饮治疗登革热68例，方用石膏（先煎）、水牛角（先煎）各30~90g，知母9~15g，甘草、黄连各3g，山栀子、桔梗、丹皮、淡竹叶、黄芩各9g，赤芍、玄参、连翘各15g，有效率98.52%。（新中医，1996，S1：86）

20.流行性脑脊髓膜炎　覃小兰以清瘟败毒饮为基础方治疗流行性脑脊髓膜炎5例，方用石膏、生地、水牛角、黄连、栀子、桔梗、黄芩、知母、赤芍、连翘、玄参、甘草、丹皮、竹叶等，治愈率100%。（四川中医，2006，02：51）

21.猩红热　南京市传染病医院使用生石膏六十两、大青叶三十两、生甘草八两治疗猩红热30例，有效率100%。（江苏中医药，1960，12：33）

22.布鲁菌病　徐同武等使用生石膏（先煎）30g、知母15g、丹皮10g、金银花15g、连翘12g、竹叶12g、甘草6g，治疗布鲁菌病3例，有效率100%。（中国地方病学杂志，1997，01：62）

23.流行性感冒　刘朝阳使用麻黄杏仁甘草石膏汤加味，方用炙麻黄10g、光杏仁15g、生石膏（先煎）30g、板蓝根15g、生甘草9g、浮萍10g，治疗流行性感冒38例，有效率92.1%。（河南中医，2009，05：441）

24.流行性腮腺炎　田效信等使用小柴胡加石膏汤，方用生石膏（先煎）20g、柴胡10g、黄芩6g、党参6g、制半夏6g、板蓝根15g、生姜3片、大枣3枚，治疗流行性腮腺炎37例，有效率100%。（河南中医，2006，09：8）

【用法用量】生石膏煎服，15~60g，宜打碎先煎。煅石膏外用适量，研末撒敷患处。

【使用注意】脾胃虚寒及阴虚内热者忌用。

【化学成分】石膏主要含含水硫酸钙（$CaSO_4 \cdot 2H_2O$）。还含有机物、硫化物及微量元素钛、铝、硅等。《中国药典》规定生石膏含含水硫酸钙（$CaSO_4 \cdot 2H_2O$）不得少于95%，煅石膏含硫酸钙（$CaSO_4$）不得少于92%。

【药理研究】石膏对实验性发热动物有明显的解热、镇静、解痉的作用，并有抑制神经应激能力、减轻骨骼肌兴奋性、降低毛细血管通透性、促进胆汁排泄、增强巨噬细胞吞噬能力、抗病毒、抗炎、增强免疫功能、利尿、降血糖等作用。

芦 根

（《名医别录》）

【别名】芦茅根，苇根，顺江龙，芦通，芦芽根，甜梗子，芦苇根，苇子根。

【基原】本品为禾本科植物芦苇 *Phragmites communis* Trin. 的新鲜或干燥根茎。全国大部分地区均产。

【采收加工】全年均可采挖，除去芽、须根及膜状叶等杂质，洗净，切段。鲜用或晒干。

【性味归经】甘，寒。归肺、胃经。

【功能主治】清热泻火，生津止渴，除烦，止呕，利尿。用于热病烦渴，肺热咳嗽，肺痈吐脓，胃热呕哕，热淋涩痛。

【时疫古籍记载】《本经逢原》 芦根甘寒，主消渴，胃中客热，利小便，治噎哕反胃，呕逆不下食，妊娠心热，时疫寒热烦闷。解河豚、诸鱼毒，其笋尤良。

【时疫药性分析】芦根味甘性寒，《本草经疏》言其："甘能益胃和中，寒能除热降火，热解胃和，则津液流通而渴止矣。"故芦根善清透肺胃气分实热，能生津止渴，除烦，故常用于热病伤津，烦热口渴者；并善清透肺热，祛痰排脓，故可用于肺热咳嗽，咳痰黄稠及肺痈咯吐脓血者；亦可治时疫寒热烦闷。

【时疫临床应用】

1.风温　风温温热，一切四时温邪，症见发热、微恶风寒、无汗或有汗不畅、头痛口渴、咳嗽咽痛等，可与连翘、银花、苦桔梗、薄荷、竹叶等配伍，如银翘散（《温病条辨》）。

2.热病烦渴　本品甘寒质轻，能清透肺胃气分实热，并能养阴生津，止渴除烦，且无恋邪之弊。常与天花粉、麦冬等同用，亦可与藕汁、梨汁、荸荠汁等合用，如五汁饮（《温病条辨》）。

3.流行性感冒　魏勇军治疗流感证属外寒内热者，方用炙麻黄8g、生石膏（先煎）30g、杏仁10g、防风10g、荆芥10g、羌活10g、葛根15g、柴胡15g、黄芩10g、芦根30g、连翘15g、桔梗6g、前胡10g、生甘草6g。（河北中医，2018，02：293）

4.严重急性呼吸综合征　洪炳根治疗早期非典型病原体肺炎属疫毒袭肺，肺气郁闭，方选银翘散合宣解汤加减：金银花10g、连翘15g、蝉衣6g、牛蒡子12g、僵蚕10g、杏仁10g、黄芩15g、芦根30g、甘草6g。（福建中医药，2005，04：54）

【用法用量】 15~30g，煎服；鲜品用量加倍，或捣汁用。

【使用注意】 脾胃虚寒者忌服。

【化学成分】 芦根主要含酚酸类成分：咖啡酸、龙胆酸；维生素类成分：维生素B_1、B_2、C等。还含天冬酰胺及蛋白质、脂肪、多糖等。

【药理研究】 本品有解热、镇痛、镇静、抑制中枢神经系统等作用，对β-溶血性链球菌有抑制作用。

天花粉

（《神农本草经》）

【别名】 栝楼根，蒌根，白药，瑞雪，天瓜粉，花粉，屎瓜根，栝萎粉，萎粉。

【基原】本品为葫芦科植物栝楼 *Trichosanthes kirilowii* Maxim. 或双边栝楼 *Trichosanthes rosthornii* Harms 的干燥根。主产于山东、河南、安徽、四川。

【采收加工】秋、冬二季采挖，洗净，除去外皮，切段或纵剖成瓣，干燥。本品气微，味微苦。以块大、色白、粉性足、质坚细腻、筋脉少者为佳。生用。

【性味归经】甘、微苦，微寒。归肺、胃经。

【功能主治】清热泻火，生津止渴，消肿排脓。用于热病烦渴，肺热燥咳，内热消渴，疮疡肿毒。

【时疫古籍记载】《伤寒论条辨》 栝楼根，味苦，寒，无毒。主消渴身热，烦满大热。除肠胃中痼热，八疸身面黄，唇干口燥。（反乌头。日华子云：治热狂时疾。）

【时疫药性分析】天花粉甘、微苦，微寒，既能清肺胃二经实热，又能生津止渴，常用治热病烦渴。且本品既能清肺热，又能润肺燥，可治燥伤肺胃，津液亏损，症见咽干口渴、干咳少痰等。

【时疫临床应用】

1.温疟 热重寒轻，脉多弦数，或右脉洪盛，天花粉可配伍黄芩、石膏、知母、荷叶等，如柴胡白虎汤（《重订通俗伤寒论》）。

2.温热暑疫，邪入营血 温热暑疫诸病，邪不即解，热毒深重，耗液伤营，逆传心包，症见高热昏谵、斑疹色紫、口咽糜烂、目赤烦躁、舌紫绛等，天花粉可配伍犀角（水牛角代）、黄芩、生地、玄参、银花、连翘、板蓝根、紫草等，如神犀丹（《温热经纬》）。

3.瘟疫 症见头痛眩晕、胸膈膨胀、口吐黄痰、鼻流浊水，或身发红斑，或发如焦黑，或呕涎如红血，或腹大如圆箕，或舌烂头大，或胁痛心疼，种种不一，属火毒内郁者。方用散瘟汤

（荆芥三钱、石膏五钱、玄参一两、天花粉三钱、生甘草一钱、黄芩二钱、陈皮一钱、麦芽二钱、神曲三钱、茯苓五钱）（《辨证录》卷十）。

4.甲型H1N1流感　曲妮妮依据卫、气、营、血理论辨证治疗甲型H1N1流感，邪入营血分之余热未清、肺胃阴伤证，症见身热不甚或不发热、干咳不已，或痰少而黏、乏力、口舌干燥而渴，方用沙参麦冬汤加减：沙参20g、玉竹15g、生甘草10g、冬桑叶15g、麦冬15g、生扁豆15g、天花粉20g，取得满意疗效。（辽宁中医杂志，2010，03：453）

5.严重急性呼吸综合征　徐珊针认为在对严重急性呼吸综合征运用卫气营血辨证和三焦辨证方法的基础上，结合对主要症状的辨证论治，不失为有效方法。对非典型病原体肺炎肺肾阴虚证（恢复期），症见干咳、咳声短促、痰少而黏难咯，或痰中夹血，或声音嘶哑、口干咽燥，或午后潮热、颧红、手足心热、盗汗、形体消瘦、舌红、少苔、脉细数，采用养阴润肺止咳的治法，方以沙参麦冬汤加减：沙参、玉竹、天花粉、麦冬、川贝母、杏仁、百部、知母、黄芩、生扁豆、桑叶、甘草等。（浙江中医学院学报，2003，06：21）

6.流行性出血热　钟志明使用竹叶石膏汤加减治疗流行性出血热，方为西洋参10g，石膏（先煎）20g，淡竹叶3g，甘草6g，麦冬、北沙参、玉竹、天花粉、白芍各15g，取得显著疗效。（新中医，2001，07：35）

7.肺结核　吕培等采用沙参麦冬汤联合卡介菌多糖核酸初治肺结核，组方为：沙参20g、麦冬20g、玉竹10g、天花粉10g、桑叶15g、扁豆10g、白花蛇舌草10g、鱼腥草10g、金荞麦15g、生甘草6g，每日1剂，持续治疗3个月，临床效果理想。（辽宁中医药大学学报，2020，03：176）

8.百日咳　汤巧巧采用鹭鸶咯丸辅助治疗儿童类百日咳综合

征，鹭鸶咯丸主要成分为苦杏仁、石膏、甘草、细辛、紫苏子（炒）、白芥子（炒）、牛蒡子（炒）、瓜蒌皮、射干、青黛、蛤壳、天花粉、栀子（姜炙）、人工牛黄等，每次1丸，每日2次，治疗2周，取得满意疗效。（中国乡村医药，2020，17：17）

【用法用量】煎服，10~15g。

【使用注意】孕妇慎用。不宜与川乌、制川乌、草乌、制草乌、附子同用。

【化学成分】天花粉主要含天花粉蛋白、α-羟甲基丝氨酸、天冬氨酸、核糖、木糖、阿拉伯糖、7-豆甾烯-3-β-醇，还含α和β-苦瓜素、葫芦苦素等。

【药理研究】本品煎剂对溶血性链球菌、肺炎球菌、白喉棒状杆菌等多种致病菌有一定的抑制作用。天花粉蛋白有抗病毒、抗肿瘤作用。

栀 子
（《神农本草经》）

【别名】木丹，鲜支，卮子，支子，越桃，山栀子，小卮子，黄栀子。

【基原】本品为茜草科植物栀子 Gardenia jasminoides Ellis 的干燥成熟果实。主产于江西、湖南、湖北、浙江。

【采收加工】9~11月果实成熟呈红黄色时采收，除去果梗及杂质，蒸至上气或置沸水中略烫，取出，干燥。本品气微，味微酸而苦。以皮薄、饱满、色黄、完整者为佳。生用或炒焦用。

【性味归经】苦，寒。归心、肺、三焦经。

【功能主治】泻火除烦，清热利湿，凉血解毒；外用消肿止痛。用于热病心烦，湿热黄疸，淋证涩痛，血热吐衄，目赤肿痛，火毒疮疡；外治扭挫伤痛。

【时疫古籍记载】《药性论》 杀䗪虫毒，去热毒风，利五淋，主中恶，通小便，解五种黄病，明目，治时疾除热及消渴口干，目赤肿痛。

【时疫药性分析】栀子味苦性寒清降，能清泻三焦火邪，泻心火而除烦，为治热病心烦、躁扰不宁之要药；还可用治热病火毒炽盛，三焦俱热而见高热烦躁、神昏谵语者。

【时疫临床应用】

1.寒疫表寒里热　风寒疫毒在表未解，温热伏于肺胃不能宣解，渐至三焦同病，症见恶寒壮热、头身疼痛、口苦咽干、二便秘涩等，可配伍防风、川芎、当归、芍药、薄荷、麻黄、连翘、芒硝、石膏、黄芩、桔梗等，如防风通圣散（《黄帝素问宣明论方》）。

2.瘟疫初起，邪在卫气　瘟疫初起，在内之郁热怫郁于表，或疫邪由外传里，症见发热恶寒、无汗或有汗、头痛项强、肢体酸痛、口渴唇焦、恶心呕吐、腹胀便结，或见精神不振、嗜睡，或烦躁不安等，可配伍大黄、白僵蚕、蝉蜕、姜黄、防风、薄荷、荆芥穗、当归、白芍、黄连、连翘、黄芩、桔梗、石膏、滑石等，如增损双解散（《伤寒瘟疫条辨》）。

3.瘟疫邪热初入气分，热郁胸膈证　症见身烦不安、懊侬不寐、胸中窒塞而烦闷，可配伍豆豉，如栀子豉汤（《伤寒论》）。

4.瘟疫病邪亢盛，表里俱盛　症见大热渴饮、头痛如劈、干呕狂躁、谵语神昏，或发斑，或吐血、衄血、舌绛唇焦等，可配伍石膏、生地、犀角、川连、桔梗、黄芩、知母、赤芍、玄参、丹皮等，如清瘟败毒饮（《疫疹一得》）。

5.瘟疫时毒，三焦热盛　症见高热烦躁、神昏谵语，常与黄芩、黄连、黄柏等同用，如黄连解毒汤（《外台秘要》引崔氏方）。

6.瘟疫脏腑积热，聚于胸膈　症见烦躁多渴、面热头昏、唇焦咽燥、舌肿喉闭、目赤鼻衄、颌颊结硬、口舌生疮、痰实不利、涕唾稠黏、睡卧不宁、谵语狂妄、肠胃燥涩、便溺秘结，常配伍大黄、芒硝、黄芩、连翘、薄荷等，如凉膈散（《太平惠民和剂局方》）。

7.温病三焦大热，瓜瓤、疙瘩瘟　温病三焦大热，痞满燥实，谵语狂乱不识人，热结旁流，常配伍大黄、芒硝、白僵蚕、蝉蜕、黄连、黄芩、黄柏、枳实、厚朴等，如解毒承气汤（《伤寒瘟疫条辨》）。

8.瘟疫兼湿热　常配伍槟榔、草果、白芍、黄柏、茯苓等，如除湿达原饮（《松峰说疫》）。

9.湿热蕴伏，霍乱吐利　湿热蕴伏，霍乱吐利，胸脘痞闷，口渴心烦，小便短赤，舌苔黄腻，常配厚朴、黄连、石菖蒲、制半夏、芦根、淡豆豉等，如连朴饮（《霍乱论》）。

10.瘟疫热入营血，温毒发斑　本品善解心胃火毒，既走气分，又入血分，既能清热解毒，又能凉血消斑。用于热入营血，心胃毒盛，温毒发斑，常与水牛角、玄参、栀子等同用，如犀角大青汤（《医学心悟》）。

11.痧隐脉郁　喉腐舌干，症虽乍起，津液不足，邪火内伏，可配伍香豉、桔梗、牛蒡、荆芥、连翘、马勃等，如香豉散（《疫痧草》）。

12.流行性感冒　常继霞使用小儿豉翘清热颗粒治疗流行性感冒40例，药用连翘、黄芩、栀子、淡豆豉、薄荷、荆芥、柴胡、厚朴、大黄、槟榔、半夏、赤芍、甘草，有效率97.5%。（光明中医，2019，17：2647）

13.流行性乙型脑炎　涂晋文等使用清瘟败毒饮治疗流行性乙型脑炎42例，方用羚羊角粉、生地黄、黄连、大青叶、栀子、黄芩、紫草、生石膏、知母、赤芍、玄参、牡丹皮、连翘、全蝎、蜈蚣，痊愈率80.95%。（中医研究，2012，08：15）

14.登革热　周浩康使用清瘟败毒饮治疗登革热68例，方用石膏（先煎）、水牛角（先煎）各30~90g，知母9~15g，甘草、黄连各3g，山栀子、桔梗、丹皮、淡竹叶、黄芩各9g，赤芍、玄参、连翘各15g，有效率98.52%。（新中医，1996，S1：86）

15.**流行性脑脊髓膜炎** 覃小兰等使用清瘟败毒饮治疗流行性脑脊髓膜炎，方用石膏、生地、水牛角、黄连、栀子、桔梗、黄芩、知母、赤芍、连翘、玄参、甘草、丹皮、竹叶等，治愈率100%。（四川中医，2006，02：51）

16.**病毒性肝炎** 付旭彦在抗病毒基础上用茵栀黄颗粒口服治疗湿热型病毒性肝炎，茵栀黄颗粒由茵陈、栀子、黄芩、金银花等组成，1个月为1个疗程，治疗3个疗程，临床疗效显著，可明显减轻症状及体征，改善肝功能，且未发现有毒副作用。（现代中西医结合杂志，2016，18：1976）

17.**猩红热** 沈海滨采用热毒宁联合抗生素治疗猩红热31例，热毒宁主要是由青蒿、金银花、栀子等药物组成，总有效率为96.77%。（现代诊断与治疗，2015，22：5115）

【**用法用量**】煎服，6~10g。外用生品适量，研末调敷。生栀子走气分而清热泻火，焦栀子及栀子炭入血分而凉血止血。传统认为，栀子皮（果皮）偏于达表而去肌肤之热，栀子仁（种子）偏于走里而清里热。

【**使用注意**】本品苦寒伤胃，脾虚便溏者慎用。

【**化学成分**】栀子主要含栀子苷、羟异栀子苷、栀子素、西红花素、西红花酸、栀子花甲酸、栀子花乙酸、绿原酸等成分，还含挥发油、多糖、胆碱及多种微量元素。《中国药典》规定本品含栀子苷（$C_{17}H_{24}O_{10}$）不得少于1.8%，饮片不得少于1.5%，焦栀子不得少于1%。

【**药理研究**】栀子提取物在体外能明显抑制甲型流感病毒、副流感病毒Ⅰ型（PIV-1）、呼吸道合胞病毒（RSV）、单纯疱疹病毒（HSV）、单纯疱疹病毒1型（HSV-1）、单纯疱疹病毒2型（HSV-2）等病毒的致细胞病变作用。其水煎液能增强胰腺炎时胰腺腺细胞的抗病能力。此外，还具有解热、镇痛、抗感染作用。

鸭跖草

（《本草拾遗》）

【别名】鸡舌草，碧竹草，竹叶草，耳环草，蓝姑草，竹鸡草，竹叶菜，碧蝉花。

【基原】本品为鸭跖草科植物鸭跖草 *Commelina communis* L.的干燥地上部分。全国大部分地区均产。

【采收加工】夏、秋二季采收，晒干，切段。生用。

【性味归经】甘、淡，寒。归肺、胃、小肠经。

【功能主治】清热泻火，解毒，利水消肿。用于感冒发热，热病烦渴，咽喉肿痛，水肿尿少，热淋涩痛，痈肿疔毒。

【时疫古籍记载】

1.《本草拾遗》 主寒热瘴疟，痰饮，疔肿，肉癥滞涩，小儿丹毒，发热狂痛，大腹痞满，身面气肿，热痢，蛇犬咬，痈疽等毒。

2.《本草推陈》 对血吸虫病急性感染发高热，大量用之。又用于急性传染性热病，发热、神昏。

【时疫药性分析】本品性寒，功能清热泻火，主寒热瘴疟，是急性传染性疾病、感染性疾病发热的常用之品。对瘟疫时毒侵袭，邪入卫分，症见头痛、发热、恶寒者，可与辛凉解表药为伍；温热病热入气分，高热烦渴，可与清热泻火药同用；若瘟疫时毒蕴结咽喉，疖腮喉痹，咽喉肿痛，本品又有清热解毒利咽之功。

【时疫临床应用】

1.热痢以及急性热病 退热，鲜鸭跖草二至三两（干的一两），重症可用五至七两，水煎服或捣汁服。（《浙江民间常用草药》）

2.防治感冒 取鸭跖草一至二两（鲜草二至四两），水煎2次分服。治疗130例，有效（1~3天内体温降到正常）109例，无效

（4天以上退热）21例。（《中华本草》）

3.流行性腮腺炎并发脑膜脑炎　取鸭跖草每天二两，煎服，观察5例，平均退热及腮腺消肿时间为2.8天，头痛消失为1.4天，呕吐停止1.2天，平均住院4.6天。（《中华本草》）

【用法用量】煎服，15~30g。外用适量。

【使用注意】脾胃虚弱者用量宜小。

【化学成分】鸭跖草主要含当药素、异荭草素、水仙苷、当药素–2″–L–鼠李糖苷、芦丁等成分，还含左旋黑麦草内酯、哈尔满、去甲哈尔满、丙二酸单酰基对香豆酰飞燕草苷等。

【药理研究】鸭跖草水煎液体外对金黄色葡萄球菌、志贺菌属、枯草杆菌、大肠埃希菌，流行性感冒病毒等有明显抑制作用，并有明显的解热、抗炎、止咳作用。鸭跖草水提物有保肝作用，可降低谷丙转氨酶和谷草转氨酶活性。

竹　叶
（《名医别录》）

【别名】淡竹叶，苦竹叶。

【基原】本品为禾本科植物淡竹 *Phyllostachys nigra*（Lodd.）. Munro var. *henonis*（Mitf.）Stapf et Rendle 的干燥叶。主产于长江流域各省。

【采收加工】全年均可采收。晒干。

【性味归经】甘、辛、淡，寒。归心、胃、小肠经。

【功能主治】清热泻火，除烦，生津，利尿。用于热病烦渴，口疮尿赤。

【时疫古籍记载】《日华子本草》　味甘，冷，无毒。消痰，治热狂烦闷，中风失音不语，壮热头痛，头风，并怀妊人头旋倒地，止惊悸，温疫迷闷，小儿惊痫天吊。

【**时疫药性分析**】本品味甘而寒，主入心经，长于清心泻火以除烦，并能清胃生津以止渴，还能利尿通淋以除湿。故可用治风温发热、头痛口渴、咽痛；热病伤津，烦热口渴，甚至热陷心包、神昏谵语；以及湿温病初起，症见头痛恶寒、身重疼痛、胸闷不饥、身热不扬。

【**时疫临床应用**】

1.风温　风温温热，一切四时温邪，症见发热、微恶风寒、无汗或有汗不畅，可与连翘、银花、苦桔梗、薄荷、芦根等配伍，如银翘散（《温病条辨》）。

2.热病烦渴　治热病后期，余热未清，气津两伤之证，常与石膏、麦冬、人参等同用，如竹叶石膏汤（《伤寒论》）。

3.热病神昏　竹叶卷心更长于清心火，用于温热病，邪陷心包，神昏谵语之症，常与玄参、莲子心、连翘心等同用，如清宫汤（《温病条辨》）。

4.湿温　湿温初起，症见头痛恶寒、身重疼痛、舌白不渴、脉弦细而濡、面色淡黄、胸闷不饥、午后身热，状若阴虚，病难速已，可与杏仁、飞滑石、白通草、白蔻仁、厚朴、生薏仁等同用，如三仁汤（《温病条辨》）。

5.严重急性呼吸综合征　薛伯寿治疗"非典"恢复期，伤津液而虚热不净，方用沙参12g、麦冬12g、川贝6g、竹叶6g、生石膏（先煎）15g、玉竹10g、石斛10g、白茅根15g、芦根15g、天花粉10g、甘草8g。（中国社区医师，2003，11：16）

【**用法用量**】煎服，6~15g；鲜品15~30g。

【**使用注意**】阴虚火旺、骨蒸潮热者不宜使用。

【**化学成分**】竹叶主要含黄酮类、多糖、茶多酚、矿质元素、氨基酸等成分。

【**药理研究**】本品有抑制病毒、抑制金黄色葡萄球菌、抑制铜绿假单胞菌、抗炎、抗过敏、抗氧化物、保护心脑血管、抗衰老、抗疲劳、提高机体免疫力等作用。

黄 芩

（《神农本草经》）

【别名】腐肠，黄文，空肠，元芩，土金茶根，山茶根，黄金茶根。

【基原】为唇形科植物黄芩 *Scutellaria baicalensis* Georgi 的干燥根。主产于东北、河北、山西、内蒙古、河南、陕西等省区。

【采收加工】多为野生，栽培者近年亦有。春秋二季采挖，除去须根和泥沙，晒后撞去粗皮。

【性味归经】苦，寒。归肺、脾、小肠、胆、大肠经。

【功能主治】清热燥湿，泻火解毒，止血安胎。用于湿温，暑湿，胸闷呕恶，湿热痞满，黄疸，泻痢，肺热咳嗽，高热烦渴，血热吐衄，痈肿疮毒，胎动不安。

【时疫古籍记载】《景岳全书·本草正》 枯者清上焦之火，消痰利气，定喘嗽，止失血，退往来寒热，风热湿热头痛，解瘟疫，清咽，疗肺痿肺痈、乳痈发背，尤祛肌表之热，故治斑疹鼠瘘、疮疡赤眼。实者凉下焦之热，能除赤痢，热蓄膀胱，五淋涩痛，大肠闭结，便血漏血。

【时疫药性分析】本品味苦性寒，功能清热燥湿，泻火解毒；善清少阳之热，多用于邪在少阳，症见寒热往来、胸胁苦满、口苦咽干等；泻火功著，可用于外感瘟疫热病，三焦火毒炽盛，高热烦渴等；长于清中上焦湿热，善治湿温，症见发热目黄、胸满、渴不多饮、或竟不渴者。本品苦寒性重，泻火、燥湿、解毒效佳，凡温病热邪炽盛、湿温病湿热并重或热重于湿之证，均可用之。

【时疫临床应用】

1.*少阳证* 伤寒五六日，中风，往来寒热，胸胁苦满，默默不欲饮食，心烦喜呕，或胸中烦而不呕，或渴，或腹中痛，或胁下痞硬，或心下悸，小便不利，或不渴，身有微热，或咳者，可与柴胡、半夏、人参、甘草等同用，如小柴胡汤（《伤寒论》）。

2.少阳湿热证　症见寒热如疟、寒轻热重、口苦膈闷、吐酸苦水或呕黄涎而黏、胸胁胀痛、舌红苔白腻、脉濡数，可与青蒿、淡竹茹、仙半夏、赤茯苓等同用，如蒿芩清胆汤（《重订通俗伤寒论》）。

3.三焦火毒证　大热烦躁，口燥咽干，错语不眠；或热病吐血、衄血；或热甚发斑，或身热下利，或湿热黄疸；或外科痈疡疔毒，小便黄赤等，可与黄连、黄柏、栀子同用，如黄连解毒汤（《奇效良方》）。

4.湿温　时毒疬气，邪从口鼻皮毛而入，病从湿化者，发热目黄，胸满，丹疹，泄泻，其舌或淡白，或舌心干焦，湿邪犹在气分者，可与飞滑石、绵茵陈、石菖蒲、木通、藿香等同用，如甘露消毒丹（《医效秘传》）。若脉缓身痛，舌淡黄而滑，渴不多饮，或竟不渴，汗出热解，继而复热，内不能运水谷之湿，外复感时令之湿，可与滑石、茯苓皮、大腹皮、白蔻仁、通草、猪苓等同用，如黄芩滑石汤（《温病条辨》）。

5.流感　梁星采用双黄连口服液（金银花、黄芩、连翘）联合磷酸奥司他韦治疗流感40例，疗效明显且安全方便。（临床医药文献电子杂志，2019，94：147）

6.流行性腮腺炎　张偲采用双黄连口服液辅助治疗流行性腮腺炎34例，能加速疾病恢复，减少并发症，改善疾病预后，用药安全性较高。（全科口腔医学电子杂志，2018，36：137）

7.流行性角结膜炎　刘灵珍接受干扰素滴眼液联合双黄连口服液治疗流行性角结膜炎34例，效果显著，且服用方便，经济实惠。（世界最新医学信息文摘，2016，19：113）

8.流行性出血热　张文奇采用双黄连注射液治疗流行性出血热发热期患者，取得显著疗效。（中国中医急症，2008，05：676）

9.**小儿病毒性肠炎** 王维勋等应用双黄连粉剂与蒙脱石散治疗小儿病毒性肠炎，疗效满意。（山东医药，2002，05：22）

10.**严重急性呼吸综合征** 潘俊辉等治疗非典型病原体肺炎发热期，证属疫毒侵肺，湿遏热阻，方用青天葵10~15g、黄芩15~30g、蒲公英20~30g、羚羊骨（先煎）15~20g、苇茎10~15g、石膏（先煎）30~60g、薏苡仁15~20g、法半夏6~10g。（中国中西医结合急救杂志，2003，04：204）

【用法用量】煎服，3~10g。清热多生用，安胎多炒用，清上焦热多酒炙用，止血多炒炭用。

【使用注意】本品苦寒伤胃，脾胃虚寒者不宜使用。

【化学成分】黄芩主要含黄酮类化合物，如黄芩苷、黄芩素、汉黄芩苷、汉黄芩素、黄芩黄酮Ⅰ、黄芩黄酮Ⅱ、白杨素等，其中黄芩苷为主要有效成分；尚含有苯乙醇糖苷、挥发油、β-谷甾醇、苯甲酸、黄芩酶、氨基酸、糖类等。《中国药典》规定本品含黄芩苷（$C_{21}H_{18}O_{11}$）不得少于9%，饮片含黄芩苷（$C_{21}H_{18}O_{11}$）不得少于8%。

【药理研究】黄芩煎剂、水浸出物体外对甲型流感病毒、乙型肝炎病毒亦有抑制作用。黄芩煎剂体外对金黄色葡萄球菌、溶血性链球菌、肺炎球菌等革兰阳性菌及大肠埃希菌、志贺菌属、铜绿假单胞菌等革兰阴性菌均有不同程度的抑制作用；并有解热、抗炎、抗过敏、镇静、保肝、利胆、降血糖、降血压、扩张血管、抗动脉粥样硬化、降脂、抗氧化、护肝等作用。

黄 连

（《神农本草经》）

【别名】王连，灾连，云连，雅连，川连，味连，鸡爪连。

【基原】本品为毛茛科植物黄连 *Coptis chinensis* Franch.、三角

叶黄连*Coptis deltoidea* C.Y.Cheng et Hsiao或云连*Coptis teeta* Wall.的干燥根茎。以上三种分别习称"味连""雅连""云连"。味连、雅连主产于四川、湖北。云连主产于云南。

【采收加工】秋季采挖，除去须根和泥沙，干燥，撞去残留须根。本品气微，味极苦。以切面鲜黄，味极苦者为佳。生用或清炒、姜汁炙、酒炙、吴茱萸水炙用。

【性味归经】苦，寒。归心、脾、胃、肝、胆、大肠经。

【功能主治】清热燥湿，泻火解毒。用于湿热痞满，呕吐吞酸，泻痢，黄疸，高热神昏，心火亢盛，心烦不寐，心悸不宁，血热吐衄，目赤，牙痛，消渴，痈肿疔疮；外治湿疹，湿疮，耳道流脓。

【时疫古籍记载】

1.《医学正传》 二黄汤（东垣）治大头天行疫病。黄芩（酒制炒）、黄连（酒制炒）、生甘草各等份，上细切，每服三钱，水一盏，煎七分，温服，徐徐呷之。

2.《本经序疏要》 黄连，味苦，寒，无毒。主明目，肠澼腹痛，下利，五脏冷热，调胃厚肠。日华子云：止惊悸烦躁，天行热疾。

【时疫药性分析】黄连清热泻火力强，善清心火，可用治热病扰心，高热烦躁，甚则神昏谵语等。且本品大苦大寒，有较强的清热燥湿之力，长于清泄中焦脾胃、大肠湿热，还常用治湿热泻痢、呕吐，尤为治泻痢之要药。

【时疫临床应用】

1.瘟疫初起，邪在卫气 瘟疫初起，在内之郁热怫郁于表，或疫邪由外传里，症见发热恶寒、无汗或有汗、头痛项强、肢体酸痛、口渴唇焦、恶心呕吐、腹胀便结，或见精神不振、嗜睡，或烦躁不安等，可配伍大黄、白僵蚕、蝉蜕、姜黄、防风、薄荷、荆芥穗、当归、白芍、连翘、栀子、黄芩、桔梗、石膏、滑石等，如增损双解散（《伤寒瘟疫条辨》）。

2.瘟疫时毒，三焦热盛　症见高热烦躁、神昏谵语，常与黄芩、黄柏、栀子等同用，如黄连解毒汤（《外台秘要》引崔氏方）。

3.瘟疫痰热结胸　症见胸脘痞闷，按之则痛，舌红苔黄，可与半夏、瓜蒌同用，如小陷胸汤（《伤寒论》）。

4.温病三焦大热　温病三焦大热，痞满燥实，谵语狂乱不识人，热结旁流，常配伍大黄、芒硝、白僵蚕、蝉蜕、黄芩、黄柏、枳实、厚朴等，如解毒承气汤（《伤寒瘟疫条辨》）。

5.大头瘟　初觉憎寒体重，次传头面肿盛，目不能开，上喘，咽喉不利，口渴舌燥，可配伍黄芩、陈皮、甘草、玄参、柴胡、桔梗、板蓝根、马勃、牛蒡子、薄荷、僵蚕、升麻等，如普济消毒饮（《东垣试效方》）。

6.瓜瓢瘟　疫热内盛，火郁于上，症见壮热面赤、唇燥舌干、烦躁谵语、胸闷气滞、大便秘结，可配伍僵蚕、连翘、薄荷、大黄、黄芩等，如加味凉膈散（《伤寒瘟疫条辨》）。

7.瘟疫邪热传营　症见身热夜甚、神烦少寐、时有谵语、日常喜开或喜闭、口渴或不渴、斑疹隐隐、脉细数、舌绛而干，常配伍犀角、生地、玄参、竹叶心、麦冬、丹参、银花、连翘等，如清营汤（《温病条辨》）。

8.温疫热毒，气血两燔　症见大热渴饮、头痛如劈、干呕狂躁、谵语神昏，或发斑，或吐血、衄血、舌绛唇焦，常与石膏、犀角、黄芩、丹皮、栀子、赤芍、玄参、生地、知母、桔梗、竹叶等配伍，如清瘟败毒饮（《疫疹一得》）。

9.湿热蕴伏，霍乱吐利　湿热蕴伏，霍乱吐利，胸脘痞闷，口渴心烦，小便短赤，舌苔黄腻，常配伍厚朴、石菖蒲、制半夏、芦根、淡豆豉等，如连朴饮（《霍乱论》）。

10.热闭神昏　温热病，热邪内陷心包，痰热壅闭心窍，症见高热烦躁、神昏谵语、舌謇肢厥、舌红或绛、脉数有力，常与麝香、冰片、牛黄、郁金、犀角、朱砂、栀子、雄黄、黄芩等配伍，如安宫牛黄丸（《温病条辨》）。

11.温病高热，惊风抽搐　可配伍牛黄、龙胆草、钩藤、青黛等药，如凉惊丸（《小儿药证直诀》）。

12.鸬鹚瘟　症见颊腮红肿、呕恶发热、下午烦躁、口苦、夜不能睡、脉洪大，方用：柴胡、贯众各6g，干葛、竹茹、半夏曲各3g，黄连、枳壳、甘草各1.2g，水煎服，如鸬鹚瘟方（《赤水玄珠》）。

13.流行性出血热　王志一采用黄芩10g，黄连、陈皮、甘草、玄参、牛蒡子、僵蚕、柴胡、桔梗各6g，连翘、板蓝根各13g，马勃3g，薄荷（后下）5g，升麻25g，治疗流行性出血热并发腮腺炎28例，有效率100%。（陕西中医，1995，02：78）

14.流行性腮腺炎　吕晓武使用普济消毒饮内服合腮肿两样膏外敷，治疗流行性腮腺炎120例，方用黄芩、黄连、陈皮、甘草、玄参、柴胡、桔梗、连翘、板蓝根、马勃、牛蒡子、薄荷、僵蚕、升麻，总有效率100%。（中外医疗，2010，04：111）

15.炭疽病　李雪使用普济消毒饮合五味消毒饮加减治疗炭疽热毒转为气分证，方用板蓝根30g、黄连10g、黄芩15g、僵蚕15g、玄参20g、紫花地丁30g、金银花18g、野菊花30g、蒲公英30g、柴胡18g、石膏（先煎）30g，获得满意疗效。（中国疗养医学，2016，10：1118）

16.登革热　黄嘉欣使用葛根芩连汤治疗登革热腹泻15例，方用葛根30g、炙甘草12g、黄芩15~18g、黄连10~15g，疗效较好。（中医临床研究，2015，08：78）

17.禽流感　苗慧等使用白虎汤合清营汤加减治疗人感染H7N9禽流感初起发热，方用生石膏（先下）10g、知母10g、生地黄15g、水玄参15g、黄连6g、栀子15g、黄芩15g、连翘15g、竹叶10g、桔梗6g、生大黄9g、甘草6g、侧柏炭15g、藕节炭10g、杏仁

9g、瓜蒌子15g、牛角（先下）15g、赤芍15g、牡丹皮10g，12日热退。（中华中医药杂志，2014，04：972）

18.流行性乙型脑炎　涂晋文等使用清瘟败毒饮治疗流行性乙型脑炎42例，方用羚羊角粉、生地黄、黄连、大青叶、栀子、黄芩、紫草、生石膏、知母、赤芍、玄参、牡丹皮、连翘、全蝎、蜈蚣，痊愈率80.95%。（中医研究，2012，08：15）

19.流行性脑脊髓膜炎　覃小兰等使用清瘟败毒饮治疗流行性脑脊髓膜炎5例，方用石膏、生地、水牛角、黄连、栀子、桔梗、黄芩、知母、赤芍、连翘、玄参、甘草、丹皮、竹叶等，治愈率100%。（四川中医，2006，02：51）

20.严重急性呼吸综合征　肖和印使用清瘟败毒饮合礞石滚痰汤加减治疗非典型病原体肺炎浊热不解，气营两伤型，药用生石膏（先下）30g、生地15g、水牛角（先下）30g、黄连5g、山栀10g、黄芩15g、桔梗6g、知母10g、赤芍10g、连翘15g、牡丹皮20g、生甘草6g、青礞石（先下）30g、沉香末1g、大黄5g、杏仁10g、桃仁10g，效果较好。（中国中西医结合杂志，2003，08：619）

21.病毒性肝炎　吕文良教授治疗病毒性肝炎，采用茵芪三黄解毒汤，由黄芩、黄连、黄柏、茵陈、生黄芪等组成，疗效较好。（世界中西医结合杂志，2022，03：617）

22.细菌性痢疾　朱薇等临床观察复方葛根芩连汤治疗急性菌痢32例，辨证属湿热痢型，取得满意疗效。（河南中医，2006，3：30）

23.轮状病毒感染性腹泻　沈健采用葛根芩连汤治疗湿热型的小儿秋季腹泻（轮状病毒阳性）患者20例，葛根芩连汤由葛根、甘草、黄芩、黄连组成，疗效确切。（中国中医药现代远程教育，2013，02：91）

24.霍乱　吴国庆等对14例霍乱患者给予辨证论治治疗，针对吐泻期暑热证，运用葛根芩连汤加减治疗（葛根15g、黄芩12g、

黄连6g、甘草5g、吴茱萸3g、薏苡仁30g），收到满意疗效。（广西中医药，1990，06：11）

【用法用量】煎服，2~5g。外用适量。黄连生用功能清热燥湿，泻火解毒；酒黄连善清上焦火热，多用于目赤肿痛、口舌生疮；姜黄连善清胃和胃止呕，多用治寒热互结，湿热中阻，痞满呕吐；萸黄连功善舒肝和胃止呕，多用治肝胃不和之呕吐吞酸。

【使用注意】本品大苦大寒，过量久服易伤脾胃，脾胃虚寒者忌用。苦燥易伤阴津，阴虚津伤者慎用。

【化学成分】本品含非洲防己碱、木兰碱、表小檗碱等异喹啉类生物碱；还含有黄柏酮、黄柏内酯、阿魏酸、绿原酸等。《中国药典》规定本品以盐酸小檗碱计，味连含小檗碱（$C_{20}H_{17}NO_4$）不得少于5.5%，含表小檗碱（$C_{20}H_{17}NO_4$）不得少于0.8%，黄连碱（$C_{19}H_{13}NO_4$）不得少于1.6%，巴马汀（$C_{21}H_{21}NO_4$）不得少于1.5%；雅连含小檗碱（$C_{20}H_{17}NO_4$）不得少于4.5%；云连含小檗碱（$C_{20}H_{17}NO_4$）不得少于7%；味连饮片含小檗碱（$C_{20}H_{17}NO_4$）不得少于5%，含表小檗碱（$C_{20}H_{17}NO_4$）、黄连碱（$C_{19}H_{13}NO_4$）和巴马汀（$C_{21}H_{21}NO_4$）的总量不得少于3.3%。

【药理研究】黄连及小檗碱对金黄色葡萄球菌、肺炎球菌、志贺菌属、霍乱弧菌以及肺炎克雷伯菌、百日咳鲍特菌、白喉棒状杆菌均有一定的抑制作用；小檗碱对各型流行性感冒病毒均有明显抑制作用；黄连、小檗碱、黄连碱、药根碱等均有显著抗炎作用；黄连及小檗碱均有解热作用。此外，本品还具有抗肿瘤、降脂等作用。

金银花

（《新修本草》）

【别名】忍冬花，银花，鹭鸶花，金花，金藤花，双花，双苞花，二宝花。

【基原】本品为忍冬科植物忍冬 *Lonicera japonica* Thunb. 的干燥花蕾或带初开的花。主产于河南、山东。

【采收加工】夏初花开放前采收，干燥。本品气清香，味淡、微苦。生用、炒用或制成露剂使用。

【性味归经】甘，寒。归肺、心、胃经。

【功能主治】清热解毒，疏散风热。用于痈肿疔疮，喉痹，丹毒，热毒血痢，风热感冒，温病发热。

【时疫古籍记载】

1.《重庆堂随笔》 清络中风火湿热，解瘟疫秽恶浊邪。

2.《景岳全书》 味甘，气平，其性微寒。善于化毒，故治痈疽肿毒疮癣，杨梅风湿诸毒，诚为要药。

3.《本草纲目》 一切尸注鬼击，一切风湿气，及诸肿毒。痈疽疥癣，杨梅诸恶疮，散热解毒。

4.《本草新编》 金银花，消毒之神品也。

【时疫药性分析】金银花甘寒质轻，芳香疏透，既能清热解毒，又能疏散风热，适用于外感风热，温热病，故可用治瘟疫初起之身热头痛、咽痛口渴，或瘟疫气分热盛之壮热烦渴，或瘟疫热入营分之身热夜甚、神烦少寐，以及瘟疫热入血分之高热神昏、斑疹吐衄等。且本品兼能清解暑热，还可治外感暑热瘟疫。金银花性寒，还有清热解毒，凉血止痢之效，故可用治热毒痢疾，下痢脓血。

【时疫临床应用】

1.风温温热，一切四时温邪 病从外来，初起身热而渴，不恶寒，邪全在表者，症见身热头痛、咽痛口渴，常与连翘、薄荷、牛蒡子等同用，如银翘散（《温病条辨》）。

2.暑温初起，复感风寒 症见发热恶寒、头痛无汗、心烦面赤、口渴、脘痞胸闷、小便短赤等，常配伍香薷、连翘、鲜扁豆花、厚朴，如新加香薷饮（《温病条辨》）。

3.湿温疫毒，喉阻咽痛　症见发热、口渴、咽痛、吞咽受阻、脉浮等，方用连翘一两、牛蒡子六钱、银花五钱、射干三钱、马勃二钱，上杵为散，不痛但阻甚者，加滑石（先煎）六钱、桔梗五钱、苇根五钱。即银翘马勃散（《温病条辨》）。

4.瘟疫　金银花三钱、绿豆皮二钱、生甘草一钱、陈皮一钱、蝉蜕八分，或再加僵蚕一钱，解瘟疫之毒，即金豆解毒煎（《松峰说疫》）。

5.瘟疫时毒，邪热传营　症见身热夜甚、口渴或不渴、时有谵语、心烦不眠，或斑疹隐隐、舌绛而干、脉细数，可配伍犀角、生地黄、玄参、竹叶心、麦冬、丹参、黄连、连翘等，如清营汤（《温病条辨》）。

6.暑疫夹湿，弥漫三焦，热重于湿　症见高热、汗出、喘咳、脘痞、腹胀、舌红苔黄滑、脉滑数等，常与滑石、石膏、寒水石、杏仁、竹茹、白通草等同用，如三石汤（《温病条辨》）。

7.温热暑疫诸病　疫邪扰乱三焦，热毒扰乱心神，身大热、烦躁，甚则神昏谵语、抽搐、便血、溺短赤等，常与犀角（水牛角代）、生地、玄参、天花粉、连翘、黄芩、板蓝根、石菖蒲、紫草等同用，如神犀丹（《温热经纬》）。

8.暑疫气分轻证　症见身热口渴不甚、但头目不清、昏眩微胀、舌淡红、苔薄白等，常配伍鲜荷叶、西瓜翠衣、扁豆花、竹叶心等，如清络饮（《温病条辨》）。

9.痧疫行时　方用生甘草四两、金银花四两、绿豆四两，净黄土一斤。上为末，水捣石菖蒲汁为丸，如梧桐子大。每服三钱，痧疫行时预服之以辟瘟；病中暑毒者，连进3服，皆陈皮汤下，如辟瘟丹（《痧证汇要》卷一）。

10.麻疹　胡国栋应用银翘散加减治疗小儿麻疹重症，根据麻疹初期特点，以银翘散中的金银花、连翘透热转气，芦根固护阴

津。(中医临床研究, 2015, 23: 105)

11.脊髓灰质炎　耿庆彦等使用金银花20g、连翘15g、薄荷（后下）10g、羌活10g、独活10g、钩藤（后下）15g、玄参15g、麦冬15g、黄芩10g、知母20g、赤芍10g、石膏（先煎）15g，治疗小儿脊髓灰质炎发热期。(河北中医, 1992, 02: 22)

12.流行性脑脊髓膜炎　蔡光先等使用银翘散合白虎汤，药用金银花15g、连翘10g、石膏（先煎）30g、知母10g、甘草5g、粳米10g、薄荷（后下）6g、荆芥10g、竹叶10g、牛蒡子10g、芦根15g、桔梗10g，治疗流行性脑脊髓膜炎卫气同病证，疗效满意。(湖南中医杂志, 2011, 01: 80)

13.流感高热　李晓峰使用银翘白虎汤治疗流感高热50例，方用生石膏（先煎30min以上）30~60g、金银花30g、连翘30g、竹叶10g、荆芥10g、防风10g、牛蒡子30g、淡豆豉10g、薄荷（后下）10g、芦根30g、生甘草10g，有效率98%。(天津中医药, 2010, 03: 239)

14.禽流感　苗慧等使用金银花15g、连翘15g、荆芥9g、牛蒡子15g、僵蚕9g、蝉衣6g、片姜黄9g、制大黄9g，治疗禽流感，9剂痊愈。(中华中医药杂志, 2014, 04: 972)

15.登革热　余锋等治疗登革热卫气同病，方用银翘散合柴葛解肌汤加减，用药为金银花15g、连翘15g、葛根10g、柴胡105g、薄荷（后下）10g、芦根10g、黄芩10g、淡竹叶10g、牛蒡子10g、甘草6g，疗效满意。(陕西中医药大学学报, 2017, 06: 52)

16.白喉　陈大舜使用银翘散合龙虎二仙汤加减治疗成人白喉阴分内损，风热毒邪外袭，痹阻咽喉，方用荆芥10g、薄荷（后下）6g、金银花15g、连翘15g、牛蒡子10g、龙胆草6g、生石膏（先煎）20g、知母10g、大青叶10g、板蓝根15g、马勃6g、僵蚕10g、玄参15g、甘草10g，10剂基本痊愈。(湖南中医药大学学报, 2012, 11: 45)

17. 猩红热　周新朝使用解肌渗疹汤加减治疗猩红热邪侵肺卫，方用菊花10g、牛蒡子10g、金银花10g、连翘10g、射干6g、薄荷（后下）6g、荆芥6g、蝉蜕5g、浮萍5g，有效率90%。（实用中医药杂志，2015，10：904）

18. 炭疽病　李雪使用普济消毒饮合五味消毒饮加减治疗炭疽热毒转为气分证，方用板蓝根30g、黄连10g、黄芩15g、僵蚕15g、玄参20g、地丁30g、金银花18g、野菊花30g、蒲公英30g、柴胡18g、石膏（先煎）30g，获得满意疗效。（中国疗养医学，2016，10：1118）

19. 流行性腮腺炎　黄新菊等运用银翘散联合利巴韦林治疗流行性腮腺炎88例，疗效显著。（中国药业，2015，20：119）

20. 病毒性感冒　孙殿浩等采用大青叶合剂（大青叶、金银花、大黄、拳参、羌活）口服，日3次，根据患者年龄酌情调整用量，治疗30例，全部治愈。（山东医药，1999，19：65）

21. 急性出血性结膜炎　麦秀军等使用银菊清眼液，药用金银花、菊花各2kg，青葙子、薄荷、牡丹皮各1kg，超声雾化治疗急性出血性结膜炎132例，总有效率100%。（新中医，2012，11：80）

22. 水痘　林丹薇等采用银翘散加减治疗邪伤肺卫证儿童水痘，结果显示患儿退热时间与止疹时间均短于西医常规治疗，且无明显不良反应。（中国民间疗法，2022，23：116）

23. 小儿手足口病　马书鸽等采用甘露消毒丹加减治疗湿热蕴毒型手足口病，方用金银花6~10g、滑石（先煎）15~30g、黄芩6~10g、茵陈6~10g、连翘6~10g、石菖蒲6~10g、白豆蔻3~6g、板蓝根8~15g、薄荷（后下）3~6g、通草3~6g、射干6~10g，具有较好的临床疗效。（南京中医药大学学报，2018，03：262）

【用法用量】煎服，6~15g。疏散风热、清泄里热以生品为佳；炒炭宜用于热毒血痢；露剂多用于暑热烦渴。

【使用注意】脾胃虚寒及气虚疮疡脓清者忌用。

【化学成分】金银花主要含有机酸类成分：绿原酸，异绿原酸，咖啡酸等；黄酮类成分：木犀草苷，忍冬苷，金丝桃苷，槲皮素等。还含挥发油、环烯醚萜苷、三萜皂苷等。《中国药典》规定本品含绿原酸（$C_{16}H_{18}O_9$）不得少于1.5%，木犀草苷（$C_{21}H_{20}O_{11}$）不得少于0.05%。

【药理研究】本品有抗炎作用，所含绿原酸类化合物等成分对金黄色葡萄球菌、志贺菌属、霍乱弧菌等多种致病菌均有一定的抑制作用；有一定的抗流行性感冒病毒、柯萨奇病毒等作用；其水煎液、口服液和注射液有不同程度的退热作用。

连 翘

（《神农本草经》）

【别名】旱连子，大翘子，空壳。

【基原】本品为木犀科植物连翘 *Forsythia suspensa*（Thunb.）Vahl 的干燥果实。主产于山西、河南、陕西、湖北、山东。

【采收加工】秋季果实初熟尚带绿色时采收，除去杂质，蒸熟，晒干，习称"青翘"；果实熟透时采收，晒干，除去杂质，习称"老翘"或"黄翘"。青翘采得后即蒸熟晒干，筛取籽实作"连翘心"用。生用。

【性味归经】苦，微寒。归肺、心、小肠经。

【功能主治】清热解毒，消肿散结，疏散风热。用于痈疽，瘰疬，乳痈，丹毒，风热感冒，温病初起，温热入营，高热烦渴，神昏发斑，热淋涩痛。

【时疫古籍记载】

1.《神农本草经》 连翘，味苦平。主寒热、鼠瘘、瘰疬、痈肿、恶疮、瘿瘤、结热、蛊毒。

2.《药性赋》 连翘可以散诸经之热，可以散诸肿之疮疡。

3.《珍珠囊》 连翘之用有三：泻心经客热，一也；去上焦诸热，二也；为疮家圣药，三也。

4.《医学衷中参西录》 连翘，具升浮宣散之力，流通气血，治十二经血凝气聚，为疮家要药。能透肌解表，清热逐风，又为治风热要药。

【时疫药性分析】连翘苦寒，外可疏散风热，内可清热解毒，常与金银花相须为用治外感风热及温热病。本品轻宣疏散之力稍逊于金银花，但苦寒清降之性较强，尤长于清泻心火，故治热邪内陷心包，症见高热、烦躁、神昏等，较为多用。

【时疫临床应用】

1.初起瘟疫，四时伤寒 症见头痛、憎寒发热、呕吐恶心、咳嗽痰疾、气喘、面红目赤、咽喉肿痛等，常配伍川芎、黄芩、赤芍、花粉、桔梗、白芷、羌活、葛根、玄参、淡竹叶、柴胡、甘草等，如清瘟解毒汤（《治疫全书》）。

2.太阴风温 太阴风温，但咳，身不甚热，微渴者，方用桑叶二钱五分、菊花一钱、杏仁二钱、连翘一钱五分、薄荷（后下）八分、桔梗二钱、生甘草八分、苇根二钱，即辛凉轻剂桑菊饮（《温病条辨》）。

3.寒疫束表，温毒内蕴 外寒内热，表里俱实，症见憎寒壮热无汗、口苦咽干、二便秘涩、舌苔黄腻，常配伍荆芥、防风、薄荷叶、麻黄、大黄、芒硝、石膏、黄芩、栀子、桔梗、川芎、当归、芍药、滑石、白术等，如防风通圣散（《黄帝素问宣明论方》）。

4.湿温、时疫 时毒疠气，邪从口鼻皮毛而入，病从湿化，湿邪犹在气分者，症见发热倦怠、胸闷腹胀、肢酸咽痛、身目发黄、颐肿口渴、小便短赤、泄泻淋浊、舌苔白或厚腻等，可配伍滑石、黄芩、茵陈、石菖蒲、川贝母、木通、藿香、白蔻仁、薄荷、射干等，如甘露消毒丹（《医效秘传》卷一）。

5.脏腑积热，聚于胸膈 症见烦躁多渴、面热头昏、唇焦咽燥、舌肿喉闭、目赤鼻衄、颌颊结硬、口舌生疮、痰实不利、涕唾稠黏、睡卧不宁、谵语狂妄、肠胃燥涩、便溺秘结，常配伍大黄、芒硝、黄芩、栀子、薄荷等，如凉膈散（《太平惠民和剂局方》）。

6.大头天行　初觉憎寒体重，次传头面肿盛，目不能开，上喘、咽喉不利、口渴舌燥，可配伍黄芩、黄连、陈皮、甘草、玄参、柴胡、桔梗、板蓝根、马勃、牛蒡子、薄荷、僵蚕、升麻等，如普济消毒饮（《东垣试效方》）。

7.瘟毒之邪入营分　症见转筋吐下、肢厥汗多、脉伏溺无、口渴腹痛、面黑目陷，可配伍葛根、柴胡、当归、生地、赤芍、桃仁、红花、枳壳、甘草等，如解毒活血汤（《医林改错》）。

8.温病邪热传营　症见身热夜甚、口渴或不渴、时有谵语、心烦不眠，或斑疹隐隐、舌绛而干、脉细数，可配伍犀角、生地黄、玄参、竹叶心、麦冬、丹参、黄连、金银花等，如清营汤（《温病条辨》）。

9.瘟疫热毒，邪陷心包　瘟疫热毒，邪陷心包，症见神昏谵语等，常连翘心与玄参、莲子心、竹叶卷心等同用，如清宫汤（《温病条辨》）。

10.温疫热毒，气血两燔　症见大热渴饮、头痛如劈、干呕狂躁、谵语神昏，或发斑，或吐血、衄血、舌绛唇焦，常与石膏、黄连、犀角、黄芩、丹皮、栀子、赤芍、玄参、生地、知母、桔梗、竹叶等配伍，如清瘟败毒饮（《疫疹一得》）。

11.痧隐脉郁　喉腐舌干，症虽乍起，津液不足，邪火内伏，可配伍桔梗、牛蒡、荆芥、栀子、马勃等，如香豉散（《疫痧草》）。

12.麻疹　孙赫使用透热转气法治疗麻疹，方用葛根30g，板蓝根20g，柴胡、生地、麦冬、金银花、桑叶、连翘、菊花、大青叶各15g，芦根、厚朴各10g，甘草6g，4剂痊愈。（环球中医药，

2013，12：946）

13.手足口病　朱勃等采用清解透表汤联合银翘散加减治疗小儿手足口病，处方：芦根12g、桑叶10g、金银花10g、板蓝根10g、荆芥8g、葛根8g、牛蒡子8g、僵蚕6g、蝉蜕5g、连翘10g、薄荷（后下）8g、竹叶8g、桔梗8g、升麻5g、甘草3g，可提高临床疗效，缩短患儿恢复时间，提高免疫力。（临床医学研究与实践，2020，10：121）

14.布鲁菌病　徐同武等使用生石膏（先煎）30g、知母15g、丹皮10g、金银花15g、连翘12g、竹叶12g、甘草6g，治疗布鲁菌病3例，有效率100%。（中国地方病学杂志，1997，01：62）

15.百日咳　刘东升等使用金银花、连翘、赤芍、薄荷、竹叶、栀子、桔梗、杏仁、豆豉、桑叶、芦根治疗百日咳外感风热初期者，疗效较好。（山东医刊，1966，02：31）

16.包虫病　朱文钧对14例包虫病患者给予包虫散，方用银花、连翘、雄黄、莪术、薏米仁、雷丸、板蓝根、槟榔、山栀、使君子、枳实、全蝎、蜈蚣、茯苓、甘草治疗，收到满意疗效。（青海医药杂志，1988，06：27）

【用法用量】煎服，6~15g。青翘清热解毒之力较强；老翘长于透热达表，疏散风热；连翘心长于清心泻火，常用治邪入心包之高热烦躁、神昏谵语等症。

【使用注意】脾胃虚寒及气虚脓清者不宜用。

【化学成分】连翘主要含烃类、醛酮类、醇酯醚类化合物等挥发油，连翘酯苷A、C、D等苯乙醇苷类，连翘苷等木脂素，齐墩果酸等三萜，咖啡酸等有机酸等。《中国药典》规定本品含连翘苷（$C_{27}H_{34}O_{11}$）不得少于0.15%，含连翘酯苷A（$C_{29}H_{36}O_{15}$）不得少于0.25%。

【药理研究】本品有抗病毒、抗炎作用，水煎液有广谱抗菌作用，对多种革兰阳性及阴性菌有明显的抑制作用；其乙醇提取物对肿瘤细胞有抑制作用；其甲醇提取物有抗炎和止痛作用。

龙 胆

（《神农本草经》）

【别名】陵游，草龙胆，龙胆草，苦龙胆草，地胆草，山龙胆，四叶胆，水龙胆，龙须草。

【基原】本品为龙胆科植物条叶龙胆 *Gentiana manshurica* Kitag.、龙胆 *Gentiana scabra* Bge.、三花龙胆 *Gentiana triflora* Pall. 或坚龙胆 *Gentiana rigescens* Franch.的干燥根及根茎。龙胆主产于吉林、辽宁、黑龙江、内蒙古，因以东北产量最大，故习称"关龙胆"。坚龙胆主产于云南。

【采收加工】春、秋二季采挖，洗净，干燥，切段。

【性味归经】苦，寒。归肝、胆经。

【功能主治】清热燥湿，泻肝胆火。用于湿热黄疸，阴肿阴痒，带下，湿疹瘙痒，肝火头痛，目赤，胁痛口苦，惊风抽搐。

【时疫古籍记载】《本草求真》 大泻肝胆实火，兼治肾经湿热。龙胆草专入肝、胆，兼入膀胱、肾。大苦大寒，性禀纯阴，大泻肝胆火邪，时珍曰：相火寄在肝胆，有泻无补，故龙胆之益肝胆之气，正以其能泻肝胆之邪热也。兼入膀胱、肾经，除下焦湿热。与防己功用相同，故书载治骨间寒热，惊痫蛊膈，天行瘟疫，热利疸黄，寒湿脚气，脚气因足伤于寒湿而成。

【时疫药性分析】本品可治天行瘟疫，以其苦寒沉降，善泻肝胆实火，症见肝火头痛、目赤肿痛、烦躁抽搐、躁扰狂越、耳鸣耳聋、胁痛口苦等；又善清热燥湿，尤善清下焦湿热，常用治下焦湿热、黄疸胁痛等。

【时疫临床应用】

1.高热惊厥 本品能清泻肝胆实火，而清热定惊。用于肝经热盛，热极生风，高热惊厥，手足抽搐诸症，常与牛黄、黄连、青黛等同用，如凉惊丸（《小儿药证直诀》）；或与栀子、芦荟、麝香等配用，如当归龙荟丸（《宣明论方》）；亦可与钩藤、黄芩、大黄等配伍，如龙胆汤（《备急千金要方》）。

2.流行性感冒　龙胆可与金银花、黄芩、连翘、生石膏、知母、栀子、板蓝根、地黄、麦冬、甜地丁、玄参等同用，以清热解毒。（中国中药杂志，2019，21：4738）

【用法用量】煎服，3~6g。

【使用注意】脾胃虚寒者不宜用；阴虚津伤者慎用。

【化学成分】龙胆的根部含有龙胆苦苷、獐牙菜苦苷、苦龙苷、三叶苷、苦樟苷、龙胆碱、秦艽乙素、齐墩果酸、熊果酸、马钱子苷酸、龙胆醛碱、龙胆次碱、龙胆三糖、β-谷甾醇等。按《中国药典》规定：按干燥品计算，龙胆含龙胆苦苷（$C_{16}H_{20}O_9$）不得少于3%。坚龙胆含龙胆苦苷（$C_{16}H_{20}O_9$）不得少于1.5%。

【药理研究】本品有抑菌、抗炎、解热、镇痛、保肝、利胆、健胃等作用。

苦 参
（《神农本草经》）

【别名】苦骨，川参，凤凰爪，牛参，野槐根，山槐树根，地参。

【基原】本品为豆科植物苦参 *Sophora flavescens* Ait. 的干燥根。全国大部分地区均产。

【采收加工】春、秋二季采挖，除去根头及小支根，洗净，干燥；或趁鲜切片，干燥。生用。

【性味归经】苦，寒。归心、肝、胃、大肠、膀胱经。

【功能主治】清热燥湿，杀虫，利尿。用于湿热泻痢，便血，黄疸，赤白带下，阴肿阴痒，湿疹，湿疮，小便不利。

【时疫古籍记载】《本草求真》 极苦极寒，用此杀虫除风，逐水去疸，扫疥治癞，开窍通道，清痢解疫。

【时疫药性分析】本品苦寒之性较强，既清热燥湿，又兼利尿，使湿热之邪外出，可用治多种湿热证，湿热泻痢、湿热黄疸等，还长于泻心火而除烦。

【时疫临床应用】

1. 治血痢不止　苦参炒焦为末，水丸梧子大。每服十五丸，米饮下。(《仁存堂经验方》)

2. 黄疸　治谷疸，食毕头旋，心怫郁不安而发黄，由失饥大食，胃气冲熏所致：苦参三两、龙胆一合（末）。牛胆丸如梧子。以生姜汁服五丸，日三服。(《补缺肘后方》)

3. 非典型病原体肺炎　复方苦参注射液可用于非典型原体肺炎。(天津中医药，2003，03：108)

4. 治疗细菌性痢疾　①口服苦参胶囊：将苦参粉碎，过120目筛子，装0号胶囊，每粒装0.5g，每次6粒，1日3次，口服。②100%苦参煎剂保留灌肠：苦参100g，水煎2次，浓缩至100ml（小儿酌减），待温度适中时睡前保留灌肠，每晚1次。保留时间尽可能延长，保留至第2天更好。每10天为1个疗程，3个疗程结束后评定疗效。结果：58例均在3个疗程内治愈，近期治愈率100%。未见任何不良反应。(四川中医，2002，11：48)

【用法用量】煎服，3~10g。

【使用注意】本品苦寒伤胃、伤阴，脾胃虚寒及阴虚津伤者忌用或慎用；反藜芦。

【化学成分】苦参的根含有多种生物碱及多种黄酮类化合物。生物碱类主要有苦参碱、氧化苦参碱、槐果碱、槐胺碱、槐定碱、拉马宁碱、别苦参碱、臭豆碱等。《中国药典》规定：本品按干燥品计算，含苦参碱（$C_{15}H_{24}N_2O$）和氧化苦参碱（$C_{15}H_{24}N_2O_2$）的总量不得少于1.2%。

【药理研究】苦参碱、氧化苦参碱对乙型肝炎病毒、丙型肝炎病毒、柯萨奇病毒、腺病毒具有较强的抑制作用，苦参煎剂及苦参碱对志贺菌属、金黄色葡萄球菌、大肠埃希菌、乙型溶血性链球菌、结核分枝杆菌等有明显抑制作用；并对毛癣菌、黄癣菌、红色表皮癣菌等皮肤真菌具有不同程度抑制作用。本品还具有抗炎、抗过敏、镇静、抑制免疫、抗心律失常、抗肿瘤、升高白细胞、保肝、平喘等作用。

大青叶

（《名医别录》）

【别名】蓝叶，大青，靛青叶，板蓝根叶，菘蓝叶。

【基原】本品为十字花科植物菘蓝 *Isatis indigotica* Fort.的干燥叶。主产于江苏、河北、安徽、河南。

【采收加工】夏、秋二季分2~3次采收，除去杂质，晒干。

【性味归经】苦，寒。归心、胃经。

【功能主治】清热解毒，凉血消斑。用于温病高热，神昏，发斑发疹，痄腮，喉痹，丹毒，痈肿。

【时疫古籍记载】

1.《名医别录》 疗时气头痛，大热，口疮。

2.《药性论》 味甘。能去大热，治温疫寒热。

3.《本草纲目》 主热毒痢，黄疸，喉痹，丹毒。

4.《景岳全书·本草正》 治瘟疫热毒发斑，风热斑疹，痈疡肿痛，除烦渴，止鼻衄，吐血……凡以热兼毒者，皆宜蓝叶捣汁用之。

【时疫药性分析】本品味苦性寒，长于清热解毒，尤善治风热表证或温病初起所致之发热头痛、口渴、咽痛等；主入心、胃二经，又入血分，善清心胃二经实火，又能解血分毒热，长于凉血消斑，也可用于温热病热毒内盛，气血两燔之高热、神昏、口干舌绛；以及热入营血，温毒发斑发疹等。

【时疫临床应用】

1. *外感时疫，发热咽痛* 本品寒凉，善解瘟疫时邪。用于外感时疫之恶寒壮热、头痛口渴，常与连翘、黄芩、葛根等同用，如清瘟解毒丸（《中国药典2020版》）；若外感风热或温病初起，咳嗽咽喉，可与连翘、拳参、板蓝根配伍，如感冒退热颗粒（《中国药典2020版》）。

2. *热入营血，温毒发斑* 本品善解心胃火毒，既走气分，又入血分，既能清热解毒，又能凉血消斑。用于热入营血，心胃毒盛，温毒发斑，常与水牛角、玄参、栀子等同用，如犀角大青汤（《医学心悟》）。

3. *治疗病毒性感冒* 孙殿浩等采用复方大青叶合剂（大青叶、金银花、大黄、拳参、羌活）口服，日3次，根据患者年龄酌情调整用量，治疗30例，全部治愈，见效快、疗效好。（山东医药，1999，19：65）

4. *甲型流感* 曲敬来等使用病炎清10号方治疗季节性甲型流感，方用：柴胡10g，葛根15g，大青叶10g，野菊花10g，金银花10g，黄芩10g，防风10g，辛夷（包煎）10g，射干10g，甘草5g，疗效确切。（中国中医药现代远程教育，2010，17：196）

5. *严重急性呼吸综合征* 杨牧祥等以救肺五妙汤为基本方治疗严重急性呼吸综合征，方用金银花、连翘各15g，藿香、菊花各10g，大青叶15 g，麻黄10g，沙参15g，炒杏仁10g，生石膏（先煎）30g，射干10g，炒苏子12g，前胡、白前各10g，浙贝母12g，炙杷叶10g，紫菀、鱼腥草15g，生甘草10g，临床取得显著效果。（河北中医药学报，2003，03：8）

6. 流行性感冒　朱南方等以金银花、连翘各12g，大青叶15g，板蓝根30g，桔梗、玄参各10g，甘草3g为基本方内服，结合复方毛冬青注射液穴位注射，治疗儿童流行性感冒50例，取得较好的疗效。（新中医，2000，01：24）

【用法用量】煎服，9~15g。外用适量。

【使用注意】脾胃虚寒者忌用。

【化学成分】大青叶主要含靛玉红、靛蓝等吲哚类生物碱，水杨酸、丁香酸等有机酸，菘蓝苷等苷类，铁、钛、锰、锌等无机元素，甾醇，挥发性成分等。《中国药典》规定本品含靛玉红（$C_{16}H_{10}N_2O_2$）不得少于0.02%。

【药理研究】大青叶煎剂对流行性感冒病毒、腮腺炎病毒等有抑制作用，有广谱抑菌作用，还有解热、抗炎、抗内毒素、免疫增强、抗肿瘤、保肝利胆等作用。靛玉红有显著的抗白血病作用。

板蓝根

（《本草纲目》）

【别名】靛青根，蓝靛根，靛根，大青，大蓝根，菘蓝根，北板蓝根。

【基原】本品为十字花科植物菘蓝 *Isatis indigotica* Fort. 的干燥根。主产于江苏、河北。

【采收加工】秋季采挖，除去泥沙，晒干。切片。

【性味归经】苦，寒。归心、胃经。

【功能主治】清热解毒，凉血利咽。用于温疫时毒，发热咽痛，温毒发斑，痄腮，烂喉丹痧，大头瘟疫，丹毒，痈肿。

【时疫古籍记载】

1.《日华子本草》　治天行热毒。

2.《本草便读》 板蓝根即靛青根，其功用性味与靛青叶同，能入肝胃血分，不过清热、解毒、辟疫、杀虫四者而已。但叶主散，根主降，此又同中之异耳。

【时疫药性分析】本品性味苦寒，入心、胃经，苦能泄降，寒能清热，善于清解湿热火毒，以解毒利咽散结见长，还能凉血消肿，可治多种时行温病、瘟疫热毒之证，如温毒发斑、痄腮、烂喉丹痧、大头瘟疫、丹毒等。凡温热病，无论在卫、在气、在营、在血，任何阶段均可应用。

【时疫临床应用】

1.时行温病，发热头痛 可单独使用，如板蓝根冲剂（《中国药典2020版》）。

2.热入营血，温毒发斑 高热不退，谵语痉厥，常与水牛角、鲜生地、连翘等同用，如抗热镇痉丸（《中国药物大全》）。

3.大头瘟疫，痄腮痛肿，喉痹咽肿 本品善解毒利咽，凉血消肿。用于大头瘟疫之头面红肿、咽喉不利，常与玄参、连翘、牛蒡子等同用，如普济消毒饮（《东垣试效方》）。

4.小儿病毒性感冒 殷金华采用抗病感口服液（板蓝根、石膏、连翘、草河车、钩藤、桔梗、甘草）口服，治疗病毒性感冒患儿200例，治愈148例，显效36例，有效7例，无效9例。（中国中医药科技，2010，02：174）

5.手足口病 孔凡荣采用板蓝根15g、地胆头30g、大飞扬30g、银花藤30g，水煎取汁，浸泡手足皮肤病损处，每日2次，治疗40例手足口病，显效23例，有效15例，无效2例。（中外医疗，2010，22：105）

6.流行性感冒 高文亮等自拟清热解毒饮治疗流感高热96例，药物组成为金银花18g、连翘15g、蒲公英30g、大青叶30g、板蓝根30g、玄参15g、生石膏（先煎）30g、黄芩12g、桔梗12g、葛根12g、鱼腥草15g、白芷12g、牛蒡子15g、蝉蜕12g、白僵蚕12g、

甘草6g。(河南医药信息，2000，12：55)

【用法用量】9~15g，煎服。

【使用注意】体虚而无实火热毒者忌服，脾胃虚寒者慎用。

【化学成分】板蓝根含有靛蓝、靛玉红和板蓝根乙素、丙素、丁素。尚含有β-谷甾醇、色胺酮、植物性蛋白、树脂状物、糖类、芥子苷和多种氨基酸等。《中国药典》规定本品药材及饮片含（R，S）-告依春（C_5H_7NOS）不得少于0.02%。

【药理研究】本品有抗流感病毒、抗肝炎病毒、抗感染、解热等作用，并能抑制血小板聚集；板蓝根多糖可促进小鼠免疫功能及增强抗体形成细胞的功能，增强小鼠静脉注射碳粒廓清速率。靛玉红有显著的抗肿瘤、抗白血病作用。

青　黛

(《药性论》)

【别名】靛花，青蛤粉，青缸花，淀花，靛沫花，蓝靛。

【基原】本品为爵床科植物马蓝 *Baphicacanthus cusia*（Nees）Bremek.、蓼科植物蓼蓝 *Polygonum tinctorium* Ait. 或十字花科植物菘蓝 *Isatis indigotica* Fort. 的叶或茎叶经加工制得的干燥粉末、团块或颗粒。主产于福建、广东、江苏、河北。

【采收加工】秋季采收以上植物的落叶，加水浸泡，至叶腐烂，叶落脱皮时，捞去落叶，加适量石灰乳，充分搅拌至浸液由乌绿色转为深红色时，捞取液面泡沫，晒干而成。

【性味归经】咸，寒。归肝经。

【功能主治】清热解毒，凉血消斑，泻火定惊。用于温毒发斑，血热吐衄，胸痛咯血，口疮，痄腮，喉痹，小儿惊痫。

【时疫古籍记载】

1.《药鉴》 气寒，味苦甘，无毒。驱时疫头痛，敛伤寒赤斑。

能收五脏之郁火，能消膈上之热痰。泻肝火，止惊痫，消食积，杀诸恶虫尽化为水。又治小儿疳痢羸瘦，毛焦烦热。歌曰：烦热毛焦口鼻干，皮肤枯槁四肢瘫。腹中时时更下痢，青白赤黄一般般。眼涩面黄鼻孔赤，谷道开张不欲看。忽然泻下成疳积，又且浓浓一团团。唇焦呕吐不乳哺，壮热憎寒卧不安。此方便是青黛散，取效犹如服圣丹。

2.《景岳全书》 味微咸而寒，性与靛青大同。解诸热毒虫毒，金疮热疮，或干掺，或以水调敷。若治诸热疮毒，或用马齿苋加青黛同捣傅之；若治天行头痛，瘟疫热毒，及小儿诸热，惊痫发热，并水研服之。

3.《本草求真》 青黛，大泻肝经实火及散肝经火郁。故凡小儿风热惊痫、疳毒、丹热痈疮、蛇犬等毒，金疮血出，噎膈蛊食，并天行头痛，瘟疫热毒，发斑、吐血、咯血、痢血等症，或应作丸为衣，或用为末干掺，或用水调敷，或入汤同服，或作饼子投治，皆取苦寒之性，以散风郁燥结之义。

4.《得配本草》 咸，寒。入足厥阴、太阴经血分。除郁火，解热毒。杀小儿疳虫，散时疫赤斑，消膈痰，止血痢。

【时疫药性分析】本品寒能清热，咸以入血，功能清热解毒，凉血消斑，善治温热病，热在营血，温毒发斑；以及热毒炽盛，咽喉肿痛、口疮、痄腮、喉痹等；并能泻火定惊，亦可用于温病高热，惊风抽搐，牙关紧急。

【时疫临床应用】

1.温毒发斑 本品寒能清热，咸能入血，故有清热解毒、凉血消斑之效，治温毒发斑，脉洪数者，常与生地、石膏、升麻等同用，如青黛石膏汤（《通俗伤寒论》）。

2.温病高热，惊风抽搐 可配伍牛黄、黄连、钩藤等药，如凉惊丸（《小儿药证直诀》）。

3.痄腮喉痹 《岭南采药录》单用本品调涂，主治痄腮。与黄柏、山豆根、薄荷、冰片等同用治疗喉痹，如绿袍散（《卫生部药品标准中药成方制剂第五册》）。

4.流行性感冒　李谊等治疗流行性感冒，采用冬虫夏草5g、青黛2~10g、青果9g、大青叶10~20g、蒲公英10~50g、忍冬藤30g、知母5~30g、射干5~10g、山豆根10~15g、蔓荆子5~10g、柴胡5~10g、浮萍5~10g、苏子5~10g、华山参10g、钟乳石3g、郁李仁10~15g、厚朴5~10g、辛夷（包煎）5~10g。[中国医学文摘（耳鼻咽喉科学），2019，02：91]

【用法用量】1~3g，宜入丸散用。外用适量。

【使用注意】胃寒者慎用。

【化学成分】青黛主要含靛蓝、靛玉红、青黛酮等，菘蓝苷等苷类及铁、锰、锌等无机元素。《中国药典》规定本品含靛蓝（$C_{16}H_{10}N_2O_2$）不得少于2%，含靛玉红（$C_{16}H_{10}N_2O_2$）不得少于0.13%。

【药理研究】本品对金黄色葡萄球菌、炭疽杆菌、志贺菌属、霍乱弧菌均有抑制作用。靛玉红对动物移植性肿瘤有中等强度的抑制作用。靛蓝尚有一定的保肝作用。

绵马贯众

（《神农本草经》）

【别名】贯节，扁符，贯中，渠母，伯芹，药渠，黄钟，伯萍，乐藻，草鸱头，凤尾草，蕨薇菜根，黑狗脊，贯仲。

【基原】本品为鳞毛蕨科植物粗茎鳞毛蕨 *Dryopteris crassirhizoma* Nakai 的干燥根茎和叶柄残基。主产于黑龙江、辽宁、吉林，习称"东北贯众"或"绵马贯众"。

【采收加工】秋季采挖，削去叶柄、须根，除去泥沙，晒干。切片。生用或炒炭用。

【性味归经】苦，微寒；有小毒。归肝、胃经。

【功能主治】清热解毒，驱虫，止血。用于时疫感冒，风热头痛，温毒发斑，痄腮，疮疡肿毒，虫积腹痛，崩漏下血。

【时疫古籍记载】

1.《本经逢原》 苦微寒，有毒。贯众苦寒而降，辟时行疫疬不正之气，疫发之时，以此药置水食之，则不传染，且能解毒软坚，治妇人血气。《本经》治腹中邪热气诸毒，以其性专散结积诸毒，而虫和皆由湿热所生，苦寒能除湿热，故亦主之。王海藏治夏月痘出不快，快斑散用之。云贯众有毒，而能解腹中邪热，杀三虫，病从内发者多效。

2.《得配本草》 苦，寒，微毒。入足厥阴经。解邪热，止鼻衄，除血淋，驱诸毒，杀三虫，破癥瘕，疗金疮。病因内感而发之于外者，多效……置水缸中，用水制饮食，令人疫气不染。

3.《本草新编》 贯众，味苦，气微寒，有小毒。入阳明胃经，亦入心、入肺。祛诸毒，理金疮恶毒，杀三虫，去寸白虫，仍除头风，更破癥瘕，尤祛时气，亦止心疼。此物有毒而能去毒，所谓以毒攻毒也。人家小缸内置贯众一枝，永无疫疬之侵，然须三月一易为妙，否则，味散无益耳。

4.《本草分经》 苦，微寒。解邪热之毒，祛瘀软坚，杀虫。浸水缸中，日饮其水，能解时疫。

5.《本草正义》 贯众，苦寒沉降之质，故主邪热而能止血，并治血痢下血，甚有捷效，皆苦以燥湿、寒以泄热之功也。然气亦浓厚，故能解时邪热结之毒。《别录》除头风，专指风热言之，凡大头疫肿连耳目，用泄散而不遽应者，但加入贯众一味，即邪势透泄而热解神清，不独苦寒泄降，亦气之足以散邪也。故时疫盛行，宜浸入水缸中常饮，则不传染。而井中沉一枚，不犯百毒，则解毒之功尤其独著，不得以轻贱而忽之。

6.《本草续疏》 治邪热腹痛，解时行疫气。

【时疫药性分析】本品苦寒，苦以燥湿，寒以泄热，有清热泻火解毒之效，既能清气分之实热，又能解血分之热毒，可辟时行疫疠不正之气，故可用治时疫感冒，温病初起，温热之邪见于卫分，发热头痛；或温病热入营血，身发斑疹；或温热病毒壅于少阳，痄腮红肿疼痛等症，为清解时疫热毒的佳品。

【时疫临床应用】

1. 预防瘟疫　将贯众1枚，浸于水缸内，加白矾少许，逐日饮之，可不染瘟疫。(《经验良方全集》)

2. 大头瘟　风热时毒内袭，憎寒发热，头面红肿，或伴咽喉疼痛，口渴引饮，烦躁不安，头面焮肿，咽喉、耳前肿痛加剧，连及颌下颈部。方用贯众三钱、葛根二钱、甘草一钱半、白僵蚕一钱、加黑豆10粒，水煎服，如清毒饮(《仙拈集》卷一)。

3. 鸬鹚瘟　症见颊腮红肿、呕恶发热、下午烦躁、口苦、夜不能睡、脉洪大，方用：柴胡、贯众各6g，干葛、竹茹、半夏曲各3g，黄连、枳壳、甘草各1.2g，水煎服，如鸬鹚瘟方(《赤水玄珠》)。

4. 时疫感冒　时疫感冒，风热头痛，可与薄荷、金银花、板蓝根等药同用，如连花清瘟胶囊。(天津药学，2020，04：53)

5. 甲型H1N1流行性感冒　刘福英采用贯众清热灵喷雾剂(紫萁贯众30g，菊花20g，白花蛇舌草15g，山楂、紫花地丁各10g)治疗50例甲型H1N1流行性感冒患者，在退热时间、咳嗽咳痰持续时间及临床痊愈等指标方面疗效确切，可有效改善患者的流感样症状。(新中医，2016，02：37)

6. 流行性乙型脑炎　急性期卫气型，治以清热解毒：大青叶、板蓝根各60g，金银花、地丁、贯众各30g，连翘、薏苡仁、粳米各15g，生石膏(先煎)18g，知母10g，黄芩12g，取得良好疗效。(广西中医药，1984，01：55)

【用法用量】煎服，5~10g。清热解毒、驱虫宜生用；止血宜炒炭用。外用适量。

【使用注意】本品有小毒，用量不宜过大。服用本品时忌油腻。脾胃虚寒者及孕妇慎用。

【化学成分】绵马贯众主要含间苯三酚类衍生物黄绵马酸、绵马酸、绵马素、白绵马素、新棉马素，尚含有黄酮，三萜，挥发油，树脂等。

【药理研究】绵马贯众对流行性感冒病毒（FM1株）、呼吸道合胞病毒（Long株）、副流感病毒（Ⅰ型、Ⅲ型）、腺病毒（AD3）、呼吸道合胞病毒（RSV）、柯萨奇病毒A16、柯萨奇病毒B1、柯萨奇病毒B3、柯萨奇病毒B4、H9N2亚型禽流感病毒均有一定抗病毒作用，贯众对志贺菌属、伤寒沙门菌、大肠埃希菌、变形杆菌、铜绿假单胞菌、枯草杆菌、金黄色葡萄球菌及部分皮肤真菌均有不同程度的抑制作用。东北贯众素有抗血吸虫作用；绵马贯众还具有抗疟、抗炎镇痛的作用。

青 果
（《日华子本草》）

【别名】橄榄，黄榄，甘榄，橄榄子，干青果。

【基原】本品为橄榄科植物橄榄 *Canarium album* Raeusch. 的干燥成熟果实。又名橄榄。我国南方及西南各地多有生产，主产于广东、广西、福建、四川。

【采收加工】秋季果实成熟时采收，干燥。用时打碎。生用。

【性味归经】甘、酸，平。归肺、胃经。

【功能主治】清热解毒，利咽，生津。用于咽喉肿痛，咳嗽痰黏，烦热口渴，鱼蟹中毒。

【时疫古籍记载】《滇南本草》 治一切喉火上炎，大头瘟症。能解湿热、春温，生津止渴，利痰，解鱼毒、酒、积滞。

【时疫药性分析】本品味甘酸以化阴，性平偏凉以清热，功能清热解毒，生津利咽，略兼化痰之功，故瘟疫时毒犯肺，蕴结咽喉所致之大头瘟疫，痄腮喉痹，症见咽干口燥、咽喉肿痛、咳嗽痰黏等均可配伍应用。

【时疫临床应用】时行风火喉痛　青龙白虎汤，由鲜青果、鲜莱菔等量组成，将二者洗净，切细，水煎服即可，每日1剂。(《王氏医案》)。

【用法用量】煎服，5~10g。

【化学成分】青果主要含挥发油、多酚类、三萜类，及氨基酸、脂肪酸、鞣质等。

【药理研究】青果具有抗炎、利咽、止咳的作用，对大肠埃希菌、金黄色葡萄球菌、枯草杆菌、变形杆菌、志贺菌属、黑曲霉、青曲霉、黄曲霉等均有较为明显的抑制作用，还具有抗流感病毒A（H1N1）、乙型肝炎病毒、人类免疫缺陷病毒的作用。

千里光

(《本草图经》)

【别名】千里及，千里急，眼明草，九里光，金钗草，九里明，黄花草，九岭光，一扫光，七里光，黄花枝草。

【基原】本品为菊科植物千里光 *Senecio scandens* Buch.–Ham. 的干燥地上部分。主产于江苏、浙江、广西、四川。

【采收加工】全年均可采收，除去杂质，阴干。生用。

【性味归经】苦，寒。归肺、肝经。

【功能主治】清热解毒，明目，利湿。用于痈肿疮毒，感冒发热，目赤肿痛，泄泻痢疾，皮肤湿疹。

【时疫古籍记载】

1.《本草拾遗》　主疫气，结黄，疟瘴，蛊毒，煮服之吐下，亦捣敷疮、虫蛇犬等咬伤处。

2.《贵州草药》　清热解毒，祛风除湿。治风热感冒，急性风湿关节痛，无名肿毒，痔疮，肾囊风，湿疹。

【时疫药性分析】本品性味苦寒，主入肺、肝经，有较强的清热解毒作用，用于感受时疫热毒所致之发热、咽喉肿痛；并能清肝明目，可用于天行赤眼、风热上攻或肝火上炎之目赤肿痛；还能清热而兼能利湿，又有止泻止痢之效，对于大肠湿热，腹痛泄泻，或下痢脓血，里急后重等亦常用之。

【时疫临床应用】

1. 流行性感冒　千里光鲜全草一至二两，水煎服（江西《草药手册》）。浙江医科大学附属第一医院应用流感合剂（六月霜四钱、土牛膝五钱、千里光五钱、白茅根五钱、留兰香一钱）治疗流感50例，有效率100%。（中草药通讯，1971，02：56）

2. 疟疾　千里光、红糖、甜酒糟，共煎服（江西《草药手册》）。

3. 流行性腮腺炎　杨泽明使用千里光及蒲公英全草各20~30g捣汁内服治疗流行性腮腺炎22例，治愈率82%。（中国民族民间医药，2009，22：129）

【用法用量】煎服，15~30g。外用适量，煎水熏洗。

【使用注意】脾胃虚寒者慎服。

【化学成分】千里光主要含生物碱类成分：千里光宁碱，千里光菲灵碱及痕量的阿多尼菲林碱等；黄酮苷类成分：金丝桃苷等；胡萝卜素类成分：毛茛黄素、菊黄质、β-胡萝卜素；有机酸类成分：对羟基乙酸，香草酸，水杨酸；还含挥发油、鞣质等。《中国药典》规定本品含金丝桃苷（$C_{21}H_{20}O_{12}$）不得少于0.03%。

【药理研究】千里光有广谱抗菌作用，对金黄色葡萄球菌、铜绿假单胞菌、大肠埃希菌、甲型副伤寒杆菌、福氏志贺菌、温和气单胞菌和迟钝爱德华菌均有一定的抑制作用。千里光水煎剂在体外对副流感病毒和呼吸道合胞病毒有抑制作用。千里光对阴道毛滴虫也有一定抑制作用，千里光不同提取物体外实验能抗钩端螺旋体。千里光宁碱及千里光菲灵碱对大鼠小肠痉挛有解痉作用。

此外还有抗炎、抗肿瘤、抗氧化及清除自由基的作用。

熊胆粉

（《新修本草》）

【基原】本品为脊椎动物熊科棕熊 *Ursus arctos* Linnaeus、黑熊 *Selenarctos thibetanus* Cuvier 的干燥胆汁。主产于东北、云南、福建、四川。

【采收加工】以人工养殖熊无管造瘘引流取胆汁干燥后入药。

【性味归经】苦，寒。归肝、胆、心经。

【功能主治】清热解毒，息风止痉，清肝明目。用于热极生风，惊痫抽搐，热毒疮痈，目赤翳障。

【时疫古籍记载】《药性要略大全》 医痔、痢及天行热疳诸痔，亦治痔癣。东垣云：治时气热疾，小儿惊痫，五痔，杀虫，治恶疮。

【时疫药性分析】熊胆苦寒，清热解毒之效颇佳，又有较好的凉心清肝、息风止痉功效，可用治瘟疫时毒，热极生风所致的高热惊风、手足抽搐。

【时疫临床应用】

1.流行性感冒 罗润军采用痰热清注射液联合奥司他韦治疗流行性感冒40例，痰热清注射液由黄芩、熊胆粉、山羊角、金银花、连翘组成，总有效率为97.5%，疗效显著，有助于加速康复。（内蒙古中医药，2021，01：39-40）

2.急性黄疸型病毒性肝炎 周虹在对照组的基础上加用痰热清注射液治疗急性黄疸型病毒性肝炎50例，该注射液由黄芩、熊胆粉、山羊角、金银花、连翘等组成，获得满意疗效。（中国中医急症，2010，05：744）

3.麻疹 褚志予等使用痰热清注射液治疗麻疹136例，注射液由

黄芩、熊胆粉、山羊角、金银花、连翘等组成，总有效率为86.7%。（中国医疗前沿，2011，01：36）

4.流行性乙型脑炎　张北京在对照组的基础上使用痰热清注射液治疗流行性乙型脑炎36例，注射液由黄芩、熊胆粉、山羊角、金银花、连翘等组成，总有效率为97.3%。（中国药房，2006，03：205）

5.登革热　李剑萍等在对照组的基础上使用痰热清注射液治疗登革热30例，注射液由黄芩、熊胆粉、山羊角、金银花、连翘等组成，全部治愈。（中国中医急症，2008，06：740）

6.肺结核　靳宝宁采用痰热清注射液（黄芩、熊胆粉、山羊角、金银花、连翘）配合抗结核药治疗肺结核32例，总有效率达100%。（陕西中医，2007，1：67）

7.流行性感冒　吴秀美使用痰热清注射液治疗流行性感冒40例，注射液由黄芩、熊胆粉、山羊角、金银花、连翘等组成，总有效率为97.5%。（中国中医急症，2011，08：1310）

8.手足口病　杨爱民使用痰热清注射液治疗手足口病78例，注射液由黄芩、熊胆粉、山羊角、金银花、连翘等组成，总有效率为96.22%。（中国现代药物应用，2011，06：105）

9.流行性腮腺炎　辛崇尚等在小金丸的基础上使用痰热清注射液治疗手足口病17例，注射液由黄芩、熊胆粉、山羊角、金银花、连翘等组成，获得满意疗效。（中国药物与临床，2005，11：869）

10.风疹　杨守峰等使用痰热清注射液治疗风疹，注射液由黄芩、熊胆粉、山羊角、金银花、连翘等组成，获得满意疗效。（中国中医急症，2009，03：341）

【用法用量】 内服，0.25~0.5g，入丸、散剂。外用适量，研末或水调涂敷患处。

【使用注意】 脾胃虚寒者忌用。

【化学成分】熊胆粉主含熊去氧胆酸、鹅去氧胆酸、去氧胆酸、牛黄熊去氧胆酸、牛黄鹅脱氧胆酸、牛黄胆酸、胆固醇、胆红素、无机盐、脂肪、磷质及多种氨基酸等。引流熊胆粉的化学成分与天然熊胆基本一致。

【药理研究】本品有抗炎、抗病毒、解痉作用；本品所含的鹅去氧胆酸、胆酸及去氧胆酸对金黄色葡萄球菌、链球菌、肺炎球菌、流感嗜血杆菌等均有明显的抑制作用。

白鲜皮

(《神农本草经》)

【别名】北鲜皮。

【基原】本品为芸香科植物白鲜 *Dictamnus dasycarpus* Turcz.的干燥根皮。主产于辽宁、河北、四川、江苏。

【采收加工】春、秋二季采挖根部，除去泥沙及粗皮，剥取根皮，切片，干燥。本品有羊膻气，味微苦。以皮厚、色灰白、羊膻气浓者为佳。生用。

【性味归经】苦，寒。归脾、胃、膀胱经。

【功能主治】清热燥湿，祛风解毒。用于湿热疮毒，黄水淋漓，湿疹，风疹，疥癣疮癞，风湿热痹，黄疸尿赤。

【时疫古籍记载】

1.《名医别录》 疗四肢不安，时行腹中大热，饮水、欲走、大呼，小儿惊痫，妇人产后余痛。

2.《药性论》 治一切热毒风，恶风，风疮、疥癣赤烂，眉发脱脆，皮肌急，壮热恶寒；主解热黄、酒黄、急黄、谷黄、劳黄等。

3.《日华子本草》 通关节，利九窍及血脉，并一切风痹筋骨弱乏，通小肠水气，天行时疾，头痛眼疼。

4.《本经序疏要》 白鲜皮，寒，主时气出汗，时行腹中大热。

【时疫药性分析】白鲜皮性味苦寒，苦以燥湿，寒以清热，有清热燥湿、泻火解毒、祛风止痒之功，可用治一切热毒风，时行热病，以及湿热蕴蒸之黄疸。

【时疫临床应用】

1.时气六日 症见热毒不退、心胸烦躁、大小肠秘涩、不得眠卧，宜服白鲜皮散方：白鲜皮一两、黄芩一两、柴胡（去苗）一两、大青一两、麦门冬（去心）一两、栀子仁一两、甘草（炙微赤，锉）一两、羚羊角屑半两、川大黄（锉碎微炒）二两，为散。每服五钱，以水一大盏，煎至五分，去滓，不计时候，温服。（《太平圣惠方》卷十五）。

2.时气大热，闷乱谵语 方用白鲜皮一两、犀角屑一两、川升麻一两、大青一两、甘草（炙微赤，锉）一两，上为散，每服五钱，以水1大盏，煎至五分，去滓温服，不拘时候，即白鲜皮散（《太平圣惠方》卷十五）。

3.急黄 症见头目四肢烦热疼痛、小便赤、大便难、心躁不得睡，方用白鲜皮半两、川升麻半两、川朴硝一两、茵陈一两、黄芩半两、栀子仁半两、大青半两、川大黄（锉碎、微炒）二两、葛根（锉）半两，上为细散，每服三钱，新汲水调下，即白鲜皮散（《太平圣惠方》卷五十五）。

4.耳后忽然肿痛，兼发寒热表证者，及杨梅疮初发者 方用荆芥七分、粉草七分、连翘七分、川芎七分、羌活七分、独活七分、五加皮七分、角刺一钱、穿山甲（炒）一钱、归尾一钱、防风一钱、苍术一钱、酒防己一钱、地骨皮一钱、白鲜皮一钱三分、金银花一钱三分、土茯苓一两，水煎，加酒，食后服。即荆防败毒散（《杂病源流犀烛》）。

5.风疹 李士懋使用麻黄连翘赤小豆汤治疗风疹，药用麻黄6g，连翘15g，赤小豆30g，桑白皮、杏仁、僵蚕、蝉蜕各10g，荆

芥、防风各6g，白鲜皮、地肤子、赤芍、丹皮、生甘草各10g，疗效满意。（河北中医药学报，2004，04：32）

6.慢性乙型肝炎　周仲瑛使用方药太子参10g、焦白术10g、茯苓10g、炙甘草3g、北沙参12g、大麦冬10g、丹参12g、虎杖15g、矮地茶20g、苦参10g、炒黄芩10g、藿香10g、白鲜皮15g、贯众12g、垂盆草30g、白花蛇舌草20g、丝瓜络10g，治疗慢性乙型肝炎，获得满意疗效。（环球中医药，2012，06：446）

7.流行性出血热　张晓春等使用生地大黄汤加减治疗流行性出血热，方为生地50g、生大黄（后入）15g、丹皮10g、白鲜皮15g、地肤子30g、赤芍10g、炙甘草3g，获得满意疗效。（光明中医，1995，04：15）

8.登革热　林连升等在对照组的基础上自拟解毒止痒方外洗治疗登革热皮疹42例，方为苦参30g、白鲜皮30g、地肤子30g、大青叶30g、紫草30g、银花藤30g、生地黄30g、赤芍15g，总有效率为97.62%。（中国中医急症，2015，12：2181）

9.炭疽　李雪采用内外合治炭疽病，内服以犀角地黄汤合内疏黄连汤加减，外用处方为大黄30g、白鲜皮30g、甘草30g、千里光30g、防风30g、荆芥30g，用温药汁外洗患处，获得满意疗效。（中国疗养医学，2016，10：1118）

10.流行性腮腺炎合并脑炎　秦兆荣等采用中西结合治疗流行性腮腺炎合并脑炎80例，中药方为升麻6g、金银花10g、连翘10g、白芷3g、重楼6g、贯众10g、半夏6g、甘草3g、白鲜皮6g、败酱草10g、半枝莲10g、菊花10g，全部治愈。（中西医结合实用临床急救，1998，02：31）

【用法用量】煎服，5~10g。外用适量，煎汤洗或研粉敷。

【使用注意】脾胃虚寒者慎用。

【化学成分】白鲜皮主要含白鲜碱、异白鲜碱等生物碱及梣酮、黄柏酮、黄柏酮酸等柠檬苦素类化合物。此外，还含有粗多糖、谷甾醇等。《中国药典》规定本品含梣酮（$C_{14}H_{16}O_3$）不得少于0.05%，黄柏酮（$C_{26}H_{34}O_7$）不得少于0.15%。

【药理研究】白鲜皮水浸剂对毛癣菌、黄癣菌、小芽孢癣菌、表皮癣菌、星形诺卡菌等多种致病性真菌有不同程度的抑制作用，并有抗炎、解热作用。其挥发油在体外有抗癌作用。

绿 豆
（《日华子本草》）

【别名】青小豆。

【基原】本品为豆科植物绿豆 *Phaseolus radiatus* L.的干燥种子。全国大部分地区均产。

【采收加工】秋后种子成熟时采收，簸净杂质，洗净，晒干。打碎入药或研粉用。

【性味归经】甘，寒。归心、胃经。

【功能主治】清热解毒，消暑，利水。用于痈肿疮毒，药食中毒，暑热烦渴，水肿，小便不利。

【时疫古籍记载】《松峰说疫》 绿豆甘寒亦清热解毒之品，兼行十二经，祛逐疫毒，无微不入……绿豆性虽清凉而不寒苦，且善于解毒退热，除烦止渴，利小水，独于治瘟疫为尤宜焉。

【时疫药性分析】绿豆甘凉，具有清热解毒、消暑退热、除烦止渴、通利小便的作用，独于治瘟疫为尤宜焉。民间常作为清热消暑、解毒之食品。治暑热烦渴尿赤，夏季常用本品煮汤冷饮。亦可与西瓜翠衣、荷叶、青蒿等同用，以增强疗效。

【时疫临床应用】

1.瘟疫 金银花三钱、绿豆皮二钱、生甘草一钱、陈皮一钱、蝉蜕八分，或再加僵蚕一钱，解瘟疫之毒，即金豆解毒煎（《松峰说疫》）。

2.预防时行瘟疫，天行痘疹　黑豆、绿豆、赤小豆各半升，甘草一两，同水九升煮，豆熟为度，逐日空心任意饮之，七日后疮必发快，即三豆饮子（《古今医统大全》）。

3.瘟疫时症，伤寒感冒　方用天麻一两二钱、麻黄一两二钱、松萝茶一两二钱、绿豆粉一两二钱、雄黄八钱、朱砂八钱、甘草八钱、生大黄二两，大人每服1丸，小儿半丸，凉水调服，出汗即愈，重者连2服。如除瘟救苦丹（《仙拈集》卷一）。

4.伤寒、瘟疫，不论阳明，已传经与未传经　药用苍术、姜（瘟病用生者，伤寒用干者）、白矾、银朱，等份为末。先饮热绿豆浓汤，次将药末五分男左女右，摊手心内，搦紧，夹腿腕侧卧，盖被取汗。瘟疫初觉，葱白数根生捣，能饮者用黄酒，不饮者滚水冲服，即掌中金（《松峰说疫》）。

5.伤寒、瘟疫初起　热邪较盛，形气俱实者，用锦纹大黄120g（酒拌，蒸，晒干）、牙皂60g（猪牙者），为末，水打稀糊为丸，如绿豆大。每服50~70丸，冷绿豆汤进下。以汗为度。如二圣救苦丸（《万病回春》卷二）。

6.痧疫行时　方用生甘草四两、金银花四两、绿豆四两、净黄土一斤。上为末，水捣石菖蒲汁为丸，如梧桐子大。每服三钱，痧疫行时预服之以辟瘟；病中暑毒者，连进3服，皆陈皮汤下。如辟瘟丹（《痧证汇要》卷一）。

7.流行性腮腺炎　黄云使用生绿豆50g，或大黄30g，研极细末外敷治疗流行性腮腺炎，获得满意疗效。（实用中医内科杂志，2006，04：434）

【用法用量】煎服，15~30g。外用适量。

【使用注意】脾胃虚寒、肠滑泄泻者不宜使用。

【化学成分】绿豆主要含蛋白质、脂肪、糖类、胡萝卜素、维生素A、维生素B、烟酸和磷脂等。

【药理研究】本品有解毒、降血脂、抗氧化、抗肿瘤、抗感染、提高免疫力等功效。

射 干

（《神农本草经》）

【别名】乌扇，乌蒲，黄远，夜干，鬼扇，风翼，紫金牛，野萱花，扁竹。

【基原】本品为鸢尾科植物射干 *Belamcanda chinensis*（L.）DC.的干燥根茎。主产于湖北、江苏、河南、安徽。

【采收加工】春初刚发芽或秋末茎叶枯萎时采挖，除去须根和泥沙，干燥，切片。生用。

【性味归经】苦，寒。归肺经。

【功能主治】清热解毒，消痰，利咽。用于热毒痰火郁结，咽喉肿痛，痰涎壅盛，咳嗽气喘。

【时疫古籍记载】《本经序疏要》 射干，治时气病，鼻塞喉痹，阴毒。

【时疫药性分析】射干苦寒降泄，专入肺经，长于清泻肺火，有清热解毒、降气祛痰、清利咽喉、止咳平喘之效，故热毒痰火郁结之咽喉肿痛，或外感风热之咽痛音哑，或痰涎壅盛之咳嗽气喘均可配伍应用。

【时疫临床应用】

1.寒疫痰郁结喉证 症见咳嗽、气喘、喉间痰鸣似水鸡声，或胸中似水鸣音，或胸膈满闷，或吐痰涎、苔白、脉弦紧，常配伍麻黄、生姜、细辛、紫菀、款冬花、五味子、大枣、半夏等，如射干麻黄汤（《金匮要略》）。

2.湿温疫毒，喉阻咽痛 症见发热、口渴、咽痛、吞咽受阻、脉浮等，常配伍连翘、牛蒡子、金银花、马勃等，如银翘马勃散（《温病条辨》）。

3.治湿温、时疫　时毒疠气，邪从口鼻皮毛而入，病从湿化者，症见发热目黄、胸满、丹疹、泄泻、其舌或淡白，或舌心干焦，湿邪犹在气分者，多配伍滑石、黄芩、绵茵陈、石菖蒲、川贝母、木通、藿香、连翘、白蔻仁、薄荷等，如甘露消毒丹（《医效秘传》）。

4.猩红热　麻瑞亭老师使用射干麻黄汤加减治疗猩红热症见突然高热、喉结两侧各有一肿块，大如杏核（颌下淋巴结肿）、气憋咳嗽、胸胁部出现猩红色疹子，药用射干6g、苦桔梗6g、黑玄参9g、麦冬9g、生杭芍6g、粉丹皮6g、生甘草3g、麻黄绒3g，疗效良好。（中国社区医师，2012，37：18）

5.甲型H1N1流感　胡小花等采用流感汤（大青叶、紫苏叶、射干、前胡、苦参、野荞麦根等）治疗甲型H1N1流感，疗效确切。（天津中医药，2010，04：321）

6.严重急性呼吸综合征　杨牧祥等采用救肺五妙汤，具体用药为金银花、连翘各15g，藿香、菊花各10g，大青叶15g，麻黄10g，沙参15g，炒杏仁10g，生石膏（先煎）30g，射干10g，炒苏子12g，前胡、白前各10g，浙贝母12g，炙杷叶10g，紫菀、鱼腥草各15g，生甘草10g，治疗非典型病原体肺炎温毒兼湿热犯肺，疗效肯定。（河北中医药学报，2003，03：8）

7.百日咳　王烈使用哮咳饮治疗百日咳，方为苏子、僵蚕、射干、白鲜皮、冬瓜子、芦根各6g，前胡10g，川贝母、桃仁、杏仁各3g，莱菔子、锦灯笼各5g，白屈菜、百部、地龙、地肤子各8g，获得显著疗效。（中国中西医结合儿科学，2013，06：505）

8.布鲁菌病　许早荣联合西药使用甘露消毒丹加减治疗布鲁菌病36例，方为飞滑石、黄芩、茵陈、藿香、连翘、石菖蒲、白蔻仁、薄荷、通草、射干、川贝、甘草，总有效率为97.22%。（中国民间疗法，2016，01：51）

【用法用量】煎服，3~10g。

【使用注意】本品苦寒，脾虚便溏者不宜使用。孕妇慎用。

【化学成分】射干主要含黄酮类成分：次野鸢尾黄素、鸢尾苷、鸢尾苷元、野鸢尾苷、野鸢尾苷元、鸢尾异黄酮等。还含二苯乙烯类化合物、二环三帖及其衍生物等。《中国药典》规定本品含次野鸢尾黄素（$C_{20}H_{18}O_8$）不得少于0.1%。

【药理研究】射干能抑制流行性感冒病毒、疱疹病毒，对致病性皮肤真菌有较强的抑制作用；射干醇提物有一定的解热作用，还可降低毛细管通透性，抑制棉球肉芽组织增生而有抗炎作用。

荷 叶

（《食疗本草》）

【别名】蕸。

【基原】本品为睡莲科植物莲 *Nelumbo nucifera* Gaertn. 的干燥叶。

【采收加工】夏、秋二季采收，晒至七八成干时，除去叶柄，折成半圆形或折扇形，干燥。

【性味归经】苦，平。归肝、脾、胃经。

【功能主治】清暑化湿，升发清阳，凉血止血。用于暑热烦渴，暑湿泄泻，脾虚泄泻，血热吐衄，便血崩漏。荷叶炭收涩化瘀止血，用于出血症和产后血晕。

【时疫古籍记载】《医学衷中参西录》 荷叶禀初阳上升之气，为诸药之舟楫，能载清火解毒之药上至头面，且其气清郁，更能解毒逐秽，施于疫毒诸证尤宜也。至于叶宜取其浮水者，以贴水而生，得水面轻气最多，故善发表。如浮萍之生于水面，而善发汗也。

【时疫药性分析】荷叶味苦性平，有很好的清暑热、利湿邪、解毒、升发清阳的作用，是时令暑湿证的常用之品。且荷叶禀初阳上升之气，为诸药之舟楫，能载清火解毒之药上至头面，且其气清郁，更能解毒逐秽，施于疫毒诸证尤宜也。

【时疫临床应用】

1.暑疫气分轻证　症见身热口渴不甚、但头目不清、昏眩微胀、舌淡红、苔薄白等，常配伍金银花、西瓜翠衣、扁豆花、竹叶心等，如清络饮（《温病条辨》）。

2.瘟疫表里俱热　瘟疫表里俱热，头面肿疼，其肿或连项及胸，常配伍生石膏、羚羊角、知母、蝉蜕、僵蚕、重楼等同用，亦治阳毒发斑疹，如青盂汤（《医学衷中参西录》）。

3.温疟，暑疟　热重寒轻，脉多弦数，或右脉洪盛，可配伍黄芩、石膏、知母、天花粉等同用，如柴胡白虎汤（《重订通俗伤寒论》）。

4.雷头风　风热外攻，湿痰火内郁所致的恶寒壮热，继之头痛头胀，脑内雷鸣，头面起核，或肿痛红赤，鲜荷叶可与苍术、葛根等配伍，如清震汤（《症因脉治》）。

5.白喉　廖家兴使用养阴清肺汤，方用生地、麦冬、杭白菊、玄参、丹皮、川贝、荷叶、生甘草，治疗阴虚白喉，效果较好。（江西中医药，1960，10：27）

6.流行性腮腺炎　王小龙等使用新加香薷饮加减治疗流行性腮腺炎，方为银花12g、连翘12g、香薷6g、鲜扁豆花10g、厚朴10g、滑石（布包）10g、生甘草6g、钩藤（后下）6g、薄荷（后下）6g、荷叶（后下）6g，获得满意疗效。（江苏中医药，2007，06：42）

7.麻疹　石鸣之使用六一散合香薷饮治疗麻疹，方为香薷、扁豆衣、连翘、薄荷、藿香、佩兰、荷叶、西瓜翠衣，获得满意疗效。（云南中医中药杂志，1996，06：73）

【用法用量】煎服，3~10g。

【化学成分】荷叶含莲碱、荷叶碱、原荷叶碱、亚美罂粟碱、前荷叶碱、N-去甲基荷叶碱、D-N-甲基乌药碱、番荔枝碱、鹅掌楸碱、槲皮素、异槲皮苷、莲苷、酒石酸、柠檬酸、苹果酸、葡萄糖酸、草酸、琥珀酸、鞣质。还含抗有丝分裂作用的碱性成分。

【药理研究】荷叶生物碱成分具有抗病毒、抗炎及抗过敏作用，荷叶提取物有抑制人类免疫缺陷病毒增殖的作用。

水牛角
(《名医别录》)

【基原】本品为牛科动物水牛 *Bubalus bubalis* Linnaeus 的角。主产于华南、华东地区。

【采收加工】取角后，水煮，除去角塞，干燥。镑片或锉成粗粉，生用；或制为浓缩粉用。

【性味归经】苦，寒。归心、肝经。

【功能主治】清热凉血，解毒，定惊。用于温病高热，神昏谵语，发斑发疹，吐血衄血，惊风，癫狂。

【时疫古籍记载】

1.《汤液本草》 气寒，味苦酸咸，微寒。无毒。

2.《象》 治伤寒瘟疫头痛，安心神，止烦乱，明目镇惊，治中风失音，小儿麸豆，风热惊痫。

3.《本经序疏要》 水牛角，平，主温病，疗时气寒热，头痛。

【时疫药性分析】水牛角苦寒，入心肝血分，既能清热凉血、泻火解毒，又能定惊。故温热病热入营血之高热神昏谵语、惊风抽搐，或热病神昏，或血热毒盛、发斑发疹、吐血衄血等均可配伍应用。

【时疫临床应用】

1.瘟疫邪热传营 症见身热夜甚、神烦少寐、时有谵语、日常喜开或喜闭、口渴或不渴、斑疹隐隐、脉细数、舌绛而干，常配伍黄连、生地、玄参、竹叶心、麦冬、丹参、银花、连翘等，如清营汤（《温病条辨》）。

2.瘟疫邪陷心包　症见发热、神昏谵语者，常与竹叶卷心、玄参、莲子心、连翘心、麦冬等同用，如清宫汤（《温病条辨》）。

3.瘟疫热入营血　症见高热烦躁、神昏谵语、痉厥、口渴唇焦、尿赤便闭、舌质红绛、苔黄燥、脉数有力或弦数等，可配伍石膏、寒水石、磁石、滑石、玄参、羚羊角、升麻、沉香、丁香、青木香等，如紫雪（《外台秘要》卷十八引《苏恭方》）。

4.热闭神昏　温热病，热邪内陷心包，痰热壅闭心窍，症见高热烦躁、神昏谵语、舌謇肢厥、舌红或绛、脉数有力，常与麝香、冰片、牛黄、郁金、黄连、朱砂、栀子、雄黄、黄芩等配伍，如安宫牛黄丸（《温病条辨》）。

5.中恶气绝，中热疫毒，山岚瘴气毒　症见昏厥、身热烦躁、痰盛气粗、舌红苔黄垢腻、脉滑数，常与玳瑁、琥珀、朱砂、雄黄、麝香等同用，如至宝丹（《苏沈良方》）。

6.瘟疫邪热入血　症见鼻衄吐血、斑色紫黑、神昏谵语、身热舌绛等，可配伍丹皮、生地黄、芍药等，如犀角地黄汤（《外台秘要》卷二录《小品方》）。

7.温热暑疫诸病　疫邪扰乱三焦，热毒扰乱心神，症见身大热、烦躁，甚则神昏谵语、抽搐、便血、溺短赤等，常配伍生地、玄参、金银花、连翘、黄芩、板蓝根、紫草等，如神犀丹（《温热经纬》）。

8.瘟疫发斑　症见发热，或身热夜甚、外透斑疹、色赤、口渴、脉数等，常配伍石膏、知母、甘草、玄参、粳米等，如化斑汤（《温病条辨》）。

9.温疫热毒，气血两燔　症见大热渴饮、头痛如劈、干呕狂躁、谵语神昏、舌绛唇焦等，常配伍石膏、生地、黄连、栀子、桔梗、黄芩、知母、赤芍、玄参、连翘、丹皮、鲜竹叶等，如清瘟败毒饮（《疫疹一得》）。

10.手足口病　夏玉节采用升麻薏米方，具体用药为水牛角（先煎）、生薏米、滑石（先煎）各15g，生石膏（先煎）、升麻各30g，生地、大青叶、连翘各10g，黄连、栀子、黄芩、赤芍、丹皮、菊花各5g，知母、甘草各6g，大黄3g，联合康复护理，用于手足口病恢复期，总有效率96.36%。（实用中医内科杂志，2014，12：161）

11.登革热　周浩康使用清瘟败毒饮治疗登革热68例，方用石膏（先煎）、水牛角（先煎）各30~90g，知母9~15g，甘草、黄连各3g，山栀子、桔梗、丹皮、淡竹叶、黄芩各9g，赤芍、玄参、连翘各15g，有效率98.52%。（新中医，1996，S1：86）

12.炭疽　李雪使用犀角地黄汤合内疏黄连汤加减治疗炭疽，方用水牛角（先煎）30g、生地20g、钩藤（后下）18g、赤芍18g、羚羊骨（先煎）30g、黄连10g、野菊花30g、大黄（后下）18g、丹皮15g、半枝莲18g、蒲公英30g、生石膏（先煎）30g、川足1条，2剂后体温恢复正常，神志清楚。（中国疗养医学，2016，10：1118）

13.甲型H1N1流行性感冒　周红等使用水牛角（先煎）30g、生地黄15g、赤芍10g、金银花15g、丹参12g、连翘15g、麦冬10g、竹叶6g、瓜蒌30g、生石膏（先煎）30g、栀子12g，治疗甲型H1N1流行性感冒，获得满意疗效。（中国中医药现代远程教育，2010，17：187）

14.流行性出血热　魏兴等使用两清排毒汤，方用白茅根、银花各15g，水牛角（先煎）30g，丹皮、玄参、连翘各12g，生地、麦冬各12~15g，大黄3~10g，治疗流行性出血热120例，有效率97.6%。（陕西中医，2005，08：784）

【用法用量】煎服，15~30g，宜先煎3小时以上。水牛角浓缩粉冲服，每次1.5~3g，每日2次。

【使用注意】脾胃虚寒者忌用。

【化学成分】水牛角主要含胆甾醇、肽类及多种氨基酸、多种微量元素等。

【药理研究】水牛角粉及水提液均有明显的解热、镇静、抗惊厥作用；水牛角粉、水提液、酶解液能明显降低大肠埃希菌内毒素或脂多糖引起的小鼠死亡率，具有显著的抗感染作用。

生地黄

（《神农本草经》）

【别名】芐，地髓，原生地，干生地，怀地黄。

【基原】本品为玄参科植物地黄 Rehmannia glutinosa Libosch. 的干燥块根。主产于河南。

【采收加工】秋季采挖，去除芦头、须根及泥沙，缓缓烘焙至约八成干。

【性味归经】甘，寒。归心、肝、肾经。

【功能主治】清热凉血，养阴生津。用于热入营血，温毒发斑，吐血衄血，热病伤阴，舌绛烦渴，津伤便秘，阴虚发热，骨蒸劳热，内热消渴。

【时疫古籍记载】《本草分经》 生地，苦、甘，寒。沉阴下降。入心、肾、肝、心包、小肠。养阴退阳，凉血生血。治血虚内热，能交心肾而益肝胆，兼能行水。佐归身解火郁。鲜生地，苦、微甘，大寒。入心肾。泻小肠丙火，亦清胃、大肠火，平诸血逆。治热毒痢疾，肠胃如焚，瘟疫痘症诸大热。

【时疫药性分析】本品甘寒质润，苦寒清热，入营分、血分，为清营、凉血、止血之要药。用于温热病邪热入营之壮热烦渴、神昏舌绛；以及热入血分，热伤血络，症见斑色紫黑、吐血、衄血、便血、尿血等。且甘寒质润，入肾经，又能滋阴生津降火。亦多用于温病后期，余热未尽，邪伏阴分，夜热早凉等。

【时疫临床应用】

1.温热病热入营血 本品为清热凉血之要药，治温病邪热入营，症见壮热烦渴、神昏舌绛，常与水牛角、玄参等同用，如清营汤（《温病条辨》）。热入血分，热伤血络，症见斑色紫黑、吐血衄血、便血尿血，可与水牛角、赤芍、牡丹皮等同用。

2.温病后期，阴液受灼 本品能养阴生津，治温病后期，余热未尽，邪伏阴分，夜热早凉，舌红脉数者，常与鳖甲、青蒿、知母等同用，如青蒿鳖甲汤（《温病条辨》）。

3.流行性脑脊髓膜炎 覃小兰等使用清瘟败毒饮治疗流行性脑脊髓膜炎5例，方用石膏、生地、水牛角、黄连、栀子、桔梗、黄芩、知母、赤芍、连翘、玄参、甘草、丹皮、竹叶等，治愈率100%。（四川中医，2006，02：51）

4.非典型病原体肺炎 贾建伟等使用清营汤化裁，方用水牛角（冲）1g、羚羊粉（冲）1g、生地60g、牡丹皮10g、赤芍30g、玄参15g、麦门冬15g、连翘30g、竹叶6g、竹茹15g、生石膏（先煎）30g、䗪虫6g，治疗"非典"出现舌质暗红者，疗效良好。（天津中医药，2003，03：28）

【用法用量】煎服，10~15g。

【使用注意】脾虚湿滞，腹满便溏者不宜使用。

【化学成分】生地黄主含环烯醚萜苷类。尚含苯甲酸、苯乙酸等多种有机酸，以及多种糖类、甾醇、氨基酸等。《中国药典》规定本品含梓醇（$C_{15}H_{22}O_{10}$）不得少于0.2%，含毛蕊花糖苷（$C_{29}H_{36}O_{15}$）不得少于0.02%。

【药理研究】本品能对抗连续服用地塞米松后血浆皮质酮浓度的下降。水提取液有显著调节免疫、抗炎、镇静、降压、降血糖及保肝等作用。乙醇提取物能缩短凝血时间。流浸膏有强心、利尿作用。此外，本品还有抗癌、抗辐射、抑制真菌等作用。

玄 参

(《神农本草经》)

【别名】重台，鬼藏，正马，鹿肠，玄台，逐马，馥草，黑参，野脂麻，元参。

【基原】本品为玄参科植物玄参 *Scrophularia ningpoensis* Hemsl. 的干燥根。主产于浙江。

【采收加工】冬季茎叶枯萎时采挖，除去根茎、幼芽、须根及泥沙，晒或烘至半干，堆放3~6天，反复数次至干燥。生用。

【性味归经】甘、苦、咸，微寒。归肺、胃、肾经。

【功能主治】清热凉血，滋阴降火，解毒散结。用于热入营血，温毒发斑，热病伤阴，舌绛烦渴，津伤便秘，骨蒸劳嗽，目赤，咽痛，白喉，瘰疬，痈肿疮毒。

【时疫古籍记载】

1.《药鉴》 疗温疟寒热往来，洒洒时常发颤。

2.《痘疹泄秘》 玄参升麻汤治伤风伤寒，风寒少食，或汗或下后风热不散，表虚里实，发热于外，故身斑如锦纹，甚则烦躁谵语，兼治喉瘅肿痛。

【时疫药性分析】玄参咸寒入血分，既能清热凉血，又能泻火解毒，故温病热入营分，症见身热夜甚、心烦口渴、舌绛脉数等；或治温病热陷心包之神昏谵语；或温热病，气血两燔，发斑发疹等均可配伍应用。本品甘寒质润，能清热生津、滋阴润燥，故治热病伤阴，舌绛烦渴，亦可配伍使用。

【时疫临床应用】

1.初起瘟疫，四时伤寒 症见头痛、憎寒发热、呕吐恶心、咳嗽痰疾、气喘、面红目赤、咽喉肿痛，常配伍川芎、黄芩、赤芍、连翘、桔梗、白芷、羌活、葛根、淡竹叶、柴胡、甘草等，如清瘟解毒汤（《治疫全书》）。

2.大头瘟 治大头天行，初觉憎寒体重，次传头面肿盛，目不能开，上喘，咽喉不利，口渴舌燥，常配伍黄芩、黄连、陈皮、甘草、柴胡、桔梗、连翘、板蓝根、马勃、牛蒡子、僵蚕、升麻等，如普济消毒饮（《东垣试效方》）。

3.瘟疫邪热传营 症见身热夜甚、神烦少寐、时有谵语、日常喜开或喜闭、口渴或不渴、斑疹隐隐、脉细数、舌绛而干，常配伍水牛角、黄连、生地、竹叶心、麦冬、丹参、银花、连翘等，如清营汤（《温病条辨》）。

4.瘟疫邪陷心包 症见发热、神昏谵语者，常与水牛角、莲子心、连翘心、竹叶卷心、麦冬等同用，如清宫汤（《温病条辨》）。

5.瘟疫热入营血 症见高热烦躁、神昏谵语、痉厥、口渴唇焦、尿赤便闭、舌质红绛、苔黄燥、脉数有力或弦数等，可配伍犀角、石膏、寒水石、磁石、滑石、羚羊角、升麻、沉香、丁香、青木香等，如紫雪（《外台秘要》卷十八引《苏恭方》）。

6.温热暑疫诸病 疫邪扰乱三焦，热毒扰乱心神，可见身大热、烦躁，甚则神昏谵语、抽搐、便血、溺短赤等症，常配伍水牛角、生地、金银花、连翘、黄芩、板蓝根、紫草等，如神犀丹（《温热经纬》）。

7.瘟疫发斑 症见发热，或身热夜甚、外透斑疹、色赤、口渴、脉数等，常配伍水牛角、石膏、知母、甘草、粳米等，如化斑汤（《温病条辨》）。

8.温疫热毒，气血两燔 症见大热渴饮、头痛如劈、干呕狂躁、谵语神昏、舌绛唇焦等，常配伍石膏、生地、黄连、栀子、桔梗、黄芩、知母、赤芍、连翘、丹皮、鲜竹叶等，如清瘟败毒饮（《疫疹一得》）。

9.瘟疫误表失里，内毒化火 症见舌如镜面、光赤无苔、其脉坚、人事昏沉、面赤等，常配伍麦冬、甘草、花粉、天冬、冬瓜子等，如玄参解毒饮（《慈航集三元普济方》）。

10.瘟疫时毒，闭塞咽喉　症见壮热头痛、心神烦躁、咽喉肿塞、连舌根疼痛、不能饮食。方用川升麻30g、玄参30g、黄连30g、大青30g、柴胡45g、知母30g、黄芩30g、甘草22g、地骨皮22g，捣粗罗为散，每服9g，以水250ml，入淡竹叶3~7片，煎至150ml，去滓，不计时候温服。即川升麻散（《太平圣惠方》）。

11.燥热疫邪犯肺　症见发热、咳嗽气喘、咽喉燥痛、舌红少苔等，玄参可配伍生地、当归、白芍、桔梗、贝母、麦冬等，如百合固金汤（《慎斋遗书》）。

12.伤寒疫疠传染　症见头目昏重、项臂拘急、胸膈不通，用玄参（炒）五两、苍术（炒）三两、川芎（炒）一两、白芷（炒）一两、羌活（去芦头，生用）一两、甘草（炙，锉）一两、乌头（炮裂，去皮脐）一两、安息香一分、龙脑半钱、麝香半钱（研）。每服1丸，时疾，生姜蜜水磨下，即辟瘟丸（《圣济总录》卷三十三）。

13.瘟疫　症见头痛眩晕、胸膈膨胀、口吐黄痰、鼻流浊水，或身发红斑，或发如焦黑，或呕涎如红血，或腹大如圆箕，或舌烂头大，或胁痛心疼，种种不一，属火毒内郁者。方用荆芥三钱、石膏（先煎）五钱、玄参一两、天花粉三钱、生甘草一钱、黄芩二钱、陈皮一钱、麦芽二钱、神曲三钱、茯苓五钱，即散瘟汤（《辨证录》卷十）。

14.非典型病原体肺炎　贾建伟等使用清营汤化裁，方用水牛角（冲）1g、羚羊粉（冲）1g、生地60g、牡丹皮10g、赤芍30g、玄参15g、麦门冬15g、连翘30g、竹叶6g、竹茹15g、生石膏（先煎）30g、䗪虫6g，治疗"非典"出现舌质暗红者，疗效良好。（天津中医药，2003，03：28）

15.禽流感　苗慧等使用白虎汤合清营汤加减，方用生石膏（先煎）10g、知母10g、生地黄15g、水玄参15g、黄连6g、栀子15g、黄芩15g、连翘15g、竹叶10g、桔梗6g、生大黄9g、甘草6g，侧柏炭15g、藕节炭10g、杏仁9g、瓜蒌子15g、牛角（先煎）15g、赤芍15g、牡丹皮10g，治疗人感染H7N9禽流感初起发热，疗效满意。（中华中医药杂志，2014，04：972）

16.流行性乙型脑炎　涂晋文等使用清瘟败毒饮治疗重型流行性乙型脑炎，方用羚羊角粉、生地黄、黄连、大青叶、栀子、黄芩、紫草、生石膏、知母、赤芍、玄参、牡丹皮、连翘、全蝎、蜈蚣，痊愈率80.95%。（中医研究，2012，08：15）

17.登革热　周浩康使用清瘟败毒饮治疗登革热，方用石膏（先煎）、水牛角（先煎）各30~90g，知母9~15g，甘草、黄连各3g，山栀子、桔梗、丹皮、淡竹叶、黄芩各9g，赤芍、玄参、连翘各15g，有效率98.52%。（新中医，1996，S1：86）

18.流行性脑脊髓膜炎　覃小兰等使用清瘟败毒饮治疗流行性脑脊髓膜炎，方用石膏、生地、水牛角、黄连、栀子、桔梗、黄芩、知母、赤芍、连翘、玄参、甘草、丹皮、竹叶等，治愈率100%。（四川中医，2006，02：51）

19.流行性腮腺炎　《中医儿科临床诊疗指南·流行性腮腺炎》（修订）提出使用清瘟败毒饮（《疫疹一得》）加减，用药为栀子、黄连、连翘、板蓝根、生地黄、石膏（先煎）、牡丹皮、赤芍、玄参、钩藤（后下）、僵蚕、炙甘草等，治疗流行性腮腺炎邪陷心肝证。（中医儿科杂志，2017，01：1）

20.流行性出血热　魏兴等使用两清排毒汤，方用白茅根、银花各15g，水牛角（先煎）30g，丹皮、玄参、连翘各12g，生地、麦冬各12~15g，大黄3~10g，治疗流行性出血热120例，有效率97.6%。（陕西中医，2005，08：784）

21.肺结核　杨红莉等使用百合固金汤加减，方用百合10g、生地黄10g、熟地黄15g、当归10g、玄参10g、麦冬10g、芍药10g、浙贝母10g、甘草10g、桔梗10g，治疗阴虚火旺型肺结核60例，有效率93.33%。（河南中医，2016，06：1094）

22. 白喉　曾宗明等对53例白喉患者给予白喉汤治疗，方用天冬、甘草各10g，黄芩、连翘各12g，玄参、生地各15g，收到满意疗效。(新中医，1986，04：27)

【用法用量】煎服，9~15g。

【使用注意】脾胃虚寒，食少便溏者不宜服用。不宜与藜芦同用。

【化学成分】玄参主要含哈巴苷、哈巴酯苷、哈巴俄苷、桃叶珊瑚苷、甲氧基玄参苷等环烯醚萜类化合物及斩龙剑苷A、安格洛苷等苯丙素苷类。此外，还含有生物碱、植物甾醇、挥发油等。《中国药典》规定本品含哈巴苷（$C_{15}H_{24}O_{10}$）和哈巴俄苷（$C_{24}H_{30}O_{11}$）总量不得少于0.45%。

【药理研究】本品对金黄色葡萄球菌、白喉棒状杆菌、伤寒沙门菌、乙型溶血性链球菌、铜绿假单胞菌、福氏志贺菌、大肠埃希菌、须疮癣菌、絮状麦皮癣菌、羊毛状小芽孢菌和星形诺卡菌均有一定抑制作用。玄参对多种炎症反应均有抑制作用，一般认为抗炎活性成分为哈巴苷、哈巴酯苷。

牡丹皮

（《神农本草经》）

【别名】牡丹根皮，丹皮，丹根。

【基原】本品为毛茛科植物牡丹 *Paeonia suffruticosa* Andr. 的干燥根皮。主产于安徽、四川、湖南、湖北、陕西。

【采收加工】秋季采挖根部，除去细根，剥取根皮，晒干或刮去粗皮，除去木心，晒干。前者习称连丹皮，后者习称刮丹皮。生用或酒炙用。

【性味归经】苦、辛，微寒。归心、肝、肾经。

【功能主治】清热凉血，活血化瘀。用于热入营血，温毒发斑，吐血衄血，夜热早凉，无汗骨蒸，经闭痛经，跌扑伤痛，痈肿疮毒。

【时疫古籍记载】

1.《名医别录》 味苦，微寒，无毒。主除时气，头痛，客热，五劳，劳气，头腰痛，风噤，癫疾。

2.《本经疏证》 再证之以别录所主时气头痛，客热五劳，劳气头腰痛风噤癫疾，则凡风热之中血分者，为牡丹所专治，无可疑矣。

3.《本草求真》 牡丹皮专入心、肾、肝。辛苦微寒，能入手少阴心、足少阴肾、足厥阴肝，以治三经血中伏火……虚损与风与痰与火相搏，而见五痨惊痫瘛疭……五痨：一曰志痨、二曰心痨、三曰思痨、四曰忧痨、五曰疫痨。

【时疫药性分析】《名医别录》载其：主除时气，头痛，客热。本品味苦性微寒，入心、肝、肾经，能清营、血分实热，故常用治温病热入营血，迫血妄行，发斑发疹，吐血衄血。且味辛性寒，善于清透阴分伏热，可用治温病后期，邪伏阴分，津液已伤，夜热早凉，热退无汗。

【时疫临床应用】

1.温热病热入血分证 症见鼻衄吐血、斑色紫黑、神昏谵语、身热舌绛等，可配伍犀角、生地黄、芍药等，如犀角地黄汤（《外台秘要》卷二录《小品方》）。

2.瘟疫病邪亢盛，表里俱盛 症见大热渴饮、头痛如劈、干呕狂躁、谵语神昏，或发斑，或吐血、衄血、舌绛唇焦等，可配伍生地、犀角、川连、栀子、桔梗、黄芩、石膏、知母、赤芍、玄参等，如清瘟败毒饮（《疫疹一得》）。

3.瘟疫瘀血未行 瘟疫昼夜发热，日晡益甚，既投承气，昼日热减，至夜独热，由于瘀血未行者，症见少腹坚满疼痛、大便色黑而易下、小便自利、神志如狂、口干、漱水不欲咽、舌绛或有瘀斑等。方用大黄五钱、芒硝二钱、桃仁三钱、当归三钱、芍药三钱、丹皮三钱，水八杯，煮取三杯，先服一杯，得下止后服，不知再服，即桃仁承气汤（《温疫论》）。

4.温病后期，邪伏阴分　症见夜热早凉、热退无汗、舌红少苔、脉细数等，可配伍青蒿、鳖甲、生地黄、知母等，如青蒿鳖甲汤（《温病条辨》）。

5.非典型病原体肺炎　贾建伟等使用清营汤化裁，方用水牛角（冲）1g、羚羊粉（冲）1g、生地60g、牡丹皮10g、赤芍30g、玄参15g、麦门冬15g、连翘30g、竹叶6g、竹茹15g、生石膏（先煎）30g、䗪虫6g，治疗"非典"出现舌质暗红者，疗效良好。（天津中医药，2003，03：28）

6.病毒性肝炎　邱智辉等使用自拟丹皮汤，方用牡丹皮18g、瓜蒌仁9g、桃仁泥18g、朴硝18g、大黄30g、赤芍18g、当归9g、川芎18g、甘草10g、五灵脂（包煎）9g，治疗病毒性肝炎肝硬化，有效率98.11%。（世界中医药，2016，09：1736）

7.禽流感　苗慧等使用白虎汤合清营汤加减，方用生石膏（先煎）10g、知母10g、生地黄15g、水玄参15g、黄连6g、栀子15g、黄芩15g、连翘15g、竹叶10g、桔梗6g、生大黄9g、甘草6g、侧柏炭15g、藕节炭10g、杏仁9g、瓜蒌子15g、牛角（先煎）15g、赤芍15g、牡丹皮10g，治疗人感染H7N9禽流感初起发热，疗效满意。（中华中医药杂志，2014，04：972）

8.流行性出血热　乔德峰使用银翘散加味，方用金银花30g、连翘20g、薄荷（后下）10g、桔梗10g、芦根15g、甘草10g、白茅根30g、丹参20g、牡丹皮10g、竹叶10g，治疗流行性出血热温邪袭卫证，效果较好。（河北中医，2002，09：698）

9.流行性乙型脑炎　陈俊等使用清瘟败毒饮合止痉散加减，方用羚羊角、生地黄、黄连、大青叶、栀子、黄芩、紫草、生石膏、知母、赤芍、玄参、牡丹皮、连翘心、全蝎、蜈蚣，治疗流

行性乙型脑炎毒陷心包证，疗效满意。（山东中医杂志，2014，02：103）

10.登革热　张沛等使用生石膏（先煎）30g、水牛角（先煎）30g、生地黄20g、川黄连10g、栀子10g、黄芩10g、知母10g、桔梗10g、连翘10g、竹叶10g、牡丹皮10g、野菊花10g、大黄10g、青蒿10g、炙甘草5g，治疗登革热气分热盛证，疗效较好。（中国中医急症，2014，08：1403）

11.肺结核发热　陈永芳使用青蒿鳖甲汤加味，方用青蒿15g、生鳖甲（先煎）30g、生地黄20g、知母12g、牡丹皮12g、地骨皮20g、炒白芍15g、沙参30g、甘草3g，治疗肺结核顽固性发热121例，疗效显著。（河南中医，2003，08：71）

12.流行性脑脊髓膜炎　蔡光先等使用清瘟败毒饮，方用石膏（先煎）30g、生地黄10g、水牛角（先煎）30g、黄连10g、栀子10g、桔梗10g、黄芩10g、知母10g、赤芍10g、玄参15g、牡丹皮10g、连翘10g、甘草6g、竹叶8g，治疗流行性脑脊髓膜炎气营两燔证者，疗效良好。（湖南中医杂志，2011，01：80）

13.白喉　廖家兴使用养阴清肺汤，方用生地、麦冬、杭白菊、玄参、丹皮、川贝、荷叶、生甘草，治疗阴虚白喉，效果较好。（江西中医药，1960，10：27）

14.猩红热　钱利凝使用泄热解毒汤治疗猩红热1例，用药为炒黄芩10g、蒲公英15g、虎杖12g、射干10g、土牛膝10g、紫草10g、牡丹皮10g、重楼15g、生地15g、生石膏（先煎）30g、生甘草3g。（河北中医，1998，04：230）

15.流行性腮腺炎　《中医儿科临床诊疗指南·流行性腮腺炎》（修订）提出使用清瘟败毒饮（《疫疹一得》）加减，用药为：栀子、黄连、连翘、板蓝根、生地黄、石膏（先煎）、牡丹皮、赤芍、玄参、钩藤（后下）、僵蚕、炙甘草等，治疗流行性腮腺炎邪陷心肝证。（中医儿科杂志，2017，01：1）

16.急性出血性结膜炎　麦秀军等使用银菊清眼液，药用金银花、菊花各2kg，青葙子、薄荷、牡丹皮各1kg，超声雾化治疗急性出血性结膜炎132例，总有效率100%。（新中医，2012，11：80）

【用法用量】煎服，6~12g。清热凉血宜生用，活血化瘀宜酒炙用，止血宜炒炭用。

【使用注意】血虚有寒、月经过多者不宜使用。孕妇慎用。

【化学成分】牡丹皮主要含牡丹酚（丹皮酚）、牡丹酚苷、牡丹酚原苷、牡丹酚新苷、芍药苷、氧化芍药苷、苯甲酰芍药苷、苯甲酰氧化芍药苷等。还含有没食子酸、挥发油等。《中国药典》规定本品含丹皮酚（$C_9H_{10}O_3$）不得少于1.2%。

【药理研究】牡丹皮水提物可对大肠埃希菌、溶血性链球菌、金黄色葡萄球菌、伤寒沙门菌等20余种致病菌产生较强的杀菌抑菌作用，丹皮酚具有显著的抗炎作用，并具有镇静作用；丹皮总苷还具有显著的抗惊厥作用。牡丹皮还具有镇痛、抗过敏、调节免疫、抗血栓、抗心脑缺血、抗动脉粥样硬化、抗心律失常、降压、保肝、护肾、抗肿瘤等作用。

赤　芍

（《开宝本草》）

【别名】赤芍药，木芍药，红芍药，臭牡丹根。

【基原】本品为毛茛科植物芍药 *Paeonia lactiflora* Pall. 或川赤芍 *Paeonia veitchii* Lynch 的干燥根。主产于内蒙古、辽宁、河北、四川。

【采收加工】春、秋二季采挖，除去根茎、须根及泥沙，晒干。切厚片，生用。

【性味归经】苦，微寒。归肝经。

【功能主治】清热凉血，散瘀止痛。用于热入营血，温毒发斑，吐血衄血，目赤肿痛，肝郁胁痛，经闭痛经，癥瘕腹痛，跌扑损伤，痈肿疮疡。

【时疫古籍记载】

1.《日华子本草》 芍药治风、补劳，主女人一切病，并产前后诸疾，通月水，退热，除烦，益气，天行热疾，瘟瘴，惊狂，妇人血运，及肠风，泻血，痔瘘。发背，疮疥，头痛，明目，目赤胬肉。赤色者多补气，白者治血。

2.《得配本草》 赤芍药，畏、恶、反、使，与白芍药同。酸、苦，微寒。入足厥阴经血分，行血中之滞。通经闭，治血痹，利小肠，除疝瘕，泻血热，退血赤，消痈肿，疗痘毒。

【时疫药性分析】本品苦寒入肝经，善走血分，除血分郁热，有凉血、止血、散瘀消斑之功，故可用治温病热入营血，斑疹紫暗，以及血热吐衄；并清泻肝火，散瘀止痛，可用治目赤肿痛。《药品化义》以其治暴赤眼。本品还有活血通经、散瘀消癥、行滞止痛的功效，常用治血热瘀滞，闭经痛经，血瘀癥瘕，跌打损伤，瘀滞疼痛，以及热毒壅盛，痈肿疮毒等。

【时疫临床应用】

1.初起瘟疫，四时伤寒 症见头痛、憎寒发热、呕吐恶心、咳嗽痰疾、气喘、面红目赤、咽喉肿痛，可配伍川芎、黄芩、羌活、连翘、花粉、桔梗、白芷、葛根、柴胡等，瘟疫流行时，无病之人预服一至二剂，百病不生，如清瘟解毒汤（《治疫全书》）。

2.瘟疫时气 伤寒，时令不正，瘟疫妄行，感冒发热，或欲出疹，不问阴阳，两感风寒，可配伍川芎、麻黄、干葛、紫苏、升麻、白芷、陈皮、香附等，如十神汤（《千金翼方》）。

3.瘟疫毒邪深入营分 温暑痧邪，深入营分，症见转筋吐下、肢厥汗多、脉伏溺无、口渴腹痛、面黑目陷、势极可危，可配伍连翘、葛根、柴胡、当归、生地、桃仁、红花、枳壳等，如解毒活血汤（《医林改错》）。

4.瘟疫病邪亢盛，表里俱盛 症见大热渴饮、头痛如劈、干呕狂躁、谵语神昏，或发斑，或吐血、衄血、舌绛唇焦等，可配伍生地、犀角、川连、栀子、桔梗、黄芩、石膏、知母、丹皮、玄参等，如清瘟败毒饮（《疫疹一得》）。

5. **甲型H1N1流感**　田有忠等使用清瘟败毒饮与痰热清注射液治疗甲型H1N1流感病毒性肺炎50例，方用水牛角、丹皮、赤芍、生地、玄参、麻黄、杏仁、石膏、知母、黄芩、黄连、栀子、连翘、桑白皮、鱼腥草、板蓝根，有效率96.0%。（中国临床研究，2019，02：260）

6. **严重急性呼吸综合征**　肖和印等使用清瘟败毒饮合礞石滚痰汤加减治疗非典型病原体肺炎浊热不解，气营两伤型，药用生石膏（先下）30g、生地15g、水牛角（先下）30g、黄连5g、山栀10g、黄芩15g、桔梗6g、知母10g　赤芍10g、连翘15g、牡丹皮20g、生甘草6g、青礞石30g（先下）、沉香末1g、大黄5g、杏仁10g、桃仁10g，效果较好。（中国中西医结合杂志，2003，08：619）

7. **病毒性肝炎**　黄建生等使用凉血化瘀汤治疗病毒性肝炎高胆红素血症72例，药用茵陈30g、赤芍50g、山栀子10g、丹参30g、郁金10g、生大黄（后下）10g、葛根30g、虎杖15g、金钱草30g、茜草10g、白茅根15g、甘草5g，总有效率86.11%。（四川中医，2005，03：58）

8. **脊髓灰质炎**　胡义保等使用脊灰I号，治疗脊髓灰质炎气虚血滞恢复期，方用黄芪15g，赤芍、丹参、鸡血藤、桑寄生、当归、怀牛膝各10g，地龙5g，疗效良好。（甘肃中医，1992，02：15）

9. **禽流感**　曲妮妮依据卫、气、营、血理论辨证治疗甲型H1N1流感，邪入营血分之气营（血）两燔，症见壮热、口渴、头痛、心烦不安、肌肤发斑、甚或吐血、舌绛苔黄、脉数，方用清瘟败毒饮加减：石膏（先煎）30g、生地15g、水牛角（先煎）30g、黄连10g、栀子20g、桔梗15g、黄芩15g、知母15g、赤芍15g、连翘15g、玄参15g、甘草10g、丹皮15g、竹叶15g，取得满意疗效。

（辽宁中医杂志，2010，03：453）

10.流行性乙型脑炎　涂晋文等使用清瘟败毒饮治疗重型流行性乙型脑炎，方用羚羊角粉、生地黄、黄连、大青叶、栀子、黄芩、紫草、生石膏、知母、赤芍、玄参、牡丹皮、连翘、全蝎、蜈蚣，痊愈率80.95%。（中医研究，2012，08：15）

11.登革热　周浩康使用清瘟败毒饮治疗登革热，方用石膏（先煎）、水牛角（先煎）各30~90g，知母9~15g，甘草、黄连各3g，山栀子、桔梗、丹皮、淡竹叶、黄芩各9g，赤芍、玄参、连翘各15g，有效率98.52%。（新中医，1996，S1：86）

12.流行性脑脊髓膜炎　覃小兰等使用清瘟败毒饮治疗流行性脑脊髓膜炎，方用石膏、生地、水牛角、黄连、栀子、桔梗、黄芩、知母、赤芍、连翘、玄参、甘草、丹皮、竹叶等，治愈率100%。（四川中医，2006，02：51）

13.猩红热　陈瑞芬使用荆芥、防风、金银花、连翘、公英、地丁、丹参、赤芍、丹皮、栀子、板蓝根、忍冬藤、大黄治疗流行性出血热，效果较为满意。（河南中医学院学报，1976，02：41）

14.流行性出血热　曹峰昊等使用柴胡30g、升麻10g、黄芩15g、太子参15g、赤芍15g、葛根10g、羌活10g、桔梗10g、桂枝7.5g、金银花30g、野菊花20g、蒲公英20g、板蓝根20g、女贞子10g，治疗流行性出血热，疗效满意。（长春中医药大学学报，2008，06：708）

15.流行性感冒　常继霞使用小儿豉翘清热颗粒治疗流行性感冒，药用连翘、黄芩、栀子、淡豆豉、薄荷、荆芥、柴胡、厚朴、大黄、槟榔、半夏、赤芍、甘草，有效率97.50%。（光明中医，2019，17：2647）

16.流行性腮腺炎　《中医儿科临床诊疗指南·流行性腮腺炎》（修订）提出使用清瘟败毒饮（《疫疹一得》）加减，用药为栀子、黄连、连翘、板蓝根、生地黄、石膏（先煎）、牡丹皮、赤芍、玄

参、钩藤（后下）、僵蚕、炙甘草等，治疗流行性腮腺炎邪陷心肝证。（中医儿科杂志，2017，01：1）

【用法用量】煎服，6~12g。

【使用注意】血寒经闭者不宜使用。孕妇慎用。不宜与藜芦同用。

【化学成分】赤芍主要含芍药苷、羟基芍药苷、苯甲酰芍药苷、苯甲酰羟基芍药苷等单萜苷类及没食子酸葡萄糖、丹皮酚等多元酚类化合物。《中国药典》规定本品含芍药苷（$C_{23}H_{28}O_{11}$）不得少于1.8%，饮片含芍药苷（$C_{23}H_{28}O_{11}$）不得少于1.5%。

【药理研究】赤芍中的芍药苷对不同佐剂诱发的关节炎有显著的抑制作用，并能改善IgE复合体诱导的过敏炎症反应；芍药苷有解热镇痛、镇静等作用；赤芍所含丹皮酚具有抗血小板聚集、抗血栓形成、抗心肌缺血、改善微循环等作用。此外，赤芍还具有保肝护肝、抗胃溃疡、调节免疫、抗氧化、抗肿瘤、抗抑郁、保护神经细胞、改善学习记忆等作用。

青 蒿

（《神农本草经》）

【别名】蒿，草蒿，三庚草，野兰蒿，黑蒿，臭蒿。

【基原】本品为菊科植物黄花蒿 *Artemisia annua* L. 的干燥地上部分。全国大部分地区均产。

【采收加工】秋季花盛开时采割，除去老茎，阴干。切段。生用。

【性味归经】苦、辛，寒。归肝、胆经。

【功能主治】清虚热，除骨蒸，解暑热，截疟，退黄。用于温邪伤阴，夜热早凉，阴虚发热，骨蒸劳热，暑邪发热，疟疾寒热，湿热黄疸。

【时疫古籍记载】

1.《本草纲目》 治疟疾寒热。

2.《重庆堂随笔》 青蒿，专解湿热，而气芳香，故为湿温疫疠要药。又清肝、胆血分之伏热，故为女子淋带、小儿痉痢疳䘌神剂。

【时疫药性分析】本品苦寒清热，辛香透散，善入阴分，长于清透阴分邪热，故用于温病后期，余热未清，邪伏阴分，伤阴劫液，夜热早凉等症；本品还能清解暑热，用治外感暑热疫毒之头昏头痛、发热口渴等症；本品性味苦寒而气味芳香，既能清透少阳邪热，领少阳之邪外出，又擅长化湿辟秽，与清少阳胆热之黄芩配伍，可用治少阳三焦湿遏热郁，气机不畅，胸闷作呕，寒热如疟等症，故为用治湿温疫疠要药。

【时疫临床应用】

1.温邪伤阴，夜热早凉 本品苦寒清热，辛香透散，长于清透阴分伏热。用于温病后期，余热未清，伤阴劫液，邪伏阴分，夜热早凉，热退无汗，或热病后期，低热不退等症，常与鳖甲、知母、牡丹皮等同用，如青蒿鳖甲汤（《温病条辨》）。

2.外感暑热，发热口渴 本品芳香而散，善解暑热。用于外感暑热，症见头昏头痛、发热口渴、无汗或汗出、脉洪而数，常与连翘、滑石、西瓜翠衣等同用，如清凉涤暑法（《时病论》）。

3.少阳湿热证 症见寒热如疟、寒轻热重、口苦膈闷、吐酸苦水，或呕黄涎而黏，甚则干呕呃逆、胸胁胀疼、小便黄少、舌红苔白腻，间见杂色、脉数而右滑左弦者，方用蒿芩清胆汤，具体用药为青蒿脑（后下）4.5~6g、淡竹茹9g、仙半夏4.5g、赤茯苓9g、青子芩4.5~9g、生枳壳4.5g、陈广皮4.5g、碧玉散9g。（《重订通俗伤寒论》）

4.疟疾寒热 症见寒战壮热、头痛、汗出、休作有时，可青蒿一握，以水二升渍，绞取汁，尽服之。（《肘后备急方》）

5.流行性感冒　黄明朝等采用蒿芩清胆汤加减用于湿热型流行性感冒治疗，方用青蒿（后下）10g、黄芩10g、柴胡15g、茯苓10g、法半夏10g、枳壳10g、陈皮10g、滑石（先煎）20g、甘草6g，疗效确切，可改善患者临床症状，减轻炎症反应，促进身体康复。（深圳中西医结合杂志，2018，23：65）

6.登革热　李开国等对21例登革热患者服用青蒿煎剂治疗，成人一日3剂，每剂（干草）25~30g，加适量水，煎沸时间不得超过3分钟，每剂仅煮一次，连服5~6天，儿童酌减，显效率为66.7%。（中草药，1985，06：16）

7.肺结核发热　崔文秋运用青蒿鳖甲汤治疗耐药肺结核发热，方用炙鳖甲（先煎）、生地各30g，知母、地骨皮各15g，黄柏、青蒿（后下）、银柴胡各12g，丹皮、甘草各6g，退热速度慢，但持续退热效果好，降温幅度更大，且可有效预防复发。（中西医结合心血管病电子杂志，2016，09：105）

8.流行性乙型脑炎　许伟帆等运用青蒿鳖甲汤合涤痰汤加减：青蒿（后下）10g、鳖甲（先煎）10g，生地黄18g，知母10g，牡丹皮10g，石膏（先煎）30g，生龙骨（先煎）30g，生牡蛎（先煎）30g，天冬、麦冬各18g，玄参18g，胆南星10g，姜半夏10g，石菖蒲10g，天竺黄9g，枳实9g，治疗流行性乙型脑炎证属营血余热未清，阴液耗损未复，痰热扰心未除，获得满意疗效。（上海中医药杂志，2007，11：29）

【用法用量】煎服，6~12g，后下。或鲜用绞汁。

【使用注意】本品苦寒，脾胃虚弱，肠滑泄泻者忌用。

【化学成分】青蒿主要含萜类成分：青蒿素，青蒿酸等；挥发油：蒿酸甲酯，青蒿醇，蒿酮等。还含多糖。

【药理研究】青蒿素、β-谷甾醇、豆甾醇均有抗病毒作用。青蒿素有显著抗疟作用，对血吸虫成虫有明显的杀灭作用。水煎剂对表皮葡萄球菌、卡他球菌、炭疽杆菌、白喉棒状杆菌等有较强的抑菌作用，对金黄色葡萄球菌、铜绿假单胞菌、志贺菌属、结核分枝杆菌等也有一定的抑制作用。乙醇提取物对钩端螺旋体有抑制作用。本品有利胆、解热、镇痛、抗炎、抗肿瘤等作用。

地骨皮
(《神农本草经》)

【别名】杞根，地骨，枸杞根，枸杞根皮。

【基原】本品为茄科植物枸杞 *Lycium chinense* Mill.或宁夏枸杞 *Lycium barbarum* L.的干燥根皮。全国大部分地区均产。

【采收加工】春初或秋后采挖根部，洗净，剥取根皮，晒干。切段。生用。

【性味归经】甘，寒。归肺、肝、肾经。

【功能主治】凉血除蒸，清肺降火。用于阴虚潮热，骨蒸盗汗，肺热咳嗽，咯血，衄血，内热消渴。

【时疫古籍记载】

1.《神农本草经》 味苦、寒。主五内邪气，热中，消渴，周痹。

2.《药性赋》 味苦，平，性寒，无毒。升也，阴也。其用有二：疗在表无定之风邪，主传尸有汗之骨蒸。

【时疫药性分析】《药性赋》云其"治在表无定之风邪，传尸有汗之骨蒸。"本品甘寒，能清肝肾之虚热，除有汗之骨蒸，为凉血退热、除蒸之佳品，常用治阴虚发热，症见骨蒸潮热、形瘦盗汗、五心烦热、颧红面赤等；又能清泄肺热，除肺中伏火，多用治肺火郁结，气逆不降之咳嗽咯血。

【时疫临床应用】

1.温疟 温疟壮热，不能食，可配伍知母、鳖甲、常山、竹叶、石膏等，如知母鳖甲汤(《外台秘要》卷五引《延年秘录》)。

2.热病，烦渴不止 方用地骨皮一两、泽泻一两、麦门冬

（去苗）一两、栀子仁半两、犀角屑半两、黄芩半两、甘草（炙微赤，锉）半两，为散。每服五钱，以水一大盏，煎至五分，去滓温服，不拘时候。即地骨皮散（《中医方剂大辞典》）。

3.**热病七日，遍身疼痛，壮热不解**　方用地骨皮一两，枳壳（麸炒微黄，去瓤）一两、川大黄（锉碎，微炒）一两、赤芍药半两、柴胡（去苗）一两、鳖甲（涂醋炙令黄，去裙襕）一两、麦门冬（去心，焙）一两、甘草（炙微赤，锉）半两，为粗散。每服五钱，以水一大盏，煎至五分，去滓温服，不拘时候。即地骨皮散（《中医方剂大辞典》）。

4.**气分感热劳伤**　症见内热躁闷、喘咳气逆、唇焦口渴、小便赤涩、右脉浮数者，可配伍柴胡、知母、紫苏、广皮、干葛等，如柴胡地骨皮散（《症因脉治》）。

5.**热病口疮，壮热头痛，心神烦躁**　方用川升麻30g、玄参30g、黄连30g、大青30g、柴胡45g、知母30g、黄芩30g、甘草22g、地骨皮22g，捣粗罗为散，每服9g，以水250ml，入淡竹叶3~7片，煎至150ml，去滓，不计时候温服。即川升麻散（《太平圣惠方》）。

6.**耳后忽然肿痛，兼发寒热表证者，及杨梅疮初发者**　方用荆芥七分、粉草七分、连翘七分、川芎七分、羌活七分、独活七分、五加皮七分、角刺一钱、穿山甲（炒）一钱、归尾一钱、防风一钱、苍术一钱、酒防己一钱、地骨皮一钱、白鲜皮一钱三分、金银花一钱三分、土茯苓一两，水煎，加酒，食后服。即荆防败毒散（《杂病源流犀烛》）。

7.**甲型H1N1流感**　陈四清等认为甲流的治疗大法是清热解毒、宣肃肺气，临床采用麻杏石甘汤合泻白散为基本方加减治疗，药用炙麻黄3~6g、杏仁（后下）10g、生石膏（先煎）15~30g、桔梗6g、生甘草10g、桑白皮10~30g、地骨皮15g、黄芩15g、肿节风15g、重楼12g、鱼腥草15~30g、金荞麦15~30g、法半夏12g、陈皮

6g、大贝母15g。（江苏中医药，2010，03：4）

8.严重急性呼吸综合征　许建阳根据中医四诊合参，针对极期高峰期，即发病后7~14天左右，症见身热汗出、面色潮红、气促喘憋明显，或伴有紫绀、喘促烦躁，甚则不能活动、呛咳或有咯血、口干、气短乏力，证属瘀热互结，邪阻心肺者，总结出武警部队治疗的协定处方瓜蒌泻白汤，具体用药为全瓜蒌30g、桑白皮15g、地骨皮15g、葶苈子15g、半夏15g、贝母15g、桂枝9g、茯苓15g、丹参20g、生甘草6g，水煎服，2~3次/日，取得了良好的临床效果。（中医杂志，2003，11：813）

9.病毒性肝炎　周世明使用草果人中黄汤治疗乙型肝炎94例，方用草果、人中黄、地骨皮，有效率91.37%。（陕西中医，1991，09：391）

10.流行性乙型脑炎　吴积海根据乙脑后期气阴两伤的病理特点，使用加味助阴化阳汤，处方为绵黄芪12g，党参、制首乌、白芍、茯苓、地骨皮、柴胡各10g，桂枝5g，陈皮、知母、瓜蒌、泽泻各8g，鳖甲（先煎）、牡蛎（先煎）各15g，治疗乙脑后期发热，退热效果好。（四川中医，1992，04：21）

11.肺结核　张继华等采用中药肺腑汤治疗耐药性肺结核50例，该汤剂取对结核分枝杆菌有较强抑制作用的10味中草药，百部、白及、冬虫夏草、射干、黄连、地榆、鱼腥草、地骨皮、连翘、款冬花，每味20~30g，加水煎服，每次300ml，每天服用2次，疗程为3个月，可有效促进耐药肺结核病患者康复，改善患者身体免疫状况，提高耐药性肺结核病治愈率。（亚太传统医药，2016，12，09：111）

12.百日咳　彭宝丽等治疗小儿类百日咳综合征痉咳期肝肺同病，运用泻白散合黛蛤散加减，以清泄肺热、平肝降逆，处方：桑白皮10g、地骨皮10g、青黛1g、海蛤壳10g、芦根15g、桃仁5g、黄芩10g、浙贝母10g、苦杏仁（后下）10g、北沙参10g、白芍

10g、钩藤（后下）10g、百部10g、甘草片5g，治疗14天，临床疗效显著。（中国民间疗法，2022，10：69）

13.布鲁菌病　霍素梅针对布鲁菌病阴虚内热型（常见于亚急性期和慢性患者急性发作期），症见午后或夜间发热，次晨渐降、盗汗、肌肉关节酸痛、口干咽燥、大便干结、尿少色黄、舌质干红无苔或少苔、脉细数，采用滋阴清热、通经活络的治法，方用银柴胡15g、地骨皮12g、胡黄连10g、知母12g、茵陈15g、秦艽10g、生地12g、丹参12g、丹皮10g、黄柏10g、川芎12g，临床疗效显著。（北京中医，2004，01：32）

【用法用量】煎服，9~15g。

【使用注意】本品性寒，外感风寒发热或脾虚便溏者不宜用。

【化学成分】地骨皮主要含生物碱类成分：甜菜碱、苦可胺A、莨菪汀、枸杞子酰胺、阿托品等；还含有有机酸、酚类及甾醇等。

【药理研究】本品具有解热镇痛、抑菌、抗病毒、调节免疫等作用。地骨皮乙醇提取物对金黄色葡萄球菌、表皮葡萄球菌、白念珠菌、大肠埃希菌、肺炎克雷伯杆菌、甲型副伤寒沙门菌、伤寒沙门菌、福氏志贺菌、痢疾志贺菌、甲型溶血性链球菌、肺炎球菌、铜绿假单胞菌均具一定的抗菌活性。另外，其煎剂、浸膏有降压、降血糖、降血脂作用。

白　薇

（《神农本草经》）

【别名】葞，春草，芒草，白微，白幕，薇草，骨美，龙胆白薇。

【基原】本品为萝藦科植物白薇 Cynanchum atratum Bge. 或蔓生白薇 Cynanchum versicolor Bge. 的干燥根和根茎。主产于安徽、河北、辽宁。

【采收加工】春、秋二季采挖，洗净，干燥。切段。本品气微，味微苦。以根细长、心实、色淡黄者为佳。生用。

【性味归经】苦、咸，寒。归胃、肝、肾经。

【功能主治】清热凉血，利尿通淋，解毒疗疮。用于温邪伤营发热，阴虚发热，骨蒸劳热，产后血虚发热，热淋，血淋，痈疽肿毒。

【时疫古籍记载】

1.《神农本草经》 主暴中风，身热肢满，忽忽不知人，狂惑，邪气，寒热酸疢，温疟、洗洗发作有时。

2.《冯氏锦囊秘录》 白薇苦咸而寒，入心肾，利阴气，下水气。中风身热皮满、温疟寒热酸疼，狂惑鬼疰堪却，伤中淋露可除。利气益精，下水渗湿，风温灼热，多眠遗尿，热淋血厥。

3.《顾松园医镜》 凡天行热病后，余热未除，及温疟瘅疟，久而不能解者，必属阴虚，除疟邪药中，类中风除热药中，俱宜宜加入。

4.《本草便读》 白薇味苦而咸，性寒而香，故能清解血分热邪，凡一切时邪温病，热传营分，下午为盛者，最宜。

【时疫药性分析】白薇苦、咸，性寒，善入血分，有退虚热、凉血清热解毒之功，常用治温热病后期，余热未尽，耗伤阴液，见夜热早凉者。本品能清泄肺热而透邪，清退虚热而护阴，还可与解表药、养阴药配伍，用治阴虚外感，症见发热咽干、口渴心烦等。

【时疫临床应用】

1.风温，冬温 症见发热头脑痛、咽喉干、舌强胸内疼、心胸痞满、腰背强，可配伍玉竹、独活、杏仁、麻黄、川芎、甘草、青木香、石膏等，如千金葳蕤汤（《备急千金要方》）。

2.阴虚外感 症见发热咽干、口渴心烦，常与玉竹、薄荷、淡豆豉等配伍，如加减葳蕤汤（《通俗伤寒论》）。

3.流行性感冒　姜良铎使用玉竹、白薇、葱白、豆豉、薄荷、桔梗、炙甘草、生地、银花、连翘治疗阴虚外感温毒之流行性感冒，效果较好。（环球中医药，2010，06：468）

4.严重急性呼吸综合征　任继学认为此病疫毒猛烈，病随时变，施治尤贵圆通，症见自复发热者，药用白薇15g，银柴胡15g，小生地15g，当归身10g，地骨皮10g，金石斛20g，青蒿（后下）20g，藿香梗10g，郁金10g，水煎服。（中国中医药现代远程教育，2003，04：28）

5.流行性出血热　文武秀使用自拟愈血热1号方加减，具体用药为生地黄30g、牡丹皮（后下）20g、玄参15g、麦冬15g、生石膏（先煎）50g、白薇15g、知母15g、粳米30g、天花粉20g、大青叶15g、枳实15g、厚朴15g、大黄（后下）15g、甘草10g，治疗流行性出血热32例，有效率100%。（河南中医，2004，12：31）

6.布鲁菌病　杜晓阳认为由于布鲁菌病长期反复发热，必然耗损机体阴液，致阴阳平衡失调，可用清热滋阴法疗，方用银柴胡12g、白薇12g、地骨皮15g、制鳖甲（先煎）15g、玉竹15g，得到满意效果。（陕西中医，1981，05：24）

【用法用量】煎服，5~10g。外用适量。

【使用注意】本品苦寒，脾胃虚寒、食少便溏者不宜服用。

【化学成分】白薇主要含挥发油、强心苷，挥发油中主要为白薇素，强心苷中主要为甾体多糖苷。还含有糖类及脂肪酸类成分。

【药理研究】本品有抗炎、解热等作用。水提取物有祛痰、平喘作用。白薇对肺炎球菌有抑制作用。所含白薇苷有明显抗肿瘤作用。

泻下药

大 黄

(《神农本草经》)

【别名】黄良，火参，肤如，将军，锦纹，川军。

【基原】本品为蓼科植物掌叶大黄 *Rheum palmatum* L.唐古特大黄 *Rheum tanguticum* Maxim.ex Balf. 或药用大黄 *Rheum officinale* Baill. 的干燥根和根茎。掌叶大黄和唐古特大黄药材称北大黄，主产于青海、甘肃。药用大黄药材称南大黄，主产于四川。

【采收加工】秋末茎叶枯萎或次春发芽前采挖，除去细根，刮去外皮，切瓣或段，绳穿成串，干燥，或直接干燥。生用，或酒炙（饮片称酒大黄），酒炖或蒸（饮片称熟大黄），炒炭（饮片称大黄炭）用。

【性味归经】苦，寒。归脾、胃、大肠、肝、心包经。

【功能主治】泻下攻积，清热泻火，凉血解毒，逐瘀通经，利湿退黄。用于实热积滞便秘，血热吐衄，目赤咽肿，痈肿疔疮，肠痈腹痛，瘀血经闭，产后瘀阻，跌打损伤，湿热痢疾，黄疸尿赤，淋证，水肿；外治烧烫伤。

【时疫古籍记载】

1.《药性论》使，去寒热，忌冷水，味苦，甘。消食，涤五脏，通女子经候，利水肿，能破痰实，冷热结聚宿食，利大小肠贴热毒肿。主小儿寒热，时疾烦热，饮脓，破留血。

2.《日华子本草》 通宣一切气，调血脉，利关节，泄壅滞水气，四肢冷热不调，温瘴热候，利大小便，并傅一切疮疖痈毒。

3.《景岳全书》 味苦，气大寒。气味俱厚，阴中之阴，降也。有毒。其性推陈致新，直走不守，夺土郁壅滞，破积聚坚癥，疗瘟疫阳狂，除斑黄谵语，涤实痰，导瘀血，通水道，退湿热，开燥结，消痈肿。因有峻烈威风，积垢荡之顷刻。欲速者生用，汤泡便吞；欲缓者熟用，和药煎服。气虚同以人参，名黄龙汤；血虚同以当归，名玉烛散。佐以甘草、桔梗，可缓其行；佐以芒硝、厚朴，益助其锐。用之多寡，酌人实虚，假实误用，与鸩相类。

4.《得配本草》 黄芩为之使。恶干漆，忌冷水。苦，大寒。入足太阴、手足阳明、厥阴经血分。性沉而不浮，用走而不守。荡涤肠胃之邪结，祛除经络之瘀血，滚顽痰，散热毒，痘初起血中热毒盛者宜之。得杏仁，疗损伤瘀血；得生地汁，治吐血刺痛；得牡蛎、僵蚕，治时疫疙瘩恶症。配桃仁，疗女子血闭。合芒硝，治伤寒发黄；同川连，治伤寒痞满。

【时疫药性分析】本品大苦大寒，直降下行，走而不守，荡涤肠腑，推陈致新，有斩关夺门之力，善能泄热通便，疗瘟疫阳狂，除斑黄谵语。故瘟疫热邪炽盛，表里俱热，卫气同病，症见发热恶寒、头疼身痛、腹胀便结，或内传阳明之腑，阳明热盛，腑有热结，症见大热烦渴、大便燥结，甚或谵语发狂，或疫邪在肺经流连不解，传入阳明，与肠中糟粕互结，热结腑实，症见日晡潮热、腹胀硬满、大便不通、热结旁流，或疫热火毒郁闭于里，里热亢盛，症见壮热烦渴、头目身痛、胸腹满痛、大便燥结，或瘟疫邪伏膜原欲离未离，症见舌苔黄燥、心腹痞满，或热结肠腑，损耗元气，均可配伍应用。本品苦降，能使上炎之火下泄，具有清热泻火、凉血解毒之功，且有较好的活血逐瘀通经作用，既可下瘀血，又能清瘀热，故还可用于阳明热盛，热入营血，邪热胶滞，瘀血互结，高热神昏，发斑发疹。大黄亦可"破痰实"，通脏腑，降湿浊，还可用于疫毒壅肺，痰多喘促，呼吸困难，大便秘结等症。

【时疫临床应用】

1.寒疫表寒里热　风寒疫毒在表未解，温热伏于肺胃不能宣解，渐至三焦同病，症见恶寒壮热、头身疼痛、口苦咽干、二便秘涩等，可配伍防风、川芎、当归、芍药、薄荷、麻黄、连翘、芒硝、石膏、黄芩、桔梗、栀子等，如防风通圣散（《黄帝素问宣明论方》）。

2.瘟疫邪在卫气，表里同病　瘟疫初起，在内之郁热怫郁于表，或疫邪由外传里化热，出现疫邪充斥表里之卫气同病之证，症见发热恶寒、无汗或有汗、头痛项强、肢体酸痛、口渴唇焦、恶心呕吐、腹胀便结，或见精神不振、嗜睡，或烦躁不安等，可配伍白僵蚕、蝉蜕、姜黄、防风、薄荷、荆芥穗、当归、白芍、黄连、连翘、栀子、黄芩、桔梗、石膏、滑石、芒硝等，如增损双解散（《伤寒瘟疫条辨》）。

3.瘟疫热毒内传阳明之腑　症见身热烦渴、午后热甚、大便不通、频转矢气、腹满硬痛、舌苔黄厚，或热结旁流证之下利清谷、色纯青、其气臭秽、脐腹疼痛、按之坚硬有块、口舌干燥、脉滑实，或大热大烦、谵语发狂、昏不识人、大便燥结等，均可配伍枳实、厚朴、芒硝，如大承气汤（《伤寒论》）。

4.瘟疫邪热充斥内外　瘟疫热毒怫郁于里，充斥三焦，阻滞气机，清阳不升，浊阴不降，壮热头痛，口苦口渴，胸腹满痛，或其症不可名状者，或发为疙瘩瘟，大头瘟，蛤蟆瘟，以及丹毒、麻风等，可与姜黄、僵蚕、蝉蜕等配伍，如升降散（《伤寒瘟疫条辨》）。

5.温疫毒邪表里分传，膜原尚有余结　温疫邪伏膜原，欲离未离，舌苔黄燥，心腹痞满，本品可配伍达原饮，即三消饮（《温疫论·表里分传》）。

6.疫毒壅肺　瘟疫热毒壅肺，肺气不降，症见身热、咳嗽、痰涎壅盛、胸闷喘促、腹满便秘、苔黄腻或黄滑，可配伍石膏、杏仁、瓜蒌等，如宣白承气汤（《温病条辨》）。

7.阳明温病，应下失下，正虚邪实　温疫热邪，内传阳明，与糟粕相结成里实，久羁不愈，耗气伤津，致气阴两伤，症见大便秘结、腑中胀满而硬、神倦少气、口干咽燥、唇干焦裂、苔焦黄燥裂等，可配伍人参、生地、麦冬、当归、芒硝等，如新加黄龙汤（《温病条辨》卷二）。

8.阳明热盛，热入营血　阳明疫热炽盛，热入营血，邪热胶滞，瘀血互结，气血两燔，高热神昏，发斑发疹，可配伍犀角、生地、黄连、黄芩等，如犀角地黄汤（《兰台轨范》）。

9.大头瘟，瓜瓤瘟　疫热内盛，火郁于上，症见壮热面赤、唇燥舌干、烦躁谵言、胸闷气滞、大便秘结，可配伍僵蚕、连翘、薄荷、芒硝、黄连、黄芩等，如加味凉膈散（《伤寒瘟疫条辨》）。

10.瘟疫瘀血未行　瘟疫昼夜发热，日晡益甚，既投承气，昼日热减，至夜独热，由于瘀血未行者，症见少腹坚满疼痛，大便色黑而易下，小便自利，神志如狂，口干，漱水不欲咽，舌绛或有瘀斑等。方用大黄五钱、芒硝二钱、桃仁三钱、当归三钱、芍药三钱、丹皮三钱，水八杯，煮取三杯，先服一杯，得下止后服，不知再服，即桃仁承气汤（《温疫论》）。

11.流行性感冒　流行性感冒诊疗方案（2020年版）重症辨证治疗方案：毒热壅盛证，症见高热不退、烦躁不安、咳嗽、喘促短气、少痰或无痰、便秘腹胀。治以解毒清热，通腑泻肺。基本方药为宣白承气汤加味，炙麻黄9g、生石膏（先煎）45g、杏仁10g、瓜蒌30g、知母15g、鱼腥草30g、葶苈子15g、黄芩15g、浙贝母10g、生大黄（后下）6g、赤芍15g、丹皮12g，水煎服，1日2次，必要时可日服2剂，每6小时口服1次，也可鼻饲或结肠给药。（中国病毒病杂志，2021，01：1）

12.甲型H1N1流感　种宝贵等使用抗病毒药物加用中药方剂：

大黄15g、甘草20g、石膏（先煎）50g、仙鹤草30g、金银花30g、茯苓30g，治疗甲型H1N1流感重症40例，85%的患者应用此方药后，5天内呼吸困难症状缓解，69%的患者体温降至37.5℃以下，疗效明显。（中国医院药学杂志，2011，15：1269）

13. **严重急性呼吸综合征** 肖和印使用清瘟败毒饮合礞石滚痰汤加减，具体用药为生石膏（先下）30g、生地15g、水牛角（先下）30g、黄连5g、山栀10g、黄芩15g、桔梗6g、知母10g、赤芍10g、连翘15g、牡丹皮20g、生甘草6g、青礞石（先下）30g、沉香末1g、大黄5g、杏仁10g、桃仁10g，治疗非典型病原体肺炎浊热不解，气营两伤型，效果较好。（中国中西医结合杂志，2003，08：619）

14. **人禽流感** 人感染H7N9禽流感诊疗方案（2017年第1版）中医药辨证论治，属于热毒壅肺，内闭外脱证，症见高热、咳嗽、痰少难咯、憋气、喘促、咯血，或见痰中带血，伴四末不温、四肢厥逆、躁扰不安，甚则神昏谵语、舌暗红、脉沉细数或脉微欲绝，治以解毒泻肺，益气固脱，参考处方为生大黄10g、全瓜蒌30g、炒葶苈子30g、人参15g、生石膏（先煎）30g、栀子10g、虎杖15g、制附子（先煎）10g、山萸肉15g，水煎服，每日1~2剂，每4~6小时口服或鼻饲一次。（中国病毒病杂志，2017，01：1）

15. **流行性出血热** 魏兴等采用清热解毒，清营凉血，解大便利小便的方法，自拟两清排毒汤，方用白茅根、银花各15g、水牛角（先煎）30g、丹皮、玄参、连翘各12g、生地、麦冬各12~15g、大黄3~10g，治疗流行性出血热120例，治愈率97.6%。（陕西中医，2005，08：784）

16. **流行性乙型脑炎** 万容等使用大黄煎剂保留灌肠治疗流行性乙型脑炎31例，有效率96.77%。（贵阳医学院学报，2005，03：260）

17. **登革热** 罗翌等使用名老中医周仲瑛教授的清气凉营汤，方用大青叶、生石膏（先煎）、白茅根、野菊花、青蒿（后下）各

30g，金银花、知母各10g，淡竹叶、大黄各10g，治疗登革热18例，具有良好的退热效果，首次退热时间平均仅为6.2小时，而且退热后未出现明显的体温复升，大部分患者的头痛及肌肉、骨节酸痛等症状改善明显，同时可能对白细胞及血小板的复常有一定的促进作用。（新中医，2003，07：33）

18.流行性脑脊髓膜炎　南安县中医研究所使用三黄合剂（生石膏，黄连，黄芩，大黄）预防注射1464人，无一人发病。（福建中医药，1960，02：27）

19.百日咳　许耀恒等使用泄胃肃肺法治疗百日咳，属燥热结滞胃腑，邪热上扰，肺受熏灼，肺气不降之证，症见痉咳阵作，咳声连续不已、咳剧则呕、腹满胀痛、大便秘结、脉沉有力、舌红苔黄，方用小陷胸汤合宣白承气汤加减，药用大黄、厚朴、枳实、瓜蒌仁、葶苈子、半夏、莱菔子。（成都中医学院学报，1993，01：26）

20.白喉　钱见逸使用白喉验方，药用生石膏（先煎）八两、生大黄五钱、生甘草五钱、龙胆草五钱、胡黄连五钱、淡黄芩五钱，治疗白喉阳明热毒证37例，治愈率83.78%。（江苏中医，1966，01：9）

21.猩红热　王静在西医常规抗感染基础上加用升降散加减，方用蝉蜕6~9g、僵蚕6~9g、姜黄6~9g、生大黄6~9g，辅助治疗小儿猩红热33例，每日口服1剂，分2~3次服用。有效率93.9%。（中医儿科杂志，2016，05：49）

22.流行性腮腺炎　孙翠萍使用大黄芒硝外敷，每次贴敷1小时，每天1次，同时联合"消腮茶"口服治疗流行性腮腺炎30例，效果优于西医常规治疗。（江苏中医药，2018，03：50）

【用法用量】煎服，3~15g。外用适量，研末敷于患处。生大黄泻下力较强，欲攻下者宜生用，入汤剂不宜久煎，或用开水泡服，久煎则泻下力减弱。酒大黄善清上焦血分热毒，用于目赤咽肿，齿龈肿痛；熟大黄泻下力缓，泻火解毒，用于火毒疮疡。大黄炭凉血化瘀止血，用于血热有瘀之出血证。

【使用注意】孕妇及月经期、哺乳期慎用。又本品苦寒，易伤胃气，脾胃虚弱者亦应慎用。

【化学成分】大黄主要成分为蒽醌衍生物，主要包括蒽醌苷和双蒽醌苷。双蒽醌苷中有番泻苷A、B、C、D、E、F；游离型的苷元有大黄酸、大黄酚、大黄素、芦荟大黄素、大黄素甲醚等。另含鞣质类物质、有机酸和雌激素样物质等。《中国药典》规定本品含芦荟大黄素（$C_{15}H_{10}O_5$）、大黄酸（$C_{15}H_8O_6$）、大黄素（$C_{15}H_{10}O_5$）、大黄酚（$C_{15}H_{10}O_4$）和大黄素甲醚（$C_{16}H_{12}O_5$）的总量不得少于1.5%。

【药理研究】大黄能增加肠蠕动，抑制肠内水分吸收，促进排便；大黄有抗感染作用，对多种革兰阳性和阴性菌均有抑制作用，其中最敏感的为葡萄球菌和链球菌，其次为白喉棒状杆菌、伤寒和副伤寒杆菌、肺炎球菌、志贺菌属等；对流行性感冒病毒、带状疱疹病毒也有抑制作用。本品还有止血、利尿、利胆、保肝、降压、降血脂、调节免疫等作用。

芒　硝
《名医别录》

【别名】朴硝，玄明粉，元明粉。

【基原】本品为硫酸盐类矿物芒硝族芒硝，经加工精制而成的结晶体。主含含水硫酸钠（$Na_2SO_4 \cdot 10H_2O$）。主产于沿海各产盐区及四川、内蒙古、新疆等内陆盐湖。

【采收加工】将天然芒硝（朴硝）用热水溶解，滤过，放冷析出结晶，通称"皮硝"。取适量鲜萝卜，洗净，切成片，置锅中，加适量水煮透，捞出萝卜，再投入适量天然芒硝共煮，至全部溶化，取出过滤或澄清以后取上清液，放冷，待结晶大部分析出，取出置避风处适当干燥，即为芒硝，其结晶母液经浓缩后可继续析出结晶，直至不再析出结晶为止。芒硝经风化失去结晶水而成白色粉末称玄明粉（元明粉）。

【性味归经】咸、苦，寒。归胃、大肠经。

【功能主治】泻下通便，润燥软坚，清火消肿。用于实热积滞，腹满胀痛，大便燥结，肠痈肿痛；外治乳痈，痔疮肿痛。

【时疫古籍记载】

1.《名医别录》 主治五脏积聚，久热胃闭，除邪气，破留血，腹中痰实结搏，通经脉，利大小便及月水，破五淋，推陈致新。

2.《药性论》 主时疾热壅，能散恶血。

3.《药性解》 主六腑积聚燥结，留血闭藏，天行疫痢，伤寒发狂，停痰作痞，肠风痔漏，推陈致新，解诸石药毒，种种实热，悉可泻除，能堕胎孕。

4.《本草再新》 涤三焦肠胃湿热，推陈致新，伤寒疫痢，积聚结癖，停痰淋闭，瘰疬疮肿，目赤障翳，通经堕胎。

【时疫药性分析】芒硝性寒能清热，苦以降泄，咸以润燥软坚，能清火消肿、泻下攻积，可用治时疾热壅、天行疫痢、伤寒发狂、停痰作痞、肠风痔漏、积聚结癖等，种种实热，悉可泻除，具有推陈致新之能。

【时疫临床应用】

1.寒疫表寒里热 风寒疫毒在表未解，温热伏于肺胃不能宣解，渐至三焦同病，症见恶寒壮热、头身疼痛、口苦咽干、二便秘涩等，可配伍防风、川芎、当归、芍药、薄荷、麻黄、连翘、大黄、石膏、黄芩、桔梗、栀子等，如防风通圣散（《黄帝素问宣明论方》）。

2.瘟疫邪在卫气，表里同病 瘟疫初起，在内之郁热怫郁于表，或疫邪由外传里化热，出现疫邪充斥表里的卫气同病之证，症见发热恶寒、无汗或有汗、头痛项强、肢体酸痛、口渴唇焦、恶心呕吐、腹胀便结，或见精神不振、嗜睡，或烦躁不安等，可配伍白僵蚕、蝉蜕、姜黄、防风、薄荷、荆芥穗、当归、白芍、黄连、连翘、栀子、黄芩、桔梗、石膏、滑石、大黄等，如增损双解散（《伤寒瘟疫条辨》）。

3.瘟疫热毒内传阳明之腑　症见身热烦渴、午后热甚、大便不通、频转矢气、腹满硬痛、舌苔黄厚，或热结旁流证、下利清谷、色纯青、其气臭秽、脐腹疼痛、按之坚硬有块、口舌干燥、脉滑实，或大热大烦、谵语发狂、昏不识人、大便燥结等，均可配伍大黄、枳实、厚朴，如大承气汤（《伤寒论》）。

4.瘟疫热邪内传阳明，应下失下，正虚邪实　瘟疫热邪，内传阳明，与糟粕相结成里实，久羁不愈，耗气伤津，致气阴两伤，症见大便秘结、腑中胀满而硬、神倦少气、口干咽燥、唇干焦裂、苔焦黄燥裂等，可配伍人参、生地、麦冬、当归、大黄等，如新加黄龙汤（《温病条辨》卷二）。

5.大头瘟，瓜瓤瘟　疫热内盛，火郁于上，症见壮热面赤、唇燥舌干、烦躁谵言、胸闷气滞、大便秘结，可配伍僵蚕、连翘、薄荷、大黄、黄连、黄芩等，如加味凉膈散（《伤寒瘟疫条辨》）。

6.瘟疫瘀血未行　瘟疫昼夜发热，日晡益甚，既投承气，昼日热减，至夜独热，由于瘀血未行者，症见少腹坚满疼痛、大便色黑而易下、小便自利、神志如狂、口干、漱水不欲咽、舌绛或有瘀斑等。方用大黄五钱、芒硝二钱、桃仁三钱、当归三钱、芍药三钱、丹皮三钱，水八杯，煮取三杯，先服一杯，得下止后服，不知再服，即桃仁承气汤（《温疫论》）。

7.流行性腮腺炎　孙翠萍使用大黄芒硝外敷，每次贴敷1小时，每天1次，同时联合"消腮茶"口服治疗流行性腮腺炎30例，效果优于西医常规治疗。（江苏中医药，2018，03：50）

【用法用量】6~12g，一般不入煎剂，待汤剂煎好后，溶入汤液中服用。外用适量。

【使用注意】孕妇、哺乳期慎用；不宜与硫黄、三棱同用。

【化学成分】芒硝主要含硫酸钠（Na_2SO_4），还含有少量氯化钠、硫酸镁、硫酸钙等无机盐。《中国药典》规定本品含硫酸钠（Na_2SO_4）不得少于99%。

【药理研究】芒硝所含的主要成分硫酸钠，其硫酸根离子不易被肠壁吸收，存留肠内形成高渗溶液，阻止肠内水分的吸收，使肠内容积增大，引起机械刺激，促进肠蠕动而致泻。

祛风湿药

威灵仙

《新修本草》

【别名】铁脚威灵仙，灵仙，百条根，老虎须，铁扫帚。

【基原】本品为毛茛科植物威灵仙 *Clematis chinensis* Osbeck、棉团铁线莲 *Clematis hexapetala* Pall. 或东北铁线莲 *Clematis manshurica* Rupr. 的干燥根及根茎。主产于辽宁、吉林、黑龙江、山东。

【采收加工】秋季采挖，除去泥沙，晒干，切段。生用。

【性味归经】辛、咸，温。归膀胱经。

【功能主治】祛风湿，通经络。用于风湿痹痛，肢体麻木，筋脉拘挛，屈伸不利。

【时疫古籍记载】《开宝本草》 主诸风，宣通五脏，去腹内冷滞，心膈痰水，久积癥瘕，痃癖气块，膀胱宿脓恶水，腰膝冷疼，及疗折伤。久服之，无温疫疟。

【时疫药性分析】本品辛温，辛以行气，温散寒邪，其性善走，既祛在表之风，又化在里之湿，通经达络，可导可宣，能祛风除湿、通经络而止痛，《本草经疏》言其治"寒湿、心膈痰水，乃饮停于上、中二焦"之"腹内冷滞"，《本草求真》云："威灵……黄疸浮肿……服此性极快利。通经达络，无处不到。"风、寒、湿之时疫邪气均可配伍应用。故久服之，无温疫疟。

【时疫临床应用】

1.**祛风气，辟温疫** 威灵仙（去土）四两，防风（去叉）二两，枳壳（去瓤，麸炒）、黄芪（锉）各半两，为散。每服二钱匕，麝香热米饮调下，日可二服，不拘时候。（《圣济总录》）

2.**外感愈后** 发烧已退，表邪已解，惟周身酸痛不适，倦怠无力，缠绵不愈，方用桑叶10g、桑枝20g、秦艽6g、忍冬藤15g、竹茹12g、僵蚕10g、威灵仙5g，即舒络祛风汤（《温病刍言》）。

3.**湿温病湿伏膜原，寒热轻减未清** 症见腰酸、头胀、脘闷、呕恶酸苦、脉弦、舌苔灰黄而糙，膜原伏湿濡滞，仍以宣化，方用达原饮加减，加秦艽、威灵仙。（《王仲奇医案》）

4.**恶风，大风癞疾** 威灵仙（去土）二两，丹参六两，羌活（去芦头）一两，独活（去芦头）一两，苍耳四两，淫羊藿、玄参、人参、沙参各二两，紫参一两，甘草一两（生用），黄芩（去黑心）半两，为散。每服三钱匕，食后临卧用温熟水调下。若身体无疮，眼瞳仁不断，鼻梁不塌，服之一月可愈。（《圣济总录》）

5.**湿热证，三四日即口噤，四肢牵引拘急，甚则角弓反张，此湿热侵入经络脉遂中** 宜鲜地龙、秦艽、威灵仙、滑石、苍耳子、丝瓜藤、海风藤、酒炒黄连等味。（《温热病篇》）

6.**疟疾** 威灵仙，以酒一盏，水一盏，煎至一盏，临发温服。（《本草原始》）

7.**流行性腮腺炎** 杨家贵用普济消毒饮治疗流行性腮腺炎：黄芩6g、黄连3g、连翘6g、板蓝根15g、升麻6g、牛蒡子15g、马勃9g、桔梗9g、僵蚕9g、夏枯草12g、石膏（先煎）20g、威灵仙12g、甘草6g。外搽威灵仙浸泡液，每2~3小时1次。经内服4剂，外搽5日而愈。（中医杂志，2006，07：491）

8.**急性黄疸型传染性肝炎** 将威灵仙根烘干研成细粉，每次取三钱与鸡蛋1个搅匀，用菜油或麻油煎后服用。每天3次，连服3天。忌牛肉、猪肉及酸辣。治疗15例，14例治愈。（中华临床中药

学，1998：693）

9.丝虫病　鲜威灵仙根一斤切碎，加水煎煮半小时后取汁，再和入红糖一斤、白酒二两煎熬片刻。总药量在5天内分10次服完，每日早晚各1次，小儿用量酌减。（中华临床中药学，1998，694）

【用法用量】煎服，6~10g。消骨鲠可用30~50g。

【使用注意】本品辛散走窜，气血虚弱者慎服。

【化学成分】威灵仙主要含原齐墩果酸、常春藤皂苷元、原白头翁素、棕榈酸等。《中国药典》规定本品含齐墩果酸（$C_{30}H_{48}O_3$）不得少于0.3%。

【药理研究】威灵仙有镇痛抗炎、抗疟、利胆等作用；原白头翁素对革兰阳性、阴性菌和真菌都有较强的抑制作用。

徐长卿

（《神农本草经》）

【别名】鬼督邮，寮刁竹，逍遥竹，瑶山竹，了刁竹，对节莲，竹叶细辛，铜锣草，一枝香，英雄草，痢止草。

【基原】本品为萝藦科植物徐长卿 Cynanchum paniculatum（Bge.）Kitag. 的干燥根和根茎。全国大部分地区均产。

【采收加工】秋季采挖，除去杂质，阴干，切段。生用。

【性味归经】辛，温。归肝、胃经。

【功能主治】祛风，化湿，止痛，止痒。用于风湿痹痛，胃痛胀满，牙痛，腰痛，跌仆伤痛，风疹、湿疹。

【时疫古籍记载】

1.《神农本草经》　主鬼物，百精，蛊毒，疫疾邪恶气，温疟。久服，强悍轻身。

2.《冯氏锦囊秘录》　徐长卿去虫毒疫疾，杀鬼物精邪，祛温疟逐恶气。

3.《本草纲目》 徐长卿亦治疫疾、邪恶气、温疟等。时珍曰：《抱朴子》言：上古辟瘟疫有徐长卿散，良效。今人不知用此。

【时疫药性分析】本品有辛散温通之用。《中国药植志》载其："治一切痧症和肚痛，胃气痛，食积，霍乱。"广州部队《常用中草药手册》云其："祛风止痛，解毒消肿，温经通络。"《中药大辞典》载其功能镇痛、止咳、利水消肿，活血解毒；治慢性气管炎、腹水、水肿、痢疾、肠炎、跌打损伤、湿疹、荨麻疹、毒蛇咬伤。总之，以其除湿、解毒之功，广泛用于山岚湿毒邪气所致痧胀、霍乱、痢疾等疫病。

【时疫临床应用】

1.治恶心痛，闷绝欲死 鬼督邮（末）一两、安息香（酒浸，细研，去滓，慢火煎成膏）一两。上药，以安息香煎和丸如梧桐子大。不计时候，以醋汤下十丸。（《圣惠方》）

2.治痢疾，肠炎 痢止草一至二钱。水煎服，每天一剂。（《全展选编·传染病》）

3.甲型H1N1流感 唐莎莎通过临床回顾性调研分析，中医辨证分型治疗甲型H1N1流感，对于寒热错杂型，症见恶寒发热、热多寒少、咳嗽，治以清热解毒，止咳平喘。参考方药为麻黄6g、桂枝10g、白芍15g、杏仁6g、甘草12g、生石膏（先煎）30g、徐长卿12g、野菊花20g、连翘30g。水煎服，每日1剂，连服3至5剂。（贵阳中医学院学报，2010，1：53）

【用法用量】煎服，3~12g，入煎剂宜后下。

【使用注意】徐长卿芳香，入煎剂不宜久煎。体弱者慎服。

【化学成分】徐长卿主要含丹皮酚，异丹皮酚，β-谷甾醇，徐长卿苷等。《中国药典》规定本品含丹皮酚（$C_9H_{10}O_3$）不得少于1.3%。

【药理研究】徐长卿体外对金黄色葡萄球菌、甲型溶血性链球菌、福氏志贺菌、伤寒沙门菌、铜绿假单胞菌及大肠埃希菌等均有抑制作用。有调节免疫作用，其多糖有较强的促脾细胞和淋巴细胞增殖的作用。徐长卿水煎剂具有抗炎镇痛作用。其有效成分丹皮酚可缓解心肌缺血，并能降血压、降血脂。徐长卿注射液可使豚鼠离体回肠张力下降，并可对抗氧化钡引起的回肠强烈收缩。

秦　艽

（《神农本草经》）

【**别名**】秦胶，秦纠，左秦艽，大艽，左宁根，左扭。

【**基原**】本品为龙胆科植物秦艽 *Gentiana macrophylla* Pall.、麻花秦艽 *Gentiana straminea* Maxim.、粗茎秦艽 *Gentiana crassicaulis* Duthie ex Burk. 或小秦艽 *Gentiana dahurica* Fisch. 的干燥根。前三种按性状不同分别习称"秦艽"和"麻花艽"，后一种习称"小秦艽"。主产于甘肃、青海、内蒙古、陕西、山西。

【**采收加工**】春、秋二季采挖，除去泥沙；秦艽及麻花艽晒软，堆置"发汗"至表面呈红黄色或灰黄色时，摊开晒干，或不经"发汗"直接晒干；小秦艽趁鲜时搓去黑皮，晒干，切厚片。生用。

【**性味归经**】辛、苦，平。归胃、肝、胆经。

【**功能主治**】祛风湿，清湿热，止痹痛，退虚热。用于风湿痹痛，中风半身不遂，筋脉拘挛，骨节酸痛，湿热黄疸，骨蒸潮热，小儿疳积发热。

【**时疫古籍记载**】《景岳全书》　味苦，性沉寒，沉中有浮，手足阳明清火药也。治风寒湿痹，利小水，疗通身风湿拘挛，手足不遂，清黄疸，解温疫热毒，除口噤牙疼口疮、肠风下血，及虚劳骨蒸发热、潮热烦渴，及妇人胎热、小儿疳热瘦弱等证。

【**时疫药性分析**】本品辛散苦泄，微寒清热，善"去阳明之湿热"(《本草纲目》),"宣通诸府,引导湿热,直走二阴而出"(《本草正义》),有清热除湿,利胆退黄之效,多用于湿热黄疸。本品又能清热除蒸,兼退虚热,还可用治温疫热毒,邪伏阴分,以及痨热咳嗽,潮热盗汗,夜热早凉。

【时疫临床应用】

1.湿热证,三四日即口噤,四肢牵引拘急,甚则角弓反张,此湿热侵入经络脉遂中　宜鲜地龙、秦艽、威灵仙、滑石、苍耳子、丝瓜藤、海风藤、酒炒黄连等味。(《温热病篇》)

2.急性黄疸型传染性肝炎　顾松鹤等以秦艽为主(热重型加黄芩、连翘,湿重型加苍术、白术、厚朴)治疗小儿急性黄疸型传染性肝炎,获得较好的疗效。(上海中医药杂志,1965,07:10)

3.病毒性感冒　朱守庆运用秦艽鳖甲饮治疗病毒性感冒36例,症见低热自汗出,全身倦怠乏力,食欲不振,形体日渐消瘦,或骨蒸潮热盗汗,朝轻暮重,诸药不验,查无其他异常病变者,药物组成:柴胡15g,炙鳖甲(先煎)25g,生石膏(先煎)30g,秦艽、青蒿(后下)、当归、知母、升麻、防风各10g,薄荷(后下)、甘草各6g,取得较满意疗效。(江苏中医,1992,07:4)

4.肺结核发热　韩鸥等采用秦艽鳖甲汤治疗结核性发热,选取秦艽10g、青蒿(后下)10g、当归10g、柴胡10g、百部10g、知母15g、鳖甲(先煎)20g,能够有效控制患者体温,缓解咳嗽、盗汗症状,疗效显著。(中国医药指南,2017,31:213)

【用法用量】煎服,3~10g。

【化学成分】秦艽主要含秦艽碱甲、乙、丙,龙胆苦苷,当药苦苷,马钱苷酸等。《中国药典》规定本品含龙胆苦苷($C_{16}H_{20}O_9$)和马钱苷酸($C_{16}H_{24}O_{10}$)的总量不得少于2.5%。

【药理研究】本品对流行性感冒病毒、细菌、真菌皆有一定的抑制作用。用乙醇提取秦艽可应用于抗炎、镇痛;还可降低胸腺指数,有抗组胺作用。龙胆苦苷能抑制CCl_4所致转氨酶升高,具有抗肝炎作用。

防 己

(《神农本草经》)

【别名】粉防己，粉寸己，汉防己，石蟾蜍，蟾蜍薯，倒地拱。

【基原】本品为防己科植物粉防己 *Stephania tetrandra* S. Moore 的干燥根。习称"汉防己"。主产于浙江、江西、安徽、湖北。

【采收加工】秋季采挖，洗净，除去粗皮，晒至半干，切段，个大者再纵切，干燥，切厚片。

【性味归经】苦，寒。归膀胱、肺经。

【功能主治】祛风止痛，利水消肿。用于风湿痹痛，水肿脚气，小便不利，湿疹疮毒。

【时疫古籍记载】

1.《神农本草经》 主风寒，温疟，热气，诸痫，除邪，利大小便。

2.《名医别录》 疗水肿、风肿，去膀胱热，伤寒寒热邪气，中风手脚挛急，止泄，散痈肿恶结，（治）诸瘑疥癣虫疮，通腠理，利九窍。

3.《本草经解》 主风寒温疟热气诸痫，除邪，利大小便。风寒温疟者，感风寒而患但热不寒之疟也；诸痫热气者，心有热而患一切风痫也。温热皆为阳邪，痫疟皆属风木，防己气平可以清阳邪，味辛可以平风木，而消风痰也。

【时疫药性分析】本品苦寒泻热，又能降泄，功能清热祛风、利水消肿，故可用于感邪而患但热不寒之疟。既能清热，又能利水除湿，故又常用于湿热邪毒内蕴之支饮喘满，鼓胀水肿。

【时疫临床应用】

1.风水脉浮，身重汗出恶风者 可黄芪、白术、生姜、甘草等同用，如防己黄芪汤（《金匮要略》）。

2.膈间支饮，其人喘满，心下痞坚，面色黧黑，其脉沉紧，得之数十日，医吐下之不愈　可与石膏、桂枝、人参等配伍，如木防己汤（《金匮要略》）。

3.水鼓胀　汉防己一两、生姜五钱。同炒，随入水煎服，半饥时饮之。（《本草汇言》）

4.急性传染性黄疸型肝炎　鹿邑县人民医院以清肝利胆注射液为主，并用VB_1和VC，治疗轻型急性传染性黄疸型肝炎30例，清肝利胆注射液的药物组成为败酱草、茵陈、板蓝根、栀子、金银花、防己等比例，制成注射剂，每次肌内注射2ml，一日2次。全部患者症状、体征均消失，肝功能指标均正常，取得较好疗效。（中原医刊，1982，03：129）

【用法用量】煎服，5~10g。

【使用注意】本品苦寒易伤胃气，胃纳不佳及阴虚体弱者慎服。

【化学成分】防己主含粉防己碱（即汉防己甲素）；防己诺灵碱；轮环藤酚碱；氧防己碱；防己斯任碱等。《中国药典》规定本品含粉防己碱（$C_{38}H_{42}N_2O_6$）和防己诺林碱（$C_{37}H_{40}N_2O_6$）的总量不得少于1.6%，饮片不得少于1.4%。

【药理研究】防己有明显的解热、抗炎、镇痛、抗过敏性休克、利尿、降压、松弛肌肉等多种作用。

化湿药

广藿香
（《名医别录》）

【别名】枝香，土藿香，川藿香，火香，正香，南藿香，海南香，排香草，野藿香，怛罗香，迦算香，玲珑藿去病。

【基原】为唇形科多年生草本植物广藿香*Pogostemon cablin*（Blanco）Benth.的干燥全草。主产于广东。

【采收加工】枝叶茂盛时采割，日晒夜闷，反复至干。生用。

【性味归经】辛，微温。归脾、胃、肺经。

【功能主治】芳香化浊，和中止呕，发表解暑。用于湿浊中阻，脘痞呕恶，暑湿表证，湿温初起，发热倦怠，胸闷不舒，寒湿闭暑，腹痛吐泻，鼻渊头痛。

【时疫古籍记载】

1.《本草正义》 藿香，清芬微温，善理中州湿浊痰涎，为醒脾快胃、振动清阳妙品……芳香能助中州清气，胜湿辟秽，故为暑湿时令要药……藿香芳香而不嫌其猛烈，温煦而不偏于燥热，能祛除阴霾湿邪而助脾胃正气，为湿困脾阳、怠倦无力、饮食不甘、舌苔浊垢者最捷之药……盖疠疫以气染人，无非湿浊秽腐之熏蒸，感之者，由口鼻吸入，胃先受之。芳香得清气之正，而藿香气味和平，不嫌辛燥，故助脾胃而无流弊……藿香虽不燥烈，然究是以气用事，惟舌有浊垢，而漾漾欲泛者最佳。若舌燥光滑，津液不布者，咸非所宜。

2.《本经逢原》 藿香入手足太阴，芳香之气，助脾醒胃，故能止呕逆，开胃进食，温中快气，去瘴气，止霍乱，治心腹痛。凡时行疫疠，山岚瘴疟，用此醒脾健胃，则邪气自无容而愈矣。但阴虚火旺，胃虚作呕，内无留滞者不可用，恐反伤正气，引邪内入。江浙土产者，伐胃消食，其茎能耗气，用者审之。

【时疫药性分析】本品功能芳香化浊，和中止呕，发表解暑。可用于暑月外感风寒，内伤生冷所致的恶寒发热，头痛脘痞，呕恶泄泻，肢体倦怠等暑湿表证、湿温初起者；若湿温病湿热并重，症见发热倦怠、胸闷腹胀、肢酸咽痛、身目发黄、颐肿口渴、小便短赤者，多配伍清热利湿之品同用，也可取效；若寒湿犯表，阻遏中焦，症见恶寒发热、干咳、头痛、胸脘痞闷、四肢倦怠、恶心呕吐的寒湿疫证，也可配伍发表宣肺、散寒除湿之品同用；本品还能芳香化浊辟秽，通利九窍，能散邪气，辟恶毒，而解时疫，以治山岚瘴气，不伏水土，寒热作疟的瘴疟证。本品辛温芳香，辛散而不峻烈，微温而不燥热，既能发散表寒，又可化湿祛浊，调畅中焦，适当配伍，是广泛用治暑湿表证、湿阻中焦、湿温初起、湿温化热、寒湿疫病的常用药。

【时疫临床应用】

1.暑湿证 藿香性温而不燥，既能散表寒又可化湿浊，对于暑月外感风寒、内伤生冷而致的恶寒发热、头痛脘痞、呕恶泄泻等症甚为适宜。常与紫苏、半夏、厚朴等同用，如藿香正气散（《太平惠民和剂局方》）。

2.湿温病初起 症见身热不渴、肢体倦怠、胸闷口腻、脉濡缓者，可与半夏、杏仁、茯苓、厚朴等同用，方如藿朴夏苓汤（《医原》）。

3.湿温时疫 时毒疠气，邪从口鼻皮毛而入，病从湿化者，邪在气分，湿热并重，症见发热倦怠、胸闷腹胀、肢酸咽痛、身目发黄、颐肿口渴、小便短赤、泄泻淋浊、舌苔白或厚腻或干黄、脉濡数或滑数，可配伍滑石、黄芩、茵陈、川贝母、木通、藿香、连翘、白蔻仁、薄荷、射干等，如甘露消毒丹（《温热经纬》）。

4. 瘴疟　本品芳香化浊辟秽，通利九窍，能散邪气、辟恶毒，而解时疫，以治山岚瘴气，不伏水土，寒热作疟等症，如《鸡峰普济方》以高良姜伍用组成藿香散，治疗疟疾诸症。

5. 流行性感冒　韩晓平采用藿香正气液联合磷酸奥司他韦治疗流行性感冒，总有效率为97.44%。（中国现代药物应用，2016，18：139）

6. 甲型H1N1流感　冯天保等自拟藿香温菊饮治疗广州地区风热夹湿型流行性感冒患者136例，药物组成为广藿香15g、野菊花6g、温郁金9g，水煎煮30分钟，复煎1次，合并2次煎液，每天1剂，分2次服用，饭后30分钟温服，治疗3天为1个疗程，可快速改善流感症状，临床疗效明显。（中华中医药杂志，2012，08：2234）

7. 手足口病　杨玉红等采用利巴韦林加用藿香正气口服液治疗小儿手足口病80例，取得满意的疗效。（中成药，2009，04：501）

8. 细菌性痢疾　夏小健采用藿香正气液治疗细菌性痢疾40例，症见发热、腹痛腹泻、里急后重、脓血便或黏液便，左下腹压痛，疗效肯定，无毒副作用。（北方药学，2012，04：12）

9. 严重性呼吸综合征　贾建伟等认为早期属于湿热并重者，治宜芳香化湿、开达膜原，应用藿朴夏苓汤合达原饮加减，组成抗非典I号用于早期发热病人，处方如下：藿香15g、厚朴15g、半夏15g、茯苓30g、佩兰15g、苏子12g、黄芩10g、瓜蒌30g、桔梗12g、生甘草10g、白花蛇舌草15g、竹茹15g、草果6g、槟榔10g，12例患者病情均得到有效控制，平均退热时间6.2天。（中医药防治SARS学术交流专辑.国家中医药管理局：中国中西医结合学，2003：302）

【用法用量】煎服，3~10g。

【使用注意】阴虚血燥者不宜用。

【化学成分】广藿香茎叶含挥发油，油中主要成分为广藿香醇等。全草含多种黄酮类成分。尚含木栓酮、表木栓醇、齐墩果酸、β-谷甾醇、胡萝卜苷、生物碱类等。

【药理研究】广藿香酮对青霉菌等多种真菌有明显的抑制作用。广藿香叶鲜汁对金黄色葡萄球菌、白色葡萄球菌及枯草杆菌的生长也有一定的抑制作用。其所含挥发油能促进胃液分泌，增强消化力，对胃肠有解痉作用。此外，尚有收敛止泻、扩张微血管而略有发汗等作用。

苍 术

《神农本草经》

【别名】赤术，马蓟，青术，仙术。

【基原】本品为菊科植物茅苍术 *Atractylodes lancea*（Thunb.）DC. 或北苍术 *Atractylodes chinensis*（DC.）Koidz. 的干燥根茎。主产于江苏、河南、河北、山西、陕西，以产于江苏茅山一带者质量最好，故名茅苍术。

【采收加工】春、秋二季采挖，除去泥沙，晒干，撞去须根。生用或麸炒用。

【性味归经】辛、苦，温。归脾、胃、肝经。

【功能主治】燥湿健脾，祛风散寒，明目。用于湿阻中焦，脘腹胀满，泄泻，水肿，脚气痿躄，风湿痹痛，风寒感冒，夜盲，眼目昏涩。

【时疫古籍记载】

1.《景岳全书·本草正》 苍术其性温散，故能发汗宽中，调胃进食，去心腹胀疼、霍乱呕吐，解诸郁结，逐山岚寒疫，散风眩头疼，消痰癖气块、水肿胀满。其性燥湿，故治冷痢冷泄滑泻肠风、寒湿诸疮。

2.《药品化义》苍术，味辛主散，性温而燥，燥可去湿，专入脾胃。主治风寒湿痹，山岚瘴气，皮肤水肿，皆辛烈逐邪之功也。统治三部之湿，若湿在上焦，易生湿痰，以此燥湿行痰；湿在中焦，滞气作泻，以此宽中健脾；湿在下部，足膝痿软，以此同黄柏治痿，能令足膝有力。取其辛散气雄，用之散邪发汗，极其畅快。

3.《医学入门》苍以色言，无毒，浮而升，阳也。入足阳明太阴经。主风寒湿痹、死肌痉疸，逐皮间风水结肿、心下满闷、腹中胀痛窄狭，消痰饮、痃癖、气块，祛疟，除瘟疫、山岚瘴气，止霍乱吐泻不止。……丹溪云：辛散雄壮，发汗甚速。以黄柏、牛膝、石膏下行之药引之，则治下焦湿疾；入平胃散，能祛中焦湿疾，而平胃中有余之气；入葱白、麻黄之类，则能散肉分至皮表之邪。

4.《本草正义》苍术气味雄厚，较白术愈猛，能彻上彻下，燥湿而宣化痰饮。最能驱除秽浊恶气，故时疫之病多用之。阴霾之域，久旷之屋，宜焚此物而后居人，亦此意也。凡湿困脾阳，倦怠嗜卧，肢体酸软，胸膈满闷，甚至膜胀而舌浊厚腻者，非茅术芳香猛烈，不能开泄，而痰饮弥漫，亦非此不化。夏秋之交，暑湿交蒸，湿温病寒热头胀如裹，或胸痞呕恶，皆须茅术、藿香、佩兰叶等香燥醒脾，其应如响。

5.《本草求真》辟恶，时珍曰：陶隐居言术能除恶气，弥灾沴，故今病疫及岁旦人家，往往烧苍术以辟邪气。

6.《本草新编》气辛，味厚，性散能发汗，入足阳明、太阴经。亦能消湿，去胸中冷气，辟山岚瘴气，解瘟疫湿鬼之气，尤善止心疼。

【时疫药性分析】本品辛香燥烈，味辛主散，性温而燥，能开肌腠而发汗，祛肌表之风寒表邪，苦温燥湿以祛湿浊，辛香健脾以和脾胃，能辟山岚瘴气，解瘟疫湿鬼之气，驱除秽浊恶气，故可用治寒湿疫病侵袭肺胃，症见恶寒发热、头重如裹、肢体酸痛，或一身尽痛、脘腹胀闷、呕恶食少、吐泻乏力，或湿热疫毒壮热面赤、汗多口渴、烦躁气粗、脘痞身重、苔黄微腻。民间每于阴历端午节用苍术与白芷在室内同燃，用以辟疫。

【时疫临床应用】

1.辟瘟疫邪气　苍术倍用，羌活、独活、白芷、香附、大黄、甘松、山奈、赤箭、雄黄各等份。上为末，面糊为丸，如弹子大，黄丹为衣，晒干，正月初一平旦时焚一炷，辟除一岁瘟疫邪气。如神圣辟瘟丹（《古今医鉴》卷三）。

2.除秽祛疫　苍术、降真香各等份，共末，揉入艾叶内，绵纸卷筒，烧之，即苍降反魂香（《松峰说疫》）。

3.辟一切秽恶邪气　苍术、乳香、甘松、细辛、芸香、降真香各等份，糊为丸豆大。每用一丸焚之，良久又焚一丸，略有香气即妙，能辟一切秽恶邪气，即避瘟丹（《松峰说疫》）。

4.四时瘟疫　症见头痛项强、发热憎寒、身体疼痛，及伤风、鼻塞声重、咳嗽头昏，用苍术（米泔浸一宿，切，焙）五两，藁本（去土）、香白芷、细辛（去叶、土）、羌活（去芦）、川芎、甘草（炙）各一两。上为细末。每服三钱，水一盏，生姜三片，葱白三寸，煎七分，温服，不拘时。如觉伤风鼻塞，只用葱茶调下，即神术散（《太平惠民和剂局方》）。

5.风寒湿疫　外感风寒，内伤生冷之胸腹痞闷、呕吐恶食、头身疼痛、肩背拘急，用苍术、桔梗各600g，枳壳、陈皮各180g，芍药、白芷、川芎、当归、甘草、肉桂、茯苓、半夏（汤泡）各90g，厚朴、干姜各120g，麻黄（去根、节）180g，做成散剂，每服9g，水150ml，姜3片，煎至75ml，热服。如五积散（《仙授理伤续断秘方》）。

6.伤寒疫疠传染　症见头目昏重、项膂拘急、胸膈不通，用玄参（炒）五两、苍术（炒）三两、川芎（炒）一两、白芷（炒）一两、羌活（去芦头，生用）一两、甘草（炙，锉）一两、乌头（炮裂，去皮脐）一两、安息香一分、龙脑半钱、麝香半钱

（研）。每服1丸，时疾，生姜蜜水磨下，如辟瘟丸（《圣济总录》卷三十三）。

7.伤寒、瘟疫，不论阳明，已传经与未传经　药用苍术、姜（瘟病用生者，伤寒用干者），白矾、银朱等份为末。先饮热绿豆浓汤，次将药末五分男左女右，摊手心内，搦紧，夹腿腕侧卧，盖被取汗。瘟疫初觉，葱白数根生捣，能饮者用黄酒，不饮者滚水冲服，即掌中金（《松峰说疫》）。

8.湿热疫　湿热疫毒内侵，热重于湿，症见壮热面赤、汗多口渴、烦躁气粗、脘痞身重、苔黄微腻、脉洪大滑数，可配伍白虎汤（苍术三两、知母六两、炙甘草二两、石膏一斤、粳米三两），如白虎加苍术汤（《类证活人书》）。

9.疫困脾土　湿热秽浊从口鼻入，与素蕴脾湿相结，内外相引，困遏脾土，水谷运化失司，气机升降失常，症见脘痞腹胀、纳谷不馨、口不渴、身重乏力、便溏，或有发热头痛、恶心呕吐等，可与厚朴、陈皮、茯苓、猪苓等同用，如胃苓汤（《世医得效方》）。

10.湿热疫毒阻遏膜原　寒热如疟，但不似疟之寒热发有定期，而是寒热交替或寒热起伏，脘腹满闷，舌苔白腻，可配伍达原饮、六一散（柴胡、厚朴、槟榔、草果、藿香、苍术、半夏、菖蒲，六一散），即薛生白加味达原饮（《湿热条辨》）。

11.人禽流行性感冒　人禽流感诊疗方案（2005版修订版）中医辨证治疗毒犯肺胃，症见发热，或恶寒、头痛、肌肉关节酸痛、恶心、呕吐、腹泻、腹痛、舌苔白腻、脉浮滑。治以清热解毒、祛湿和胃。基本方为葛根20g、黄芩10g、黄连6g、鱼腥草30g、苍术10g、藿香10g、姜半夏10g、厚朴6g、连翘15g、白芷10g、白茅根20g。［中国中医药报，2005-11-25（002）］

12.流行性乙型脑炎　袁明华采用白虎加苍术汤配合西医镇静、降颅内压、抗感染等措施治疗乙型脑炎，症见发热、头痛、呕吐、胸闷、烦躁、昏迷等，舌质红或绛，苔黄腻或厚腻，脉濡数或滑数，方用石膏（先煎）30~60g，知母、苍术、粳米各6~15g、甘草2~5g，获得良好疗效。（湖南中医杂志，1993，03：23）

13.轮状病毒性肠炎　马淑红等采用胃苓汤治疗小儿轮状病毒性肠炎，方用苍术、白术、茯苓、泽泻、陈皮、猪苓、桂枝各5g，厚朴、甘草各3g，止泻、退热时长较短，患儿住院时间得以有效控制，临床效果较好，同时患儿药物不良反应较低，安全性高。（世界最新医学信息文摘，2018，73：132）

【用法用量】煎服，3~9g。

【化学成分】苍术主要含挥发油：β-橄榄烯，α及δ-愈创木烯，花柏烯，丁香烯，榄香烯，芹子烯，广藿香烯，苍术酮，苍术素，芹子二烯酮等；还含白术内酯、苍术烯内酯丙等。《中国药典》规定本品含苍术素（$C_{13}H_{10}O$）不得少于0.3%，麸炒苍术不得少于0.2%。

【药理研究】苍术酮可以通过调节TLR7信号通路显著缓解甲型流感病毒（IAV）诱导的肺损伤；苍术挥发油对大肠埃希菌、金黄色葡萄球菌、沙门菌、铜绿假单胞菌等病原菌有显著的抑制和灭活作用。苍术提取物可改善实验性脾虚大鼠胃肠动力及免疫功能，对因脾虚而导致的胃肠功能紊乱及全身和局部免疫功能低下状态均有较好的调节和治疗作用。苍术、艾叶烟熏消毒对结核分枝杆菌、金黄色葡萄球菌、大肠埃希菌、枯草杆菌及铜绿假单胞菌有显著的灭菌效果，其作用与福尔马林相似；而优于紫外线及乳酸的消毒。

厚　朴

（《神农本草经》）

【别名】川朴、紫油厚朴。

【基原】本品为木兰科植物厚朴*Magnolia officinalis* Rehd.et

Wils.或凹叶厚朴 *Magnolia officinalis* Rehd.et Wils.var. *biloba* Rehd.et Wils.的干燥干皮、根皮及枝皮。主产于四川、湖北、浙江。

【采收加工】4~6月剥取，根皮及枝皮直接阴干，干皮置沸水中微煮后，堆置阴湿处，"发汗"至内表面变紫褐色或棕褐色时，蒸软，取出，卷成筒状，干燥。生用或姜炙用。

【性味归经】苦、辛，温。归脾、胃、肺、大肠经。

【功能主治】燥湿消痰，下气除满。用于湿滞伤中，脘痞吐泻，食积气滞，腹胀便秘，痰饮喘咳。

【时疫古籍记载】

1.《名医别录》温中益气，消痰下气，疗霍乱及腹痛胀满，胃中冷逆，胸中呕不止，泄痢淋露，除惊，去留热心烦满，厚肠胃。

2.《本经序疏要》味苦，辛温。消胀，除满，痰气，疟痢。其功勿缓，辛通破坚，破食可消，伤寒时疫服之不缠。

【时疫药性分析】本品苦能下气，故泄实满；温燥辛散，故能散湿满。既能燥湿，又能下气除胀满，为消除胀满的要药。湿温初起，暑温夹湿，湿重于热，或湿热蕴伏，霍乱吐泻，见有湿阻气滞者，均可配伍同用；又能下气除满，亦多用于实热内结，腹胀便秘；还能下气消痰，外邪侵袭，痰饮阻肺，肺气不降，咳喘胸闷者，亦多用治。综上所述，厚朴是治疗暑湿表证、湿温初起、湿热蕴蒸等见有气滞湿阻、实积内结、气滞痰阻证的常用药。

【时疫临床应用】

1.湿温初起　症见身热恶寒、肢体倦怠、胸闷口腻、舌苔薄白、脉濡缓。可与半夏、泽泻、赤苓、杏仁、猪苓、淡豆豉等同用，如藿朴夏苓汤（《感证辑要》引《医原》）。

2.湿温初起及暑温夹湿之湿重于热证　症见头痛恶寒、身重疼痛、肢体倦怠、面色淡黄、胸闷不饥、午后身热、苔白不渴、脉弦细而濡，可与杏仁、飞滑石、白通草、白蔻仁、竹叶等同用，如三仁汤（《温病条辨》）。

3.湿热霍乱　湿热蕴伏，清浊相干，湿热并重，症见上吐下泻、胸脘痞闷、心烦躁扰、小便短赤、舌苔黄腻、脉滑数，可与川连、石菖蒲、制半夏、香豉、焦栀、芦根等同用，如连朴饮（《霍乱论》）。

4.水谷痢久不瘥　厚朴三两、黄连三两。锉，水三升，煎取一升。空心细服。（《梅师集验方》）

5.细菌性痢疾　王延周等对用西药治疗一周以上无效的140例细菌性痢疾患者改用自拟附子厚朴汤治疗，组成为厚朴30g、木香30g、枳实12g、附子（先煎）8g、黑姜6g、白术15g、黄连5g、藿香9g、白头翁9g、黑地榆20g，水煎服，每日一剂，分三次服用。结果痊愈115例（82.1%），好转25例（17.9%）。治疗时间最长8天，最短3天，平均6.2天。（四川中医，1985，06：17）

【用法用量】煎服，3~10g。

【使用注意】本品辛苦温燥，易耗气伤津，故气虚津亏者及孕妇当慎用。

【化学成分】厚朴含厚朴酚、和厚朴酚等木脂素类化合物。还含挥发油、生物碱类、芥子醛、丁香树脂酚等多种成分。《中国药典》规定本品含厚朴酚（$C_{18}H_{18}O_2$）与和厚朴酚（$C_{18}H_{18}O_2$）的总量不得少于2%，姜厚朴不得少于1.6%。

【药理研究】厚朴有提高细胞免疫功能、抗病原微生物、松弛肌肉、调节胃肠功能、抗溃疡、抗炎镇痛、抗凝、保肝等作用。

草　果

（《饮膳正要》）

【别名】草果仁，草果子，云草果，老扣。

【基原】为姜科多年生草本植物草果 *Amomum tsao-ko* Crevost et Lemaire 的干燥成熟果实。主产于广西、贵州等地。

【采收加工】秋季果实成熟时采收，除去杂质，晒干或低温干燥。清炒去壳取仁用，或姜汁炙用，用时捣碎。

【性味归经】辛，温。归脾、胃经。

【功能主治】燥湿温中，截疟除痰。用于寒湿内阻，脘腹胀痛，痞满呕吐，疟疾寒热，瘟疫发热。

【时疫古籍记载】

1.《本草蒙筌》 味辛，气温。升也，阳也。无毒。气每熏人，因最辛烈。消宿食立除胀满，祛邪气且却冷疼。同缩砂温中焦。佐常山截疫疟。辟山岚瘴气，止霍乱恶心。

2.《药鉴》 气温，味辛，升也，阳也。辟山岚瘴气，止霍乱恶心。辛则散宿食，立除膨胀。温则祛邪气，且却冷疼。同缩砂能温中焦，佐常山能截疫疟。大都中病即已，不可多服，盖此剂大耗元气，而老弱虚羸之人，尤宜戒之。

3.《用药心法》 温脾胃，止呕吐，治脾寒湿，寒痰；益真气，消一切冷气膨胀，化疟母，消宿食，解酒毒食积，兼辟瘴解瘟。

4.《本草正义》 草果，辛温燥烈，善除寒湿而温燥中宫，故为脾胃寒湿主药……按岚瘴皆雾露阴湿之邪，最伤清阳之气，故辟瘴多用温燥芳香。

【时疫药性分析】本品性偏温燥，功能燥湿健脾、温中和胃，善除寒湿而温燥中焦，为治脾胃寒湿之主药。以其散寒燥湿涤痰、芳香化湿辟秽之功，对于山岚瘴气，寒湿秽浊所致之疟疾、瘟疫病证，尤为适宜。

【时疫临床应用】

1.疟疾寒热 截疟常与厚朴、槟榔、黄芩、知母等配伍，如达原饮（《温疫论》）；也可配伍常山，如常山饮（《太平惠民和剂局方》）。

2.瘟疫初起 先憎寒而后发热，日后但热而无憎寒，初起二、三日，其脉不浮不沉而数，昼夜发热，日晡益甚，头身疼痛者，槟榔二钱、厚朴一钱、草果仁五分、知母一钱、芍药一钱、黄芩一钱、甘草五分。用水一盅，煎八分，午后温服，即达原饮（《温疫论》）

3.严重急性呼吸综合征　钟嘉熙根据邪正相争的临床表现，分轻证、重证、严重证、后期证四证辨证论治，重证邪毒壅盛，正气渐虚，患者持续发热体温39℃左右，呼吸急促，胸片肺部炎症面积较大，属于邪伏膜原，症见寒热起伏，或壮热不退、身痛、肢体沉重、脘胀呕恶，或伴呛咳、气促、舌苔白浊腻或厚如积粉、脉濡缓。治则为疏利透达膜原湿浊，方用达原饮加减：槟榔12g、厚朴10g、草果（后下）5g、黄芩12g、柴胡15g、知母10g、白芍10g、苦杏仁10g、石菖蒲10g、佩兰10g。（中医药防治SARS学术交流专辑.国家中医药管理局；中国中西医结合学会，2003：128）

4.慢性乙型肝炎　刘旭强等采用三仁化湿合剂联合冬氨酸钾镁治疗慢性乙型肝炎，三仁化湿合剂由杏仁、白蔻仁、生薏仁、草果、云苓、厚朴、清夏、炒麦芽、焦神曲、路路通、叶下珠组成，总有效率86.7%。（辽宁中医杂志，2008，01：85）

【用法用量】煎服，3~6g。

【使用注意】阴虚血燥者慎用。

【化学成分】草果含挥发油，油中含α-蒎烯和β-蒎烯、1, 8-桉油素、对聚伞花素等。又含双环壬烷化合物、酚性化合物、淀粉、油脂及多种微量元素。《中国药典》规定本品种子团含挥发油不得少于1.4%（ml/g），炒草果仁不得少于1%（ml/g），姜草果仁不得少于0.7%（ml/g）。

【药理研究】草果挥发油有抗真菌作用，β-蒎烯有较强的抗炎作用。α-蒎烯和β-蒎烯均有镇咳祛痰作用。1, 8-桉油素有镇痛、解热、平喘等作用。

利水渗湿药

猪 苓
(《神农本草经》)

【别名】豕零，地乌桃，野猪食，猪屎苓，野猪粪。

【基原】为多孔菌科真菌猪苓 *Polyporus umbellatus*（Pers.）Fries. 的干燥菌核。分布于陕西、山西、湖南、湖北等省及东北各地。

【采收加工】春、秋二季采挖，除去泥沙，干燥。切厚片。生用。

【性味归经】甘、淡，平。归肾、膀胱经。

【功能主治】利水渗湿。用于水肿，小便不利，泄泻、淋浊、带下。

【时疫古籍记载】

1.《药性论》 臣，微热。解伤寒温疫大热，发汗，主肿胀满腹急痛。

2.《本草备要》 通行水，苦泄滞，淡利窍，甘助阳。入膀胱肾经。升而能降，开腠发汗，利便行水，与茯苓同而不补。治伤寒温疫大热，《经疏》曰：大热利小便，亦分消之意。懊恼消渴，肿胀淋浊，泻痢痎疟。疟多由暑，暑必兼湿。经曰：夏伤于暑，秋为痎疟。

【时疫药性分析】本品气薄味淡，性沉降，利窍行水，为除湿利水要药。而甘淡又能渗利走散，升而能降，降而能升，故善开腠理，分理表阳里阴之气而利小便，故可治湿气内蕴、膜原邪重的湿温病证，以及湿浊蕴滞的痎疟。

【时疫临床应用】

1.湿气内蕴，氤氲浊腻　症见面色混浊如油、口气浊腻不知味，或生甜水、舌苔白腻，以及膜原邪重，舌苔满布，厚如积粉，板贴不松，脉息模糊不清，或沉细似伏，断续不匀，神多沉困嗜睡者。可与藿香、半夏、赤苓、杏仁、生苡仁等同用，如藿朴夏苓汤（《医原》）。

2.痎疟不分新久　方用猪苓一两、茯苓五钱、柴胡四钱、半夏三钱、甘草一钱、生姜三片、大枣二枚。水三碗，煎一碗。未发前服，渣再煎，发后服。（《方脉家宝》）

3.黄疸型传染性肝炎湿重于热型　名老中医龚志贤治疗黄疸型传染性肝炎湿重于热型，症见巩膜和皮肤发黄，尿色深黄，肝脏肿大，肝区疼痛，身体困重，胸脘痞满，泛酸，口干不欲饮，或口甜淡，舌苔白腻，脉象弦濡，肝功能检查异常。方用茵陈30g、满天星3g、猪苓10g、茯苓12g、泽泻12g、苍术10g、滑石（先煎）20g、通草6g、佩兰叶12g、炒山栀10g、石指甲60g。（中国乡村医药，2005，04：67）

4.甲型H1N1流感　姜良铎教授将甲型H1N1流感治疗分为4个阶段，辨证属于疫毒夹湿热侵犯中焦，气机阻滞者，方用厚朴10g，杏仁15g，黄芩10g，黄连10g，姜半夏10g，白蔻10g，槟榔10g，枳实10g，猪苓、茯苓各20g，藿香10g，佩兰10g，青蒿（后下）10g，苍术10g。（北京医学，2012，09：831）

5.慢性乙型肝炎　席奇等采用降黄合剂Ⅱ号联合谷胱甘肽治疗慢性乙型肝炎重度黄疸，降黄合剂Ⅱ号具体药物组成为茵陈30g、党参20g、白术15g、茯苓20g、升麻6g、煨葛根20g、猪苓20g、白茅根15g、赤芍20g、丹参15g、刘寄奴10g、桂枝6g、生山楂10g，有效率为96.67%。（河南中医，2016，04：626）

【用法用量】煎服，6~12g。

【使用注意】无水湿者忌服。

【化学成分】猪苓主含多糖类，如猪苓葡聚糖Ⅰ、猪苓多糖，以及甾类化合物、游离及结合型生物素、粗蛋白等。《中国药典》规定本品含麦角甾醇（$C_{28}H_{44}O$）不得少于0.07%，饮片不得少于0.05%。

【药理研究】猪苓水煎剂具有抗感染、增强免疫、防治肝炎、利尿、抗肿瘤等作用。

木 通

（《神农本草经》）

【别名】通草，附支，丁翁，丁父，菖藤，王翁，万年，万年藤，燕覆，乌覆，活血藤。

【基原】本品为木通科植物木通 *Akebia quinata*（Thunb.）Decne、三叶木通 *Akebia trifoliata*（Thunb.）Koidz.，或白木通 *Akebia trifoliata*（Thunb.）Koidz.var.australis（Diels）Rehd.的干燥藤茎。主产于江苏、湖南、湖北。

【采收加工】秋季采收，截取茎部，除去细枝，阴干，切片。生用。

【性味归经】苦，寒。归心、小肠、膀胱经。

【功能主治】利尿通淋，清心除烦，通经下乳。用于淋证，水肿，心烦尿赤，口舌生疮，经闭乳少，湿热痹痛。

【时疫古籍记载】

1.《日华子本草》 安心除烦，止渴退热，治健忘，明耳目，治鼻塞，通小肠，下水，破积聚血块，排脓，治疮疖，止痛，催生下胞，女人血闭，月候不匀，天行时疾，头痛目眩，羸劣乳结，及下乳。

2.《药性解》 木通，味辛甘，性平，无毒，入小肠经。主五淋小便闭、经凝、乳闭、难产、积聚、惊悸心烦、健忘、耳聋声哑、鼻塞、痈疮、脾疸喜睡、天行瘟疫。按：木通利便，专泻小肠，宜疗五淋等症。其惊悸等症虽属心经，而心与小肠相为表里，故并治之。脾疸喜睡，此脾之病，皆湿所酿也，利小肠而湿不去乎。瘟疫之来，感天地不正之气，今受盛之官行而邪不能容，亦宜疗矣。

【时疫药性分析】本品味苦气寒，性通利而清降，能上清心肺之火，下导小肠膀胱之湿，使湿热火邪下行从小便排出，有降火利尿之功；既能除脾胃湿热，又能清心除烦，常用治暑温、湿温、邪在气分之发热目黄、胸闷腹胀；以及温病热邪扰心之心烦、尿赤等。

【时疫临床应用】

1.湿温　时毒疠气，邪从口鼻皮毛而入，病从湿化者，症见发热目黄、胸满、丹疹、泄泻，其舌或淡白，或舌心干焦，湿邪犹在气分者，用甘露消毒丹治之。（《医效秘传》卷一）

2.风热多睡，头痛烦闷　方用木通（锉）二两、粳米二合，以水二大盏，煮木通取汁一大盏半，去滓，下米煮粥。温食之，如木通粥（《太平圣惠方》）。

3.热病心烦尿赤　心经有热，唇焦面赤，小便不通，木通有降火利尿之功。可与连翘、灯心草等同用，如通心散（《医宗必读》）。治小儿心热，小肠有火，症见便赤淋痛、面赤狂躁、口糜舌疮、咬牙口渴，常与生地黄、竹叶、甘草同用，如导赤散（《小儿药证直诀》）。

4.肝胆火盛　用于肝胆火盛之胁痛、口苦目赤、耳肿耳聋；肝胆湿热下注之阴肿阴痒、小便淋浊、尿血、带下等。可与龙胆草（酒炒）、黄芩（炒）、栀子（酒炒）、车前子、泽泻等同用，如龙胆泻肝汤（《太平惠民和剂局方》）。

5.流行性感冒　张逸江采用翘胡败毒露治疗流行性感冒，处方组成为防风、连翘、柴胡、黄芩、荆芥、木通、葛根、川芎、银花、甘草、桑叶、桔梗、枳壳。据600例临床观察，患者在服药后汗出，体温迅速下降，尿量增多，精神好转，食欲恢复正常而痊愈。（江西中医药，1960，01：20）

6.慢性乙型肝炎　苏敏采用甘露消毒丹联合拉米夫定治疗慢性乙型肝炎，甘露消毒丹药物组成为茵陈、黄芩、石菖蒲、贝母、木通、连翘、射干、藿香、薄荷、白豆蔻、滑石等，总有效率为88%。（中国民族民间医药，2011，10：54）

【用法用量】煎服，3~6g。

【使用注意】不宜过量服或久服，孕妇忌服，内无湿热者、儿童与年老体弱者慎用。

【化学成分】木通藤茎含白桦脂醇，齐墩果酸，常青藤皂苷元，木通皂苷。此外，尚含豆甾醇、β-谷甾醇、胡萝卜苷、肌醇、蔗糖及钾盐。《中国药典》规定本品含木通苯乙醇苷B（$C_{23}H_{26}O_{11}$）不得少于0.15%。

【药理研究】三叶木通水提物对乙型溶血性链球菌、志贺菌属、大肠埃希菌、金黄色葡萄球菌有抑菌作用，并有抗炎、利尿、抗血栓等作用。

茵 陈

（《神农本草经》）

【别名】因尘，马先，茵蓙蒿，因陈蒿，绵茵陈，绒蒿，细叶青蒿，臭蒿，安吕草，婆婆蒿，野兰蒿。

【基原】本品为菊科植物滨蒿 *Artemisia scoparia* Waldst. et Kit. 或茵陈蒿 *Artemisia capillaris* Thunb.的干燥地上部分。主产于陕西、山西、河北。

【采收加工】春季幼苗高6~10cm时采收或秋季花蕾长成至花初

开时采割，除去杂质及老茎，晒干。生用。

【性味归经】苦、辛，微寒。归脾、胃、肝、胆经。

【功能主治】清利湿热，利胆退黄。用于黄疸尿少，湿温暑湿，湿疮瘙痒。

【时疫古籍记载】

1.《日华子本草》 治天行时疾，热狂，头痛头旋，风眼痛，瘴疟，女人癥瘕，并内损乏绝。

2.《本草经疏》 茵陈，其主风湿寒热，邪气热结，黄疸，通身发黄，小便不利及头热，皆湿热在阳明、太阴所生病也。苦寒能燥湿除热，湿热去，则诸证自退矣，除湿散热结之要药也。

【时疫药性分析】本品其气清芬，清利湿热，可治外感湿温或暑湿，症见身热倦怠、胸闷腹胀、小便不利；又苦泄下降，微寒清热，其气清芬，功专发陈致新，清热利湿退黄，乃治脾胃二家湿热之专药，善清利脾胃肝胆湿热，使之从小便出，故为治黄疸要药。因此，暑湿、湿温等湿热疫毒内蕴之病，常常选用此药。

【时疫临床应用】

1.湿温时疫 邪在气分，湿热并重证，症见发热倦怠、胸闷腹胀、肢酸咽痛、身目发黄、颐肿口渴、小便短赤、泄泻淋浊、舌苔白或厚腻或干黄、脉濡数或滑数者，可与飞滑石、淡黄芩、石菖蒲、广藿香、白蔻仁等同用，如甘露消毒丹（《医效秘传》）。

2.黄疸 一身面目俱黄，黄色鲜明，发热，无汗或但头汗出，口渴欲饮，恶心呕吐，腹微满，小便短赤，大便不爽或秘结，舌红苔黄腻，脉沉数或滑数有力，可与大黄、栀子同用，如茵陈蒿汤（《伤寒论》）。

3.流感 张心海自拟"流感合剂"治疗流感129例。方药基本组成为板蓝根、鱼腥草、茵陈蒿各30g，贯众、虎杖各15g，牛蒡子、黄连、薄荷（后下）各10g。成人用量。结果，治愈125例，好转2例，无效2例，总有效率98.4%。（四川中医，1992，01：22）

4.急性黄疸型病毒性肝炎　奚骏等在西医常规治疗基础上，采用茵栀清化汤治疗急性黄疸型病毒性肝炎30例，茵栀清化汤药物组成为茵陈30g、栀子9g、茯苓12g、金钱草30g、车前草30g、制大黄6g，有效率为93.3%。（河南中医，2015，12：2959）

5.慢性乙型肝炎肝胆湿热证　杨宏华采用加味茵陈蒿汤治疗慢性乙型肝炎肝胆湿热证患者368例，加味茵陈蒿汤为茵陈15g、酒大黄10g、栀子10g、板蓝根15g、叶下珠15g、白花蛇舌草15g、茯苓10g、苍术10g、厚朴10g、炒莱菔子10g、五味子10g、甘草10g，总有效率为90.22%，疗效确切，毒副作用小。（光明中医，2015，02：283）

6.细菌性痢疾　王彦木等使用单味茵陈治疗103例各型细菌性痢疾，每日1剂，分早、中、晚3次温服，10~15天为1个疗程。近期总治愈率达89%，平均治愈日为6.5天。（人民军医，1960，09：36）

【用法用量】煎服，6~15g。外用适量，煎汤熏洗。

【使用注意】蓄血发黄者及血虚萎黄者慎用。

【化学成分】茵陈含挥发油，油中有β-蒎烯、茵陈二炔烃，茵陈炔酮等多种成分。全草还含香豆素、黄酮、有机酸、呋喃类等成分。

【药理研究】茵陈乙醇提取物对流感病毒有抑制作用，水煎剂对ECHD11病毒有抑制作用，对人型结核分枝杆菌亦有抑制作用。有显著利胆、解热、保肝、抗肿瘤和降压作用。

虎　杖

（《名医别录》）

【别名】花斑竹，酸筒杆，酸汤梗，川筋龙，斑庄，斑杖根，大叶蛇总管，黄地榆。

【基原】本品为蓼科植物虎杖 *Polygonum cuspidatum* Sieb. et

Zucc.的干燥根茎和根。主产于华东、西南。

【采收加工】春、秋二季采挖，除去须根，洗净，趁鲜切短段或厚片，晒干。生用。

【性味归经】微苦，微寒。归肝、胆、肺经。

【功能主治】利湿退黄，清热解毒，散瘀止痛，化痰止咳。用于湿热黄疸，淋浊，带下，风湿痹痛，痈肿疮毒，水火烫伤，经闭，癥瘕，跌打损伤，肺热咳嗽。

【时疫古籍记载】

1.《药性论》 治大热烦躁，止渴，利小便，压一切热毒。

2.《本草纲目》 时疫流毒攻手足，肿痛欲断，煮汁渍之。

【时疫药性分析】本品苦降泄热，功能清热解毒、利湿退黄，又可化痰止咳，凡时疫热毒侵袭，症见身热烦躁、咳喘痰多，或湿热疫毒蕴蒸，症见身目发黄、胁痛口苦均可使用。

【时疫临床应用】

1.治疗风热型上呼吸道感染 曹文等应用复方虎杖清热胶囊，由虎杖、连翘、板蓝根、柴胡、甘草等组成，每次4粒（每粒装0.52g），每日3次，3天为一个疗程，治疗1个疗程，总有效率96.7%。（湖南中医杂志，2002，5：8）

2.病毒性肝炎 江标良重用茯苓、苍术、虎杖方治疗湿重于热型病毒性肝炎，基础方为茯苓10~90g、苍术5~20g、虎杖10~40g、茵陈20g、山栀10~30g、制大黄5~15g、金钱草10~50g、田基黄10~30g，疗效确切，优于常规治疗用药。（中国中医药现代远程教育，2017，22：100）

【用法用量】煎服，9~15g。外用适量，制成煎液或油膏涂敷。

【使用注意】孕妇慎用。

【化学成分】虎杖含虎杖苷、黄酮类、大黄素、大黄素甲醚、白藜芦醇、多糖。《中国药典》规定本品含大黄素（$C_{15}H_{10}O_5$）不得少于0.6%，含虎杖苷（$C_{20}H_{22}O_8$）不得少于0.15%。

【**药理研究**】虎杖中含有的一种黄酮类物质对金黄色葡萄球菌、白色葡萄球菌、变形杆菌有抑制作用。10%虎杖煎液对单纯疱疹病毒、流感亚洲甲型京科68-1病毒及埃可Ⅱ型病毒（ECHO11）均有抑制作用。3%煎液对479号腺病毒3型、72号脊髓灰质炎Ⅱ型、44号埃可9型、柯萨奇A9型及B5型、乙型脑炎（京卫研I株）、140号单纯疱疹等7种代表性病毒株均有较强的抑制作用。虎杖单体Ⅰ和Ⅱ可使乙型肝炎抗原滴度降低8倍。本品亦有祛痰止咳、泻下、保肝、降血脂、降压、止血、镇痛等作用。

温里药

吴茱萸
（《神农本草经》）

【别名】吴萸，左力，吴萸子。

【基原】本品为芸香科植物吴茱萸 *Euodia rutaecarpa*（Juss.）Benth.、石虎 *E.rutaecarpa*（Juss.）Benth.Var.*officinalis*（Dode）Huang 或疏毛吴茱萸 *E.rutaecarpa*（Juss.）Benth.Var.*bodinieri*（Dode）Huang 的干燥近成熟果实。主产于贵州、湖南、四川、云南、陕西。

【采收加工】8~11月果实尚未开裂时，剪下果枝，晒干或低温干燥，除去枝、叶、果梗等杂质。生用，或用甘草汤制过用。

【性味归经】辛、苦，热；有小毒。归肝、脾、胃、肾经。

【功能主治】散寒止痛，降逆止呕，助阳止泻。用于厥阴头痛，寒疝腹痛，寒湿脚气，经行腹痛，脘腹胀痛，呕吐吞酸，五更泄泻。

【时疫古籍记载】

1.《名医别录》 主痰冷，腹内绞痛，诸冷、实不消，中恶，心腹痛，逆气，利五脏。

2.《药性论》 主心腹疾，积冷，心下结气，痊心痛；治霍乱转筋，胃中冷气，吐泻腹痛不可胜忍者；疗遍身顽痹，冷食不消，利大肠拥气。

3.《本草纲目》引《淮南万毕术》 云：井上宜种茱萸，叶落井中，人饮其水，无瘟疫。悬其子于屋，辟鬼魅。

【时疫药性分析】本品辛散苦泄，性热祛寒，并能燥湿。《本草汇言》云：吴茱萸，开郁化滞，逐冷降气之药也。素有"辟邪翁""辟邪果"之称。凡寒湿疫毒邪气侵袭，症见头疼背寒、腹痛呕吐、不思饮食，均可用治。

【时疫临床应用】

1.四时感冒，瘟疫　以羌活、大黄、柴胡、苍术、细辛、吴萸各一钱，共研细末，绛囊盛之，如辟瘟囊方（《理瀹骈文》）。

2.伤寒、时行疫疠、风温、湿温　一切不问阴阳两感，表里未辨，或外热内寒，或内热外寒，症见头项腰脊拘急疼痛、发热恶寒、肢节疼重、呕逆喘咳、鼻塞声重；及食饮生冷，伤在胃，症见胸膈满闷、腹胁胀痛、心下结痞、手足逆冷、肠鸣泄泻、水谷不消、时自汗出、小便不利，并宜服之。处方厚朴（去粗皮，姜汁炙）、白术、防风（去芦头）、吴茱萸（汤洗七次）、泽泻、附子（炮裂，去皮，脐，一说去土）、高良姜、猪苓（去皮）、藿香（去枝，土）、苍术、麻黄（去根节）、细辛（去苗）、芍药、独活（去芦）、半夏（汤洗七次，姜汁制）、茯苓（去皮）、柴胡（去芦）、枳壳（去瓤、麸炒）各半两，甘草（炙）一两，草豆蔻仁（去皮，十个），石菖蒲半两。每服四钱，水一盏半，煎取一盏，去滓，热服，不计时候，取遍身微汗即愈。时气不和，空腹饮之，以辟邪疫，即圣散子（《太平惠民和剂局方》）。

3.妇人经期外感　妇人行经，适感风寒，症见寒热头痛、经行腹痛者，可与肉桂、细辛等同用，如吴茱萸汤（《医宗金鉴》）。

4.头痛　治厥阴头痛，干呕吐涎沫，苔白脉迟等，每与生姜、人参等同用，如吴茱萸汤（《伤寒论》）。厥阴经头风头痛，四肢厥冷，呕吐涎沫，以半夏（姜制）、吴茱萸、川芎、炙甘草、人参、白茯苓、白芷、广陈皮各等份，上锉为末，如吴茱萸汤（《审视瑶函》）。

5.痢疾　湿热泻痢，腹中挛急疼痛，每与黄连、白芍同用，以清化湿热，缓急止痛，如戊己丸（《太平惠民和剂局方》）。

6.急性乙型肝炎　高维军治疗急性乙型肝炎患者42例，阳黄证用乙肝Ⅰ号：茵陈30g、山栀15g、柴胡10g、板蓝根15g、苍术10g、吴茱萸10g，每日1剂，水煎服。湿阻脾胃证用乙肝Ⅱ号：茵陈20g、藿香10g、佩兰8g、厚朴10g、苍术6g、芦根20g、丹参15g、吴茱萸10g。总有效率92.86%。（甘肃中医学院学报，1995，01：21）

7.慢性细菌性痢疾　赵玲瑜等采用加味胃关煎治疗慢性细菌性痢疾82例，基本方为熟地10g、山药15g、扁豆15g、炙甘草10g、干姜10g、吴茱萸10g、补骨脂10g、白术10g、白芍15g、鸡内金10g，15天为1疗程，总有效率90.24%。（湖南中医杂志，2000，03：36）

【用法用量】煎服，2~5g。外用适量。

【使用注意】本品辛热燥烈，有小毒，易耗气动火，故不宜多用、久服。阴虚有热者忌用。孕妇慎用。

【化学成分】吴茱萸含挥发油，油中主要为吴茱萸烯、罗勒烯、月桂烯、吴茱萸内酯、吴茱萸内酯醇等。还含吴茱萸酸、吴茱萸碱、吴茱萸次碱、异吴茱萸碱、吴茱萸啶酮、吴茱萸精、吴茱萸苦素等。《中国药典》规定本品含吴茱萸碱（$C_{19}H_{17}N_3O$）和吴茱萸次碱（$C_{18}H_{13}N_3O$）的总量不得少于0.15%，柠檬苦素（$C_{26}H_{30}O_8$）不得少于0.2%。

【药理研究】吴茱萸有抗炎、镇痛、抗溃疡、止泻等作用，能降血压、抗肿瘤、抗氧化、抗脑缺血损伤、保护心肌缺血，并能抑制血小板聚集及纤维蛋白血栓的形成。

花　椒

（《神农本草经》）

【别名】大椒，秦椒，蜀椒，南椒，巴椒，川椒，点椒。

【基原】本品为芸香科植物青椒 *Zanthoxylum schinifolium* Sieb.

et Zucc. 或花椒 Z. *bungeanum* Maxim. 的干燥成熟果皮。主产于辽宁、河北、四川，传统以四川产者为佳。

【采收加工】秋季采收成熟果实，晒干，除去种子及杂质。生用或炒用。

【性味归经】辛，温。归脾、胃、肾经。

【功能主治】温中止痛，杀虫止痒。用于脘腹冷痛，呕吐泄泻，虫积腹痛；外治湿疹，阴痒。

【时疫古籍记载】《药性解》 蜀椒，味辛，性热，有毒，入肺、脾二经。主冷气咳逆、心腹邪气、风寒湿痹、癥瘕积聚、霍乱转筋、留饮宿食，开腠理，通血脉，坚齿发，调关节，堪辟瘟疫，可洗漆疮。微炒出汗，去目及黄壳用。

【时疫药性分析】本品辛散温燥，入脾胃经，长于温中燥湿、散寒止痛、止呕止泻。可用于外寒内侵，胃寒冷痛、呕吐；或夏伤湿冷，泄泻不止，是辟寒湿瘟疫的常用药物。

【时疫临床应用】

1.暴感寒湿成疟 症见寒热往来、脉弦反数、舌白滑，或无苔不渴、当脐痛，或胁下痛。方用川椒（炒黑）六钱、桂枝六钱、良姜三钱、柴胡六钱、小茴香四钱、广皮三钱、吴茱萸（泡淡）四钱、青皮三钱。温服，覆被令微汗佳，即椒桂汤（《温病条辨》）。

2.暑邪深入厥阴，正虚邪炽 症见舌灰、消渴、心下板实、呕恶吐蛔、寒热、下利血水，甚至声音不出、上下格柜者。方用黄连二钱、黄芩二钱、干姜二钱、白芍（生）三钱、川椒（炒黑）三钱、乌梅（去核）三钱、人参二钱、枳实一钱五分、半夏二钱。即椒梅汤（《温病条辨》）。

3.夏伤湿冷，泄泻不止 川椒一两（去目并闭口者，慢火炒香熟为度）、肉豆蔻（面裹，煨）半两。上为细末，粳米饭和丸黍米大。每服十粒，米饮下，无时，即川椒丸（《小儿卫生总微论方》）。

4.治飧泄或恶痢久久不愈 与苍术为细末，醋糊丸，如梧子大。每服二三十丸，食前温水下，即椒术丸（《普济方》）。

【用法用量】煎服，3~6g。外用适量，煎汤熏洗。

【化学成分】花椒主要含挥发油，挥发油中的主要成分为柠檬烯，占总油量的25.10%，1, 8-桉叶素占21.98%，月桂烯占11.99%，还含α-蒎烯、β-蒎烯等。还含香草木宁碱、茵芋碱等。《中国药典》规定本品含挥发油不得少于1.5%（ml/g）。

【药理研究】本品具有镇痛抗炎作用；还有抗动物实验性胃溃疡形成的作用；其挥发油对11种皮肤癣菌和4种深部真菌均有一定的抑制和杀死作用，其中羊毛小孢子菌和红色毛癣菌最敏感，并能杀疥螨等。

理气药

青 皮
(《本草图经》)

【别名】青橘皮，青柑皮，广四化，四化，四花青皮，个青皮，青皮子。

【基原】为芸香科植物橘 *Citrus reticulata* Blanco 及其栽培变种的幼果或未成熟果实的果皮。主产于福建、浙江。

【采收加工】5~6月收集自落的幼果，晒干，习称"个青皮"；7~8月采收未成熟的果实，在果皮上纵剖成四瓣至基部，除尽瓤瓣，晒干，习称"四花青皮"。切厚片或丝。生用或醋炙用。

【性味归经】苦、辛，温。归肝、胆、胃经。

【功能主治】疏肝破气，消积化滞。用于胸胁胀痛，疝气疼痛，乳癖，乳痈，食积气滞，脘腹胀痛。

【时疫古籍记载】

1.《本草汇言》 青橘皮，破滞气，削坚积之药也。……此剂苦能泄，辛能散，芳香能辟邪消瘴，运行水谷，诚专功也。

2.《本草通玄》 橘之小者为青皮，功用悉同，但性较猛耳。青皮入肝……究竟主肺、脾之症居多。疟脉自弦，肝风之祟，青皮入肝散邪，入脾涤痰，故疟家必需之品。

【时疫药性分析】本品辛散温通，苦泄下行，其性峻烈，入肝胆经，有疏肝胆、破气滞、散结止痛之效，尤宜于肝郁气滞之胸胁胀满疼痛；并入胃能行气止痛，消积化滞；善治脘腹胀痛、冷痛、食积气滞等。故瘟疫、疟疾，见有气滞胀满、胁肋脘腹胀痛者，均可选用青皮。

【时疫临床应用】

1.瘟疫　四时气令不正，瘟疫妄行，人多疾病，此药不问阴阳两感，风寒湿痹。可用川升麻、白芍药、紫苏叶、香附子、干葛、香白芷、陈皮、川芎、青皮、甘草各等份。上为粗末，每服三大钱，水一盏半，生姜三片，煎至八分，去滓，通口服，不以时候，连进2服，如神授太乙散（《是斋百一选方》）。

2.疟疾寒热　青皮（烧存性）一两，研末，发前温酒服一钱，临时再服。（《太平圣惠方》）

3.伤寒呃逆　四花青皮（全者），研末，每服二钱，白汤下。（《本草纲目》引《医林集要》）

4.流行性感冒　黄健等采用柴胡达原饮加减治疗100例流行性感冒患者，方用柴胡15g、生枳壳15g、厚朴15g、青皮15g、黄芩15g、桔梗15g、草果6g、槟榔10g、荷梗10g、炙甘草6g，所有患者均于3天内体温恢复正常，头痛恶寒、肌肉关节酸痛等症状基本消失，食欲增加、舌苔变薄，调养3~5天后全部恢复正常。（内蒙古中医药，2005，05：29）

5.慢性乙型肝炎　董建华采用理气活血化瘀法治疗慢性乙型肝炎，基本方为柴胡、枳壳、鳖甲（先煎）、香附各10g，青皮、陈皮各6g，赤芍、白芍各15g，川芎6g。（新中医，1992，01：3）

【用法用量】煎服，3~10g。醋炙用增强疏肝止痛之力。

【使用注意】本品性烈耗气，气虚者慎用。

【化学成分】青皮含有川陈皮素、橙皮苷、新橙皮苷、橙皮素、对羟福林、黄酮化合物等，另外含多种氨基酸，如天冬氨酸、谷氨酸、脯氨酸等。《中国药典》规定本品药材含橙皮苷（$C_{28}H_{34}O_{15}$）不得少于5%，饮片青皮、醋青皮含橙皮苷

（$C_{28}H_{34}O_{15}$）分别不得少于4%与3%。

【药理研究】青皮所含挥发油中的柠檬烯有祛痰、扩张支气管、平喘作用。挥发油对胃肠道有温和的刺激作用，能促进消化液的分泌和排除肠内积气；其煎剂能抑制肠管平滑肌，呈解痉作用，此作用强于陈皮。青皮对胆囊平滑肌有舒张作用，有利胆作用。其注射液静脉注射有显著的升压作用，对心肌的兴奋性、收缩性、传导性和自律性均有明显的正性作用。

枳 实

（《神农本草经》）

【别名】钩头橙，皮头橙，酸橙枳实，鹅眼枳实，绿衣枳实，川枳实，江枳实。

【基原】为芸香科植物酸橙 *Citrus aurantium* L. 及其栽培变种或甜橙 *Citrus sinensis* Osbeck 的干燥幼果。主产于四川、江西、湖南等地。

【采收加工】5~6月收集自落的果实，除去杂质，自中部横切为两半，晒干或低温干燥，较小者直接晒干或低温干燥。切薄片。生用或麸炒用。

【性味归经】苦、辛、酸，微寒。归脾、胃经。

【功能主治】破气消积，化痰散痞。用于积滞内停，痞满胀痛，泻痢后重，大便不通，痰滞气阻，胸痹，结胸，脏器下垂。

【时疫古籍记载】《得配本草》 辛、苦，微寒。入足太阴、阳明经气分。破结气，消坚积，泄下焦湿热，除中脘火邪，止上气喘咳。治结胸痞满，痰癖癥结，水肿胁胀，胸腹闭痛，呕逆泻痢。配芍药，治腹痛；配黄芪，治肠风下血。佐大黄，推邪秽；佐蒌仁，消痞结。大损真元，非邪实者，不可误用。孕妇及气血虚者禁用。枳壳苦、酸，微寒。入手太阴、阳明经气分。破气胜湿，化痰消食。泄肺气，除胸痹，止呕逆，消肿胀，宽肠胃，治泻痢，疗痔肿，散风疹。得桂枝、姜、枣，治胁骨疼痛；得木香，治呃噫；得黄连、木香，治赤白痢；得槟榔、黄连，治痞满；得甘草，治小儿二便秘涩。佐川连、槐蕊，灭诸痔肿痛；佐石膏、蒌仁，祛时疫热邪。

【时疫药性分析】本品辛行苦降，主入脾胃和大肠经，善破气除痞，消积导滞而治胃肠积滞诸证，作用较强，凡气滞不通，脘腹痞满者，不论寒热均可配伍应用；并能化痰消痞，破气除满而止痛，善治痰阻胸痹，痰热结胸，症见心下痞满、食欲不振。

【时疫临床应用】

1.阳明腑实证　大便不通，频转矢气，脘腹痞满，腹痛拒按，按之则硬，甚或潮热谵语，手足溅然汗出，舌苔黄燥起刺等，可与大黄、芒硝、枳实等同用，如大承气汤（《伤寒论》）。

2.治伤寒后，卒胸膈闭痛　枳实，麸炒为末，米饮服二钱，日二服。（《简要济众方》）

3.痰涎壅盛，胸膈痞塞　本品功能破气消积、化痰散痞，治痰涎壅盛，头目眩晕；或痰饮留积不散，胸膈痞塞，胁肋胀满，头痛吐逆，喘急痰嗽，涕唾稠黏，坐卧不安，不思饮食，可与半夏、天南星、橘红等同用，如导痰汤（《重订严氏济生方》）。

4.流行性感冒　宋天云等采用枳实银菊散治疗流行性上呼吸道感染（气分证），具体药物为生枳实12g、薄荷（后下）9g、淡竹叶10g、桔梗10g、菊花12g、天花粉15g、玉竹12g、麦冬15g、贝母10g、知母12g，疗程3天，疗效肯定。（中医临床研究，2021，28：89）

5.流行性出血热　周仲英治疗流行性出血热少尿期，采用自拟泻下通瘀合剂，用药为大黄、芒硝、枳实、生地黄、麦冬、白茅根、猪苓、桃仁、牛膝等，治疗202例，总有效率为96.08%。（山东中医杂志，1999，10：478）

【用法用量】煎服，3~10g。炒后性较平和。

【使用注意】孕妇慎用。

【化学成分】橙果皮含挥发油、黄酮苷（主要为橙皮苷、新橙皮苷、柚皮苷、野漆树苷及忍冬苷等）、N-甲基酪胺、对羟福林、去甲肾上腺素、色胺诺林等。另外，尚含脂肪、蛋白质、碳水化合物、胡萝卜素、核黄素、钙、磷、铁等。《中国药典》规定本品含辛弗林（$C_9H_{13}NO_2$）不得少于0.3%。

【药理研究】枳实、枳壳煎剂或酊剂静脉注射对动物离体心脏有强心作用。枳实注射液静脉注射能增加冠脉、脑、肾血流量，降低脑、肾血管阻力。枳实能缓解乙酰胆碱或氯化钡所致的小肠痉挛，可使胃肠收缩节律增加。枳实能使胆囊收缩、奥迪括约肌张力增加。枳实或枳壳煎剂对离体子宫有抑制作用，对在体子宫均呈兴奋作用。枳实煎剂及枳壳的乙醇提取液静脉注射有明显的升高血压作用。枳实、枳壳有抑制血栓形成和抗溃疡的作用。

木 香

（《神农本草经》）

【别名】蜜香，南木香，广木香，云木香，川木香。

【基原】为菊科植物木香 *Aucklandia lappa* Decne. 的干燥根。原产于印度、缅甸、巴基斯坦。国内云南引种者，名"云木香"。

【采收加工】秋、冬二季采挖，除去泥沙及须根，切段，大的再纵剖成瓣，干燥后撞去粗皮。切厚片，生用或煨用。

【性味归经】辛、苦，温。归脾、胃、大肠、三焦、胆经。

【功能主治】行气止痛，健脾消食。用于胸胁、脘腹胀痛，泻痢后重，食积不消，不思饮食。煨木香实肠止泻。用于泄泻腹痛。

【时疫古籍记载】

1.《神农本草经》 味辛，温。主治邪气，辟毒疫温鬼，强志，主淋露。久服不梦寤魇寐。生山谷。

2.《本草经疏》 味辛,温,无毒。是禀夏秋之阳气以生,兼得土之阳精,故无毒。性属纯阳,故主邪气,辟毒疫温鬼。阳主清明开发,故强志及不梦寤魇寐。行药之精,皆阳盛气烈之功也。

3.《本草蒙筌》 气劣气不足能补,气胀气窒塞能通。和胃气如神,行肝气最捷。散滞气于肺上膈,破结气于中下焦。驱九种心疼,逐积年冷气。药之佐使,亦各不同。破气使槟榔,和胃佐姜橘。止霍乱吐泻,呕逆翻胃;除痞癖癥块,脐腹胀疼。安胎健脾,诛痫散毒。和黄连治暴痢,用火煨实大肠。辟瘟疫邪,御雾露瘴。易老云:总谓调气之剂,不宜久久服之。

4.《本草乘雅》 入脾则夺土郁,入肝则达木郁。经云:木郁则达之,土郁则夺之。夺土即所以达木,达木即所以夺土;土以木为用,木以土为基也。邪气毒疫,温鬼淋露,梦寤魇寐,致郁土郁木者,咸可达之夺之。强志者,即强木土之用,得以行其志耳。

5.《药性解》 味苦辛,性微温,无毒,入心、肺、肝、脾、胃、膀胱六经。主心腹一切气、疰癖癥块、九种心疼,止泻痢,除霍乱,健脾胃,消食积,定呕逆,下痰壅,辟邪气瘟疫,杀疰虫精物。形如枯骨、苦口沾牙者良。

6.《景岳全书》 味苦辛,性温。气味俱厚,能升能降,阳中有阴。行肝脾肺气滞如神,止心腹胁气痛甚捷。和胃气,止吐泻霍乱;散冷气,除胀疼呃逆。……亦治疫疠温疟,亦杀虫毒鬼精。

7.《本草经解》 木香,气秉天春和之木气,入足厥阴肝经;味辛无毒而香燥,得地燥金之正味,入足阳明胃经。气味俱升,阳也。辛温益胃,胃阳所至,阴邪恶毒鬼气皆消,所以主邪气毒疫瘟鬼也。

【时疫药性分析】本品芳香气烈而味厚,辛行苦泄温通,彻上彻下,以消秽浊之气,为三焦气分要药、三焦宣滞要剂,故可用于寒凝气滞,闭阻清窍之突然昏倒、牙关紧闭、不省人事、胸腹冷痛；善行大肠之滞气，为治泻痢里急后重之要药；并能理气健脾，还可用于黄疸、胁痛等因脾失运化，肝失疏泄，湿热郁蒸，气机阻滞而致，症见脘腹胀痛、胁痛、身目发黄者。总之，木香以气用事，凡寒湿疫毒、痢疾、黄疸等病，见有气滞不行者，均可用之。

【时疫临床应用】

1.**寒闭证** 突然昏倒，牙关紧闭，不省人事，苔白，脉迟；或心腹卒痛，甚则昏厥，属寒凝气滞者，可与苏合香、麝香、冰片（龙脑香）、安息香等同用，如苏合香丸（《外台秘要》）。

2.**中气不省人事，目闭不语，如中风状** 用广木香为末，冬瓜子煎汤，灌下10g。有痰盛者，加竹沥、姜汁。（《本草汇言》引《霍道生家宝方》）

3.**寒凝气滞，胸腹胀满冷痛** 方用沉香、乌药、南木香（火略煨）、枳壳（去瓤，麸炒）各等份，上用温汤水磨服；锉碎水煎亦可。如四磨饮子（《普济方》卷一八二引《简易》）。

4.**泻痢腹痛、里急后重** 若属气痢，腹胀明显，可配砂仁、枳壳同用，如木香缩砂散（《圣济总录》）；若气痢日久不愈，可配肉豆蔻、砂仁、赤石脂同用，如木香丸（《圣济总录》）；若湿热明显，可配黄连，如香连丸（原名大香连丸）（《太平惠民和剂局方》），或配苦参同用，如香参丸（《种福堂公选良方》）。

5.**细菌性痢疾** 王玉玺采用自拟翁香归汤治疗细菌性痢疾156例，基础方白头翁60g、木香10g、当归20g，取得满意效果。（河南预防医学杂，1997，05：255）

【用法用量】煎服，3~6g。生用行气力强；煨用实肠止泻，用于泄泻腹痛。

【使用注意】本品辛温香燥，凡阴虚火旺者慎用。

【化学成分】木香主含去氢木香内酯、木香烯内酯，含量达50%，还含木香萜醛、4β-甲氧基去氢木香内酯、木香内酯、二氢木香内酯等。《中国药典》规定本品含木香烃内酯（$C_{15}H_{20}O_2$）和去氢木香内酯（$C_{15}H_{18}O_2$）的总量不得少于1.8%，饮片不得少于1.5%。

【药理研究】挥发油能抑制链球菌、金黄色与白色葡萄球菌的生长，对大肠埃希菌与白喉棒状杆菌作用微弱。煎剂对许兰毛癣菌及其蒙古变种等10种真菌有抑制作用。木香水提液、挥发油和总生物碱对小鼠离体小肠先有轻度兴奋作用，随后紧张性与节律性明显降低。对乙酰胆碱、组胺与氯化钡所致肠肌痉挛有对抗作用。木香水提液、醇提液、挥发油及总生物碱能对抗组胺与乙酰胆碱对气管与支气管的致痉作用。此外，还有抗炎、抗消化性溃疡、抗肿瘤、扩张血管、抑制血小板聚集等作用。煨木香具有显著的抗腹泻作用。

香　附

（《名医别录》）

【别名】雀头香，莎草根，香附子，蓑草，香附米，毛香附，苦羌头。

【基原】本品为莎草科植物莎草 Cyperus rotundus L.的干燥根茎。主产于山东、浙江、福建、湖南。

【采收加工】秋季采挖，燎去毛须，置沸水中略煮或蒸透后晒干，或燎后直接晒干。生用，或醋炙用。用时碾碎。

【性味归经】辛、微苦、微甘，平。归肝、脾、三焦经。

【功能主治】疏肝解郁，理气宽中，调经止痛。用于肝郁气滞，胸胁胀痛，疝气疼痛，乳房胀痛，脾胃气滞，脘腹痞闷，胀满疼痛，月经不调，经闭痛经。

【时疫古籍记载】《本草纲目》　散时气寒疫，利三焦，解六郁，消饮食积聚，痰饮痞满，跗肿腹胀，脚气，止心腹、肢体、头目、齿耳诸痛，痈疽疮疡，吐血下血尿血，妇人崩漏带下，月候不调，胎前产后百病。

【时疫药性分析】本品味辛长于行气止痛，《本草纲目》称其"气病之总司"，不仅疏肝解郁，善散肝气之郁结，为疏肝解郁、行气止痛之要药，善治肝郁气滞之胁肋胀痛；且能入脾经宽中、消食下气，常用于脾胃气滞证。故四时瘟疫、伤寒，见有气机阻滞、胸腹胀痛、食欲不振者，用之均有良效。

【时疫临床应用】

1.四时瘟疫、伤寒　方用陈皮（不去白）二两，香附子（炒香，去毛）、紫苏叶各四两，甘草（炙）一两。上为粗末。每服三钱，水一盏，煎七分，去滓热服，不拘时，日三服。若作细末，每服二钱，入盐点服，即香苏散（《太平惠民和剂局方》）。

2.瘟疫邪气　方用苍术、香附、羌活、独活、甘松、山奈、白芷、赤箭、大黄、雄黄各等份，共为末，糊丸弹子大，黄丹为衣，晒干。用时焚之。即神圣避瘟丹（《松峰说疫》）。

3.慢性乙型肝炎　卫法强等在拉米夫定治疗基础上采用炙黄芪20g、黄芩12g、苍术9g、炒谷芽30g、香附9g、炒白术9g、柴胡6g、陈皮6g、黄连3g，治疗慢性乙型肝炎患者1年，乙肝病毒DNA定量（HBV-DNA）转阴率为77%。（国医论坛，2020，01：45）

【用法用量】煎服，6~10g。醋炙增强疏肝止痛作用。

【化学成分】本品含挥发油，油中主要成分为β-蒎烯、香附子烯、α-香附酮、β-香附酮、广藿香酮、α-莎香醇、β-莎草醇、柠檬烯等。此外尚含生物碱、黄酮类及三萜类等。《中国药典》规定本品含挥发油不得少于0.8%（ml/g）。

【药理研究】香附油对金黄色葡萄球菌有抑制作用，其提取物对某些真菌有抑制作用。香附水煎剂有降低肠管紧张性和拮抗乙酰胆碱的作用；可明显增加胆汁流量，并对肝细胞功能有保护作用；浸膏对实验动物离体子宫有抑制作用，其挥发油有轻度雌激素样作用；其总生物碱、苷类、黄酮类及酚类化合物的水溶液有强心、减慢心率及降低血压的作用。

乌 药

（《本草拾遗》）

【别名】旁其，天台乌药，矮樟。

【基原】本品为樟科植物乌药 *Lindera aggregata*（Sims）Kosterm. 的干燥块根。主产于浙江、安徽、湖南、湖北。

【采收加工】全年均可采挖，除去细根，洗净，趁鲜切片，晒干。生用。

【性味归经】辛，温。归肺、脾、肾、膀胱经。

【功能主治】行气止痛，温肾散寒。用于寒凝气滞，胸腹胀痛，气逆喘急，膀胱虚冷，遗尿尿频，疝气疼痛，经寒腹痛。

【时疫古籍记载】

1.《开宝本草》 味辛，温，无毒。主中恶心腹痛，蛊毒疰忤鬼气，宿食不消，天行疫瘴，膀胱肾间冷气攻冲背膂，妇人血气，小儿腹中诸虫。

2.《药品化义》 乌药，气雄性温，故快气宣通，疏散凝滞，甚于香附。外解表而理肌，内宽中而顺气。以之散寒气，则客寒冷气自除；驱邪气则天行疫瘴即却；开郁气，中恶腹痛，胸膈胀痛，顿然可减；疏经气，中风四肢不遂，初产血气凝滞，渐次能通，皆借其气雄之功也。

3.《本草经疏》 入足阳明、少阴经。其主中恶心腹痛，疰忤鬼气，天行疫瘴者，皆足阳明受病。阳明开窍于口鼻。凡邪恶鬼忤，与夫疫瘴之气侵人，悉从口鼻而入。此药辛温暖胃，辟恶散邪，故能主诸证也。胃暖则宿食自消，辛散则蛊毒亦解。

4.《本草蒙筌》 辟疫瘴时行，解蛊毒卒中，攻女人滞凝血气，去小儿积聚蛔虫。

5.《药性解》 乌药，味苦辛，性温，无毒，入肺、脾二经。主一切气症及中恶腹痛；蛊毒鬼疰、天行疫瘴、呕逆胀满、霍乱吐泻、痈疖疥癞。

6.《景岳全书》 气味辛温，善行诸气，入脾、胃、肝、肾、三焦、膀胱诸经。疗中恶鬼气蛊毒，开胸膈，除一切冷气，止心腹疼痛，喘急霍乱，反胃胀满，温肠胃，行宿食，止泻痢，除天行疫瘴，气厥头痛，膀胱肾气攻冲心腹，疝气脚气，痈疽疥癞，及妇人血气，小儿虫积，亦止小便频数，气淋带浊，并猫犬百病，俱可磨汁灌治之。

【时疫药性分析】本品辛、温，辛能疏理气机，温能散寒止痛，能散寒气，祛邪气，开郁气，入肺、脾、肾经，故能治三焦寒凝气滞疼痛；且外可解表而理肌，内能宽中而顺气，故寒郁气滞之胸腹胁肋闷痛、脘腹胀痛、反胃纳少、霍乱吐泻、气逆喘急，均可配伍使用。本品还能温肾散寒，缩尿止遗。

【时疫临床应用】

1.新感温病 产后腹痛，其症不一，有临产寒气入胞门，有产后余血未尽，有伤食，有新感客寒，有血虚，当审所因治之，方用乌药、泽兰、生地、延胡索、木香、当归、赤芍、甘草、桃仁、五灵脂、生蒲黄、香附、川芎、红花、陈皮、丹皮加减，即乌药泽兰汤（《陈素庵妇科补解》）。

2.瘴疟，心腹刺痛 方用乌药一两、香附（焙干）三两、甘草（炒）一两，加盐少许，滚汤调服，即乌沉散（《瘴疟指南》）。

3.一切气、一切冷、一切痛及中恶吐泻转筋，痎忤鬼气疫瘴 方用乌药同沉香、人参、甘草末，名乌沉散（《本草经读》）。

4.治冷气、血气、肥气、息贲气、伏梁气、奔豚气，抢心切痛，冷汗，喘息欲绝 方用天台乌药（小者，酒浸一夜，炒）、茴香（炒）、青橘皮（去白，炒）、良姜（炒），等份为末，温酒、童

便调下。(《卫生家宝方》)

5.麻疹后气逼攻心疼痛　胡颓子根、乌药，水煎服，疗效较好。(《医林一介》)

6.治疗流行性出血热多尿期　陈治水以加味缩泉饮治疗流行性出血热多尿期35例，方用乌药10g，熟地、山药各30g，益智仁、桑螵蛸各15g，每日1剂，疗效较为满意。(上海中医药杂志,1988,5:28)

【用法用量】煎服，6~10g。

【化学成分】乌药主要含倍半萜及其内酯类成分：乌药醚内酯，伪新乌药醚内酯，乌药醇，乌药根烯等；生物碱类成分：木姜子碱，波尔定碱，去甲异波尔定碱等；脂肪酸类成分：癸酸，十二烷酸等；挥发油：龙脑，乙酸龙脑酯等。《中国药典》规定本品含去甲异波尔定（$C_{18}H_{19}NO_4$）不得少于0.4%。

【药理研究】乌药挥发油对金黄色葡萄球菌、大肠埃希菌、枯草杆菌、普通变形杆菌、鼠伤寒沙门菌、腐生葡萄球菌、粪肠球菌、屎肠球菌、弗氏柠檬酸杆菌及奇异变形杆菌均具有抑制作用；乌药水煎液对呼吸道合胞病毒、柯萨奇病毒B_1、B_3、B_4组有明显的抑制作用，抑制指数均为4个对数，属高效抗病毒药物；乌药的水和醇提取物对单纯疱疹病毒也有明显的抑制作用。乌药还具有抗炎镇痛、促进胃肠动力、缓解胃肠痉挛、抑制溃疡、抗肿瘤、兴奋心肌、改善中枢神经系统功能、保护肝脏、调节凝血功能等药理作用。

川楝子

(《神农本草经》)

【别名】楝实，练实，金铃子，仁枣，苦楝子。

【基原】为楝科植物川楝 *Melia toosendan* Sieb.et Zucc.的干燥成

熟果实。主产于四川。

【采收加工】冬季果实成熟时采收，除去杂质，干燥。用时打碎。生用或炒用。

【性味归经】苦，寒；有小毒。归肝、小肠、膀胱经。

【功能主治】疏肝泄热，行气止痛，杀虫。用于肝郁化火，胸胁、脘腹胀痛，疝气疼痛，虫积腹痛。

【时疫古籍记载】《景岳全书》 味苦，性寒，有小毒，阴也。能治伤寒瘟疫烦热狂躁，利小水，泻肝火，小肠膀胱湿热，诸疝气疼痛，杀三虫疥癞，亦消阴痔。丸散汤药任意可用，甄权言其不入汤使，则失之矣。

【时疫药性分析】本品苦寒泄降，能清肝火、泄郁热、行气止痛，常用于肝郁气滞或肝郁化火，胸腹诸痛、疝气疼痛属肝经有热者，引火毒下泄，而烦乱自除，故可用于伤寒瘟疫烦热狂躁。乌药苦寒泄降，有小毒，既能杀虫，又能行气止痛，常治小儿虫积腹痛，发作有时，口吐清水者。

【时疫临床应用】

1. 治热厥心痛，或发或止，久不愈者　方用金铃子、延胡索各一两。上为细末，每服二、三钱，酒调下，温汤亦得，即金铃子散（《活法机要》）。

2. 治蛔虫　药用楝木，削去苍皮，以水煎汁引之，量大小多少。（《千金要方》）

3. 慢性乙型肝炎（肝肾阴虚型）　伊书红等采用一贯煎加味：北沙参12g、麦门冬12g、生地黄15g、枸杞子12g、当归12g、川楝子12g、栀子9g、白蒺藜12g，治疗肝肾阴虚型慢性乙型肝炎患者100例，疗效较好。[北京中医药大学学报（中医临床版），2004，02：17]

【用法用量】煎服，5~10g。外用适量，研末调涂。炒用寒性减弱。

【使用注意】本品苦寒有毒，不宜过量或持续服用，脾胃虚寒者慎用。

【化学成分】川楝子主要含川楝素，以及多种苦味的三萜成分，苦楝子酮、脂苦楝子醇，21-O-乙酰川楝子三醇，21-O-甲基川楝子五醇。《中国药典》规定本品含川楝素（$C_{30}H_{38}O_{11}$）应为 0.06%~0.2%，炒川楝子应为0.04%~0.2%。

【药理研究】川楝子对金黄色葡萄球菌、多种致病性真菌有抑制作用；其煎液及提取物具有松弛奥迪括约肌、收缩胆囊、促进胆汁排泄的作用；能兴奋肠管平滑肌；尚有驱虫、抗氧化、抗生育、抗癌、抗炎、镇痛等作用。

消食药

阿　魏

（《新修本草》）

【别名】熏渠，阿虞，哈昔泥，五彩魏，臭阿魏。

【基原】为伞形科多年生草本植物新疆阿魏 *Ferula sinkiangensis* K.M.Shen 或阜康阿魏 *Ferula fukanensis* K. M. Shen 的干燥树脂。主产新疆。

【采收加工】春末夏初，盛花期至初果期，分次由茎上部往下斜割，收集渗出的乳状树脂，阴干。生用。

【性味归经】苦、辛，温。归脾、胃经。

【功能主治】消积，化癥，散痞，杀虫。用于肉食积滞，瘀血癥瘕，腹中痞块，虫积腹痛。

【时疫古籍记载】

1.《日华子本草》 治传尸，破癥癖，冷气，辟温，治疟，兼主霍乱心腹痛，肾气，温瘴，御一切蕈菜毒。

2.《本草经疏》 阿魏，其气臭烈殊常，故善杀诸虫，专辟恶气。辛则走而不守，温则通而能行，故能消积，利诸窍，除秽恶也。

【时疫药性分析】本品苦泄辛温，辛则走而不守，温则通而能行，故能消积滞，除秽恶。正如《本草求真》所言："其味既兼辛与温，则气更活不滞，故书载治痞辟秽，是以温疟鬼魅、蛊毒传尸、恶气痞积等症，服之最为得宜"。

【时疫临床应用】

1.治疟疾　方用胭脂、阿魏各一大豆许，同研。以大蒜肉研和为膏，用大核桃一枚，劈开去仁，取一片以药膏子填在核内。疟发时，用药核桃覆在手虎口上，男左女右，令药着肉，以绯帛系定，经宿乃去，如扼虎膏（《圣济总录》）。

2.治气积，肉积，心腹膨满，结块疼痛，或引胁肋疼痛，或痛连背脊，不思饮食　方用木香（不见火）、槟榔各半两，胡椒、阿魏（用醋化开）各二钱半。上为细末，用阿魏膏子，并粟米饭，杵和为丸，如桐子大。每服四十丸，不拘时候，生姜皮汤下，即阿魏丸（《济生方》）。

3.急慢性肝炎　陈淑容等自制肝炎膏外敷：栀子15g，杏仁10g，巴豆、阿魏、樟脑各5g，麝香0.3g，红高粱米100g，100余例均获得满意的疗效。（中医外治杂志，1997，06：43）

【用法用量】内服，1~1.5g，多入丸、散。气味奇臭，不宜入水煎剂。外用适量，入膏药。

【使用注意】脾胃虚弱及孕妇忌用。

【化学成分】阿魏含挥发油、树脂及树胶等。品质优良者可得挥发油10%~17%，树脂40%~64%，树胶约25%，灰分约1.5%~10%，块状片所含的无机杂质有的可达60%以上。挥发油中含蒎烯13.8%~70.6%。《中国药典》规定本品含挥发油不得少于10%（ml/g）。

【药理研究】阿魏体外对人型结核分枝杆菌有抑制作用。阿魏挥发油乳剂有抗过敏作用，可以抑制皮肤过敏和抗原诱发的哮喘。阿魏能明显抑制未孕动物子宫的自发性收缩，但对孕兔离体子宫呈兴奋作用，二者作用相反，可能与动物体内孕酮水平有关；阿魏的脂溶性成分可抗生育。

驱虫药

槟　榔
(《名医别录》)

【别名】仁频，宾门，宾门药饯，白槟榔，橄榄子，槟榔仁，洗瘴丹，大腹子，大腹槟榔，槟榔子，马金南，青仔，槟榔玉，榔玉。

【基原】本品为棕榈科植物槟榔*Areca catechu* L.的干燥成熟种子。我国主产于广东、云南。国外以菲律宾、印度及印度尼西亚产量最多。

【采收加工】春末至秋初采收成熟果实，用水煮后，干燥，除去果皮，取出种子，干燥。切薄片，生用、炒黄或炒焦用。

【性味归经】苦、辛，温。归胃、大肠经。

【功能主治】杀虫，消积，行气，利水，截疟。用于绦虫病，蛔虫病，姜片虫病，虫积腹痛，积滞泻痢，里急后重，水肿脚气，疟疾。

【时疫古籍记载】

1.《本草纲目》　治泻痢后重，心腹诸痛，大小便气秘，痰气喘息。疗诸疟，御瘴疠。

2.《本草求真》　槟榔专入肠胃。辛苦而温，书何言其至高之气，彼独能泻，使之下行以至于极，以其味苦主降，性如铁石之重，故尔有坠下之力耳。是以无坚不破，无胀不消，无食不化，无痰不行，无水不下，无气不除，无虫不杀……岚瘴疟疾，如达原饮治疫用此。

3.《得配本草》 苦、辛，温。入手足阳明经气分。泄胃中至高之气，坠诸药至于下极，达膜原而散疫邪。治泻痢，破滞气，攻坚积，止诸痛，消痰癖，杀三虫，除水胀，疗瘴疟。

【时疫药性分析】本品辛散苦泄，辛散湿邪，化痰破积，消积导滞，行气利水，驱散伏邪，为疏利要药，故常用治湿热瘟疫，邪伏膜原，症见憎寒发热、寒热往来、头痛烦躁、胸闷呕恶、舌苔垢腻，或苔白厚如积粉等，有开达膜原，溃散疫邪之功；且可除岭南瘴气，有截疟退热之功，可用治疟疾往来寒热者。

【时疫临床应用】

1.瘟疫或疟疾，邪伏膜原证 憎寒壮热，或一日三次，或一日一次，发无定时，胸闷呕恶，头痛烦躁，脉弦数，舌边深红，舌苔垢腻，或苔白厚如积粉，与厚朴、草果、芍药、黄芩、甘草等同用，如达原饮（《温疫论》）。

2.瘟病 治三十六种夜热昼凉，瘟病候。处方大黄一分、朴硝（研）一分、牵牛粉半两、槟榔2个，如除瘟散（《普济方》卷三六九）。

3.流行性感冒 宋新民采用达原饮加减治疗流行性感冒，症见恶寒发热，下午、夜间尤甚，体温39℃，周身酸痛，咳嗽痰多而稠，胸膈满闷，头痛眩晕，干呕恶心，苔白厚，脉浮数，方用槟榔20g、厚朴10g、草果仁5g、黄芩12g、柴胡9g、青蒿（后下）9g、知母9g、栀子10g、生甘草6g、桑白皮12g，服三剂而愈。[中国社区医师（综合版），2005，08：58]

4.严重急性呼吸综合征 袁长津针对"非典"发病3~10天，以湿热蕴毒、邪伏膜原、流连气分为主，用达原饮加减治疗，起到较好的疗效，可以直接进入"非典"恢复期。（湖南中医药导报，2003，07：7）

【用法用量】煎服，3~10g；驱绦虫、姜片虫30~60g。生用力佳，炒用力缓；焦槟榔功能消食导滞，用于食积不消，泻痢后重。

【使用注意】脾虚便溏、气虚下陷者忌用；孕妇慎用。

【化学成分】本品所含生物碱主要为槟榔碱，其余有槟榔次碱，去甲基槟榔碱，去甲基槟榔次碱，槟榔副碱，高槟榔碱等。还含脂肪油，鞣质及槟榔红色素等。《中国药典》规定本品含槟榔碱（$C_8H_{13}NO_2$）不得少于0.2%，焦槟榔不得少于0.1%。

【药理研究】槟榔具有广谱抗寄生虫的作用，在一定剂量下能有效驱杀肝吸虫、血吸虫；具有很好的抗炎活性；以及良好的抗感染作用，对变形杆菌、白念珠菌、炭疽杆菌、金黄色葡萄球菌、皮肤真菌、幽门螺杆菌均有抑制作用。对甲型流感病毒具有一定的抑制作用。

止血药

艾 叶
(《名医别录》)

【别名】医草，艾蒿，灸草，蕲艾，黄草，家艾，甜艾。

【基原】本品为菊科植物艾 *Artemisia argyi* Lévl.et Vant. 的干燥叶。主产于山东、安徽、湖北、河北，传统以湖北蕲州产者为佳，称"蕲艾"。

【采收加工】夏季花未开时采摘，除去杂质，晒干。生用或炒炭用。

【性味归经】辛、苦，温；有小毒。归肝、脾、肾经。

【功能主治】温经止血，散寒止痛；外用祛湿止痒。用于吐血，衄血，崩漏，月经过多，胎漏下血，少腹冷痛，经寒不调，宫冷不孕；外治皮肤瘙痒。醋艾炭温经止血，用于虚寒性出血。

【时疫古籍记载】《得配本草》 辛、苦，温。走足三阴，通十二经，兼入奇经脉络。理气血，辟诸疫。搜僻处接应之虫，除寒湿不时之痢。

【时疫药性分析】古籍记载艾叶，理气血，辟诸疫。可搜僻处接应之虫，除寒湿不时之痢。本品辛、苦，性温，气香味辛，温可散寒，禀纯阳之性，能通十二经，善于温中逐冷除湿，行血中之气、气中之滞；具回阳，理气血，逐湿寒之功；能暖气血而温经脉，为温经止血、安胎之要药，常用于下焦虚寒、月经不调、经行腹痛、宫冷不孕、带下清稀等症；辛香苦燥，局部煎汤外洗有祛湿止痒之功，可用治湿疹、阴痒、疥癣等皮肤瘙痒。

【时疫临床应用】

1.辟邪祛疫　点燃烟熏，或煮水熏蒸，有消毒辟疫之功。《荆楚岁时记》云："采艾以为人，悬门户上，以禳毒气。"葛洪的《肘后备急方》记载"断瘟病令不相染，密以艾灸病人床四角，各一壮，佳也。"现代常用于预防流行性感冒。

2.细菌性痢疾　梅全喜采用艾叶40g、地榆600g制成艾地合剂，治疗细菌性痢疾83例，总有效率为92.77%。（时珍国药研究，1996，05：16）

3.手足口病　孙燕采用艾叶、食盐煎水浸泡治疗手足口病患者82例，总有效率为98.78%。（中国中医急症，2013，12：2119）

【用法用量】煎服，3~9g。外用适量，供灸治或熏洗用。醋艾炭温经止血，用于虚寒性出血；其余生用。

【化学成分】艾叶主要含挥发油：桉油精、香叶烯、α及β-蒎烯芳樟醇、樟脑、异龙脑、柠檬烯等；三萜类成分：奎诺酸、羊齿烯醇；黄酮类成分：异泽兰黄素等。《中国药典》规定本品含桉油精（$C_{10}H_8O$）不得少于0.05%。

【药理研究】艾叶水浸剂和煎剂在体外对多种致病性细菌和真菌有轻度抑制作用，而艾叶烟熏的抗菌作用明显增强，使空气中菌落数减少并可完全抑制常见的化脓菌生长。艾叶挥发油具有抗菌谱广、抗菌活性强的作用。艾叶烟熏对腺病毒、鼻病毒、疱疹病毒、流行性感冒病毒、流行性腮腺炎病毒均有抑制作用。本品具有镇痛、抗炎等作用。醋艾叶炭水提物灌胃对乙酸所致小鼠扭体疼痛反应有抑制作用。另外，还具有抗过敏、镇咳、平喘、调节免疫等作用。

灶心土

(《名医别录》)

【别名】伏龙肝，灶中黄土，釜下土。

【基原】本品为烧木柴或杂草的土灶内底部中心的焦黄土块。全国农村均有。

【采收加工】在拆修柴火灶或烧柴火的窑时，将烧结的土块取下，用刀削去焦黑部分及杂质即可。

【性味归经】辛，温。归脾、胃经。

【功能主治】温中止血，止呕，止泻。用于虚寒性出血，吐血、便血、衄血、崩漏，胃寒呕吐，脾虚久泻。

【时疫古籍记载】

1.《本草蒙筌》 味辛，气温。无毒。醋调或蒜捣泥，涂消痈肿毒气。和水敷脐勤换，辟除时疫，安胎。疗中风不语心烦，止崩中吐血咳逆。并有捣细，调水服之。

2.《伤寒类要》 妊娠遭时疫热病，令子不堕。灶下土，水和涂脐，干又涂之，以酒调亦妙。

3.《杨氏产乳》 疗患时行，令胎不损。伏龙肝末和水服，涂脐方寸，干即易。

【时疫药性分析】本品味辛性温质重，专入中焦，能温脾阳而止血，又长于温中和胃、降逆止呕，还可燥湿、辟除时疫、安胎。故妇女妊娠遭时疫热病、恶阻、胎动不安等，服用本品能止呕、止血，以达安胎之功。

【时疫临床应用】辟瘟疫疾恶气 豆豉一升，伏龙肝三两，研，小儿小便三升，上三味，用小便煎，取一升五合，去滓，平旦服之，令人不着瘴疾，天行有瘴之处，宜朝朝服。延年主辟瘟疫疾恶气，令不相染易，即豉汤方（《外台秘要》）。

【用法用量】煎服，15~30g，布包先煎；或60~120g，煎汤代水。

【化学成分】灶心土主要含硅酸、氧化铅、氧化铁，还含有氧化钠、氧化钾、氧化镁等。

【药理研究】本品有缩短凝血时间，抑制纤溶酶及增加血小板第三因子活性等作用。水煎剂能减轻洋地黄酊引起的呕吐，有止呕作用。

降 香

(《证类本草》)

【别名】降真香，紫藤香，降真。

【基原】本品为豆科植物降香檀*Dalbergia odorifera* T. Chen 树干和根的干燥心材。主产于海南。

【采收加工】全年均可采收。除去边材，阴干。劈成小块，研成细粉或镑片，生用。

【性味归经】辛，温。归肝、脾经。

【功能主治】化瘀止血，理气止痛。用于吐血，衄血，外伤出血，肝郁胁痛，胸痹刺痛，跌扑伤痛，呕吐腹痛。

【时疫古籍记载】

1.《海药本草》 降真香，徐表《南州记》云："生南海山，又云生大秦国。味温，平，无毒。主天行时气，宅舍怪异，并烧悉验。"

2.《本草再新》 治一切表邪，宣五脏郁气，利三焦血热，止吐，和脾胃。

3.《本草经疏》 降真香，香中之清烈者也，故能辟一切恶气。

4.《医学入门》 降真香，和诸香烧之，直上天，召鹤盘旋于上。味温平，无毒。主天行时气怪异，烧之辟邪恶之气也。

5.《本草乘雅半偈》 降真香，辛温，无毒。烧之，辟天行时气，宅舍怪异。小儿带之，辟邪恶气。

6.《本草蒙筌》 主天行时疫狂热，驱宅舍怪异响声。小儿带之，辟恶邪气。

【时疫药性分析】本品辛、温，辛散温通行滞，能化瘀理气止痛，可用治血瘀气滞之胸胁脘腹疼痛。本品辛温芳香，性主沉降，能降气辟秽，和中止呕，可用于秽浊内阻、脾胃不和之呕吐腹痛。

【时疫临床应用】

1.除秽祛疫 方用苍术、降真香各等份，共末，揉入艾叶内，绵纸卷筒，烧之，即苍降反魂香（《松峰说疫》）。

2.辟一切秽恶邪气 方用苍术、乳香、甘松、细辛、芸香、降真香各等份，糊为丸豆大。每用一丸焚之，良久又焚一丸，略有香气即妙，能辟一切秽恶邪气，即避瘟丹（《松峰说疫》）。

3.除疫病，去恶气 方用麝香（细研）一两、沉香一两、丁香一两、安息香一两、木香一两、降真香一两、犀角屑（微炒）三分，桂心，捣罗为末，炼蜜和捣，丸如梧桐子大。功能破积血，除疫病，去恶气，好音声，畅六腑，调五脏，壮气益心神，即十香丸（《太平圣惠方》）。

4.辟一切瘴气 方用降真香（细锉）二两、川椒一两，去合口者。右用绢囊贮，浸无灰酒中，约二斗许，每日饮数杯，百邪皆不能犯，辟一切瘴气，寻常宜饮之，兼治风湿、脚气、疝气、冷气及背面恶寒风疾有效，即降椒酒（《景岳全书》）。

【用法用量】煎服，9~15g，后下。外用适量，研细末敷患处。

【化学成分】降香主要含橙花叔醇等挥发油，异豆素，降香黄酮等黄酮类化合物。《中国药典》规定本品含挥发油不得少于1%（ml/g）。

【药理研究】降香所含黄酮类化合物具有抗炎、镇痛、抗癌等作用。乙醇提取物有抗惊厥、镇痛作用。

活血化瘀药

丹 参

（《神农本草经》）

【别名】郄蝉草，赤参，奔马草，红根，紫党参，山红萝卜，活血根，紫丹参，阴竹黄，壬参，红根赤参，夏丹参，五凤花，四方梗，红根红参，大叶活血根，长鼠尾草。

【基原】为唇形科植物丹参*Salvia miltiorrhiza* Bge.的干燥根及根茎。主产于四川、山东、河北。

【采收加工】春、秋二季采挖，除去泥沙，干燥。切厚片，生用或酒炙用。

【性味归经】苦，微寒。归心、肝经。

【功能主治】活血祛瘀，通经止痛，清心除烦，凉血消痈。用于月经不调，痛经经闭，胸痹心痛，脘腹胁痛，癥瘕积聚，热痹疼痛，心烦不眠，疮疡肿痛。

【时疫古籍记载】

1.《神农本草经》 主心腹邪气，肠鸣幽幽如走水，寒热积聚；破癥除瘕，止烦满，益气。

2.《药性论》 治脚弱，疼痹，主中恶；治腹痛，气作声音鸣吼。

3.《日华子本草》 养神定志，通利关脉。治冷热劳，骨节疼痛，四肢不遂；排脓止痛，生肌长肉；破宿血，补新生血；安生胎，落死胎；止血崩带下，调妇人经脉不匀，血邪心烦……热温狂闷。

【时疫药性分析】本品能凉血清心，活血散瘀，兼能养血安神，多用于温热病热入营血，症见高热神昏、烦躁不安、斑疹隐隐、舌质红绛等。

【时疫临床应用】

1. 温病　邪热传营，身热夜甚，口渴或不渴，时有谵语，心烦不眠，或斑疹隐隐，舌绛而干，脉细数，可与生地、玄参、竹叶心、麦冬、银花等同用，如清营汤（《温病条辨》）。

2. 慢性乙型肝炎　张华在常规护肝、降酶等对症治疗基础上加用丹参强肝胶囊治疗慢性乙型肝炎患者6个月，丹参强肝胶囊由丹参、黄芪、白术、赤芍、当归、桃仁、川芎、柴胡、鳖甲、白花蛇舌草、苦参等组成，有效率93.75%。（中国中医药现代远程教育，2015，19：49）

3. 细菌性痢疾　高维义等采用中西医结合疗法治疗细菌性痢疾52例，中药处方葛根芩连汤加味，方药组成为葛根20g、黄芩9g、黄连9g、甘草6g、丹参12g、乌梅15g、紫草12g、苦参10g，水煎服，每日1剂，7天为1疗程，1~2个疗程后有效率为96.15%。（河南中医学院学报，2006，06：47）

【用法用量】10~15g，煎服。活血祛瘀、清心除烦、凉血消痈宜生用；酒炙丹参可增活血之功。

【使用注意】本品与藜芦相反，不宜同用；为活血祛瘀之品，孕妇慎用。

【化学成分】丹参主要含醌类成分：丹参酮 I、II、II_A、II_B、III、V、VI、异丹参酮 I、II_A、II_B，隐丹参酮，异隐丹参酮，甲基丹参酮，羟基丹参酮，丹参新酮，左旋二氢丹参酮 I 等；水溶性成分丹酚酸A、B、C，异阿魏酸、β-谷甾醇等，另含黄酮类、三萜类等成分。《中国药典》规定本品含丹参酮 II_A（$C_{19}H_{18}O_3$）、隐丹参酮（$C_{19}H_{20}O_2$）和丹参酮 I（$C_{18}H_{12}O_3$）的总量不得少于

0.25%，丹酚酸B（$C_{36}H_{30}O_{16}$）不得少于3%。

【药理研究】丹参有镇静、镇痛、抗炎、抗感染等作用。丹参水煎液、丹参素等对大鼠心肌缺血具有不同程度的改善作用；丹参素能增加冠脉流量。乙酰丹酚酸A能预防大鼠大脑中动脉血栓形成，显著降低脑梗死范围。丹参素能抑制体外血栓形成，能抗血小板聚集，改善微循环，促进组织修复与再生，促进骨折愈合。

姜 黄
《新修本草》

【别名】宝鼎香，黄姜，毛姜黄，川姜黄，广姜黄，色姜黄。

【基原】为姜科植物姜黄 *Curcuma longa* L.的干燥根茎。主产于四川。

【采收加工】冬季茎叶枯萎时采挖，洗净，煮或蒸至透心，晒干，除去须根。切厚片。生用。

【性味归经】辛、苦，温。归脾、肝经。

【功能主治】破血行气，通经止痛。用于血瘀气滞之胸胁刺痛，胸痹心痛，痛经，闭经，癥瘕，风湿肩臂疼痛，跌仆肿痛。

【时疫古籍记载】

1.《新修本草》 主心腹结积，疰忤，下气，破血，除风热，消痈肿。功力烈于郁金。

2.《日华子本草》 治癥瘕血块，痈肿，通月经，治跌扑瘀血，消肿毒；止暴风痛冷气，下食。

3.《伤寒瘟疫条辨》 姜黄气味辛苦，大寒无毒，祛邪伐恶，行气散郁，能入心脾二经，建功辟疫。

【时疫药性分析】本品辛行苦泄温通，能活血行气以止痛，为血中气药，广泛用于血瘀气滞诸痛证。正如陈藏器曰："此药辛少苦多，性气过于郁金，破血立通，下气最速，凡一切结气积气，癥瘕瘀血，血闭痛疝，并皆有效，以其气血兼理耳。"因此，凡温邪侵袭，致使气滞血瘀、心腹疼痛者，皆可用之。

【时疫临床应用】

1.温热、瘟疫　温病表里三焦大热，症见憎寒壮热、一身尽痛、四肢厥冷、头痛眩晕、咽喉肿痛、口气如火、口干口渴、脘腹胀痛，甚则神昏谵语、便秘尿赤、发斑吐血，可与白僵蚕（酒炒）、全蝉蜕（去土）、大黄（生）同用，如升降散（《伤寒瘟疫条辨》）。

2.流行性感冒　蒋森等自拟升降解毒汤治疗流行性感冒92例，处方组成为僵蚕12g、蝉蜕12g、姜黄15g、熟大黄6~12g、鱼腥草30g、虎杖6~12g、板蓝根30g、贯众12g、百部30g、紫菀12g、甘草3g。每8小时服1份，疗程为3天。总有效率95.7%。（中医杂志，2000，02：119）

【用法用量】煎服，3~10g，外用适量。

【使用注意】孕妇忌用。

【化学成分】姜黄主含挥发油和姜黄素类化合物。挥发油主要有姜黄酮、姜烯、龙脑等。姜黄素类化合物有姜黄素、去甲氧基姜黄素、去二甲氧基姜黄素等。《中国药典》规定本品含挥发油不得少于7%（ml/g），含姜黄素（$C_{21}H_{20}O_6$）不得少于1%；饮片含挥发油不得少于5%（ml/g），含姜黄素（$C_{21}H_{20}O_6$）不得少于0.9%。

【药理研究】姜黄素和挥发油对金黄色葡萄球菌有较好的抑菌作用。姜黄的乙醇提取物对多种真菌有抑制作用。姜黄素对实验性炎症有明显抑制作用。姜黄煎剂有镇痛作用，亦能抑制肝炎病毒、利胆，改善肝脏实质病损。姜黄素及姜黄醇提取物能提高大鼠心肌耐缺氧能力，对心肌的缺血性损伤有一定的保护作用；能增强纤溶活性，抑制血小板聚集，抗血栓形成；有护肝和抗溃疡作用。姜黄素、姜黄的乙醇提取物及挥发油均有利胆，降血脂作用。本品有一定的抗肿瘤作用。

五灵脂

(《开宝本草》)

【别名】药本，寒号虫粪，寒雀粪，灵脂。

【基原】本品为鼯鼠科动物复齿鼯鼠 *Trogopterus xanthipes* Milne-Edwards 的干燥粪便。主产于河北、山西、甘肃。

【采收加工】全年均可采收，除去杂质，晒干。生用，或醋炙、酒炙用。

【性味归经】苦、咸、甘，温。归肝经。

【功能主治】活血止痛，化瘀止血。用于瘀滞出血，瘀血阻滞诸痛。

【时疫古籍记载】

1.《开宝本草》 心腹冷气，小儿五疳，辟疫，治肠风，通利气脉，女子月闭。

2.《本草拾遗》《本草》云：主疗心腹冷气，小儿五疳，辟疫，治肠风，通利气脉，女子月闭。出北地，此是寒号虫粪也。

3.《本草乘雅》 躯形可冬，腹心无冷矣。疳是食气所积，疫乃天时所致，五灵出入化导，形与时违，唯知通利，宁从闭塞乎。

4.《药性解》 五灵脂，味甘，性温，无毒，入心、肝二经。主心腹冷气疼痛、肠风、产后血晕、小儿疳蛔，去目翳，辟疫气，解蛇毒。生者行血，炒者止血。

【时疫药性分析】古籍记载五灵脂，主疗心腹冷气，小儿五疳，辟疫，治肠风，解蛇毒，通利气脉。疳是食气所积，疫乃天时所致，五灵出入化导，形与时违，唯知通利，宁从闭塞乎。本品苦、咸、甘，温。苦泄温通，专入肝经血分，功善活血化瘀止痛，为治疗瘀滞疼痛之要药；本品炒用，既能活血，又能止血，可用于瘀血内阻、血不归经之出血。

【时疫临床应用】

1.新感温病 产后腹痛，其症不一，有临产寒气入胞门，有产后余血未尽，有伤食，有新感客寒，有血虚，当审所因治之，方用乌药、泽兰、生地、延胡索、木香、当归、赤芍、甘草、桃仁、五灵脂、生蒲黄、香附、川芎、红花、陈皮、丹皮加减，即乌药泽兰汤（《陈素庵妇科补解》）。

2.痫痛 方用五灵脂、蒲黄（炒）各等份，麝香少许。上为末，炼蜜和丸如梧桐子大。每服一丸，醋汤下，即舒眉丸（《普济方》）。

3.一切心腹痛及小肠气 方用巴豆（去皮、膜，纸裹出尽油）、干姜（炮）、五灵脂（去沙石）各10g。上件为细末，醋煮面糊为丸如粟米大。每服五丸，醋汤下。实者，每服十丸，不拘时候，即灵脂丸（《杨氏家藏方》）。

4.风冷气血闭，手足身体疼痛，冷麻 方用五灵脂60g、没药30g、乳香15g、川乌头（炮去皮）45g，同为末，滴水丸如弹子大，每用一丸，生姜温酒磨服（《本草衍义》）。

5.流行性腮腺炎 孙国莲等采用自制消炎止痛膏联合西药双嘧达莫治疗流行性腮腺炎220例，中药组成为五灵脂5份，穿山甲、赤芍、大青叶、板蓝根、生大黄、赤小豆、夏枯草、栀子各1份，全部治愈。（现代中西医结合杂志，1998，11：0）

【用法用量】煎服，3~10g，包煎。

【使用注意】孕妇慎用。不宜与人参同用。

【化学成分】五灵脂主要含尿嘧啶、尿素、尿酸等含氮物质，加可酸、乌苏酸等三萜类成分，铁、锌、铜等微量元素以及醇类、酮类、醛类、烯类、酸类、酚类等挥发性成分。

【药理研究】五灵脂的乙酸乙酯提取物具有抗炎作用。五灵脂水煎液能增强机体免疫功能，并能改善脑缺血，降低心肌细胞耗氧量。本品还具有抗溃疡、抗肿瘤等作用。

莪 术

（《药性论》）

【别名】蓬莪术，蒁药，蓬术，莪蒁，蓬蒁，广术，文术。

【基原】本品为姜科植物蓬莪术 *Curcuma phaeocaulis* Val.、广西莪术 *Curcuma kwangsiensis* S. G. Lee et C.F.Liang 或温郁金 *Curcuma wenyujin* Y.H.Chen et C.Ling 的干燥根茎。主产于四川、广西、浙江。

【采收加工】冬季茎叶枯萎后采挖，洗净，蒸或煮至透心，晒干或低温干燥后除去须根和杂质。切厚片。生用或醋制用。

【性味归经】辛、苦，温。归肝、脾经。

【功能主治】行气破血，消积止痛。用于癥瘕痞块，瘀血经闭，胸痹心痛，食积胀痛。

【时疫古籍记载】《本草经疏》 蓬莪术，其味苦辛，其气温而无毒。阳中阴，降也。入足厥阴肝经气分，能破气中之血。入气药发诸香。主积聚诸气，为最要之药。与京三棱同用之良。心腹痛者，非血气不得调和，即是邪客中焦所致。中恶疰忤鬼气，皆由气不调和，脏腑壅滞，阴阳乖隔，则疫疠疰忤鬼气得以凭之。术气香烈，能调气通窍，窍利则邪无所容而散矣。解毒之义亦同乎是。其主霍乱，冷气吐酸水，乃饮食不消，皆行气之功也，故多用酒磨。

【时疫药性分析】本品辛散苦泄温通，气香烈，能调气通窍，既入血分，又入气分，能破血行气、散瘀消癥、消食化积、止痛，故可用于气滞血瘀、食积日久而成的癥瘕积聚，脘腹胀痛，以及气滞、血瘀、食停、寒凝所致的诸般痛证。

【时疫临床应用】

1.霍乱吐利　本品功能行气止痛消积，治霍乱吐利欲死，可与藿香、滑石、槟榔、厚朴等化湿理气之品同用。（《马氏小品》）

2.一切冷气，抢心切痛，发即欲死，久患心腹痛时发者　蓬莪术（醋煮）二两，木香（煨）一两。为末，每服半钱，淡醋汤下。（《卫生家宝方》）

3.小儿B型流行性感冒　史晓霞等采用莪术油葡萄糖注射液治疗小儿B型流行性感冒32例，总有效率87.5%。（中国临床药学杂志，2004，01：38）

4.小儿乙型流感病毒性肺炎　李德宝采用莪术油葡萄糖注射液治疗小儿乙型流感病毒性肺炎，在发热、咳嗽时间和住院天数方面明显较对照组缩短，尤其在促进肺部炎症吸收方面更为显著。（海南医学，2003，11：46）

5.急性病毒性甲型肝炎　张穗等采用莪术油注射液联合茵栀黄口服液治疗急性病毒性甲型肝炎39例，有效率为100%。（中西医结合肝病杂志，1994，01：36）

6.麻疹　崔建华等采用莪术油静脉滴注治疗麻疹35例，收到满意疗效。（临沂医专学报，1999，02：115）

7.流行性腮腺炎　林建华采用莪术油葡萄糖注射液治疗流行性腮腺炎56例，收到满意疗效。（中国民间疗法，2002，1：49）

8.手足口病　王培养采用莪术油注射液治疗手足口病250例，总有效率为96%。（浙江中西医结合杂志，2003，07：44）

9.病毒性风疹　吴玉华等采用莪术油注射液静脉滴注治疗病毒性风疹25例，有效率为88%。（中国基层医药，2002，10：95）

10.包虫病　朱文钧对14例包虫病患者给予包虫散，方用银花、连翘、雄黄、莪术、薏米仁、雷丸、板蓝根、槟榔、山栀、使君子、枳实、全蝎、蜈蚣、茯苓、甘草治疗，收到满意疗效。（青海医药杂志，1988，06：27）

【用法用量】煎服，6~9g。醋制后可加强祛瘀止痛作用。

【使用注意】孕妇及月经过多者禁用。

【化学成分】莪术主要含挥发油：吉马酮，莪术二酮，莪术醇，莪术螺内酯，温郁金醇，姜烯，龙脑，莪术呋喃酮，松油烯，丁香酚等；酚性成分：姜黄素等。《中国药典》规定本品含挥发油不得少于1.5%（ml/g），饮片不得少于1.0%（ml/g）。

【药理研究】莪术油具有抗炎镇痛、抗感染等作用，对大肠埃希菌、金黄色葡萄球菌有较好的抑菌作用，对流行性感冒病毒A1型和A3型有直接灭活作用，对呼吸道合胞病毒有直接灭活作用；温莪术挥发油能抑制多种致病菌的生长。莪术还有抗胃溃疡，抗肝、肾、肺纤维化，抗血小板聚集，抗血栓，调血脂，抗动脉粥样硬化和抗癌等作用。

化痰止咳平喘药

苦杏仁

（《神农本草经》）

【别名】杏核仁，杏子，木落子，杏梅仁，北杏仁，山杏仁，光杏仁。

【基原】本品为蔷薇科植物山杏 *Prunus armeniaca* L. var. *ansu* Maxim.、西伯利亚杏 *Prunus sibirica* L.、东北杏 *Prunus mandshurica*（Maxim.）Koehne 或杏 *Prunus armeniaca* L. 的干燥成熟种子。主产于山西、河北、内蒙古、辽宁。

【采收加工】夏季采收成熟果实，除去果肉和核壳，取出种子，晒干。生用，或照焯法去皮用，或炒用，用时捣碎。

【性味归经】苦，微温；有小毒。归肺、大肠经。

【功能主治】降气止咳平喘，润肠通便。用于咳嗽气喘，胸满痰多，肠燥便秘。

【时疫古籍记载】

1.《本经序疏要》 温，时行头痛，解肌，心下恶。

2.《本草纲目》 同酢煎，发时行温病汗。

3.《本草求真》 杏仁，既有发散风寒之能，复有下气除喘之力，缘辛则散邪，苦则下气，润则通秘，温则宣滞行痰。杏仁气味俱备，故凡肺经感受风寒，而见喘嗽咳逆、胸满便秘、烦热头痛，与夫蛊毒、疮疡、狗毒、面毒、锡毒、金疮，无不可以调治。

【时疫药性分析】本品主入肺经，味苦降泄，兼能宣散，肃降兼宣发肺气而能止咳平喘，以降为主，为治咳喘之要药，凡咳喘诸证，无论新久、寒热，均可应用。广泛用于风寒、风热、凉燥、温燥、邪热壅肺、湿温壅遏等喘咳胸闷气急之证。

【时疫临床应用】

1.湿温疫毒初起　湿温侵袭，症见头痛恶寒、身重疼痛、舌白不渴、脉弦细而濡、面色淡黄、胸闷不饥、午后身热，可与飞滑石、白通草、白蔻仁等同用，如三仁汤（《温病条辨》）。

2.湿热疫毒，弥漫三焦　湿热疫毒弥漫三焦，症见胸脘痞闷、潮热呕恶、烦渴自利、汗出溺短、痰湿内阻、胸膈痞闷，多与滑石、半夏、郁金等同用，如杏仁滑石汤（《温病条辨》）。

3.疫毒壅肺　瘟疫热毒壅肺，肺气不降，症见身热、咳嗽、痰涎壅盛、胸闷喘促、腹满便秘、苔黄腻或黄滑，可配伍石膏、杏仁、瓜蒌等，如宣白承气汤（《温病条辨》）。

4.风寒咳嗽　风寒袭肺，症见咳喘痰多、鼻塞声重，常与麻黄、甘草配伍，如三拗汤（《太平惠民和剂局方》）。

5.风热咳嗽　风热袭肺，咳嗽痰黄，可与桑叶、菊花、桔梗等伍用，如桑菊饮（《温病条辨》）。

6.凉燥咳嗽　外感凉燥，咳嗽鼻塞，可与苏叶、半夏、茯苓等配用，如杏苏散（《温病条辨》）。

7.温燥咳嗽　外感温燥，干咳少痰，可与桑叶、贝母、沙参等配伍，如桑杏汤（《温病条辨》）。

8.肺热咳嗽　痰热壅肺，咳嗽气喘，则与麻黄、石膏、甘草同用，如麻黄杏仁甘草石膏汤（《伤寒论》）。

9.上呼吸道感染　刘爱华采用通宣理肺冲剂，用药为紫苏叶、前胡、桔梗、苦杏仁、麻黄、甘草、陈皮、半夏（制）、茯苓、枳壳（炒）、黄芩，治疗急性上呼吸道感染风寒证160例，疗效满意。（光明中医，2005，4：59）

10.小儿流感　赵有德采用大青龙汤加减治疗小儿流感30例，疗程3天。3~6岁：药用石膏（先煎）30g，生麻黄、桂枝、杏仁、炙甘草各8g，生姜10g，大枣4枚。7~12岁：药用石膏（先煎）40g，生麻黄、桂枝、杏仁、炙甘草各10g，生姜15g，大枣6枚。总有效率93%，疗效确切，疗程短，费用低。（山西中医，2018，08：50）

【用法用量】5~10g，煎服。宜打碎入煎。生品入煎剂后下。

【使用注意】本品性温，又能润肠，故阴虚咳喘及大便溏泻者忌用。其有小毒，用量不宜过大；婴儿慎用。

【化学成分】苦杏仁主含苦杏仁苷及脂肪油，苦杏仁苷受杏仁中的苦杏仁酶和樱叶酶等β-葡萄糖苷酶的水解，依次生成野樱皮苷和扁桃腈，再分解生成苯甲醛和氢氰酸。油中主要为亚油酸，油酸及棕榈酸。并含有蛋白质、各种游离氨基酸、多种微量元素和维生素。尚含苦杏仁酶、苦杏仁苷酶、绿原酸、肌醇、苯甲醛、芳樟醇等。

【药理研究】苦杏仁所含苦杏仁苷口服后，在下消化道分解产生少量氢氰酸，能抑制咳嗽中枢而起镇咳平喘作用；同时分解产生的苯甲醛可抑制胃蛋白酶活性而影响消化功能。本品对蛔虫、钩虫及伤寒沙门菌、副伤寒沙门菌有抑制作用。其所含蛋白质成分还有明显的抗炎及镇痛作用。苦杏仁油有肠性通便作用。

皂　荚

（《神农本草经》）

【别名】皂角，猪牙皂角，牙皂，眉皂。

【基原】本品为豆科植物皂荚 *Gleditsia sinensis* Lam.的干燥成熟果实和不育果实。前者称大皂角，后者称猪牙皂，又称小皂荚。主产于四川、山东、陕西、湖北、河南。

【**采收加工**】大皂角在秋季果实成熟时采摘，晒干。猪牙皂在秋季采收，除去杂质，干燥。生用，用时捣碎。

【**性味归经**】辛、咸，温；有小毒。归肺、大肠经。

【**功能主治**】祛痰开窍，散结消肿。用于中风口噤，昏迷不醒，癫痫痰盛，关窍不通，痰阻喉痹，顽痰喘咳，咳痰不爽，大便燥结，痈肿。

【**时疫古籍记载**】

1.《本草衍义》 甚疏导五脏风热壅。但过咽则须吐涎，又暑中湿热时，或久雨，合苍术烧，辟瘟疫邪湿气。

2.《本草纲目》 通肺及大肠气，治咽喉痹塞，痰气喘咳，民疠疥癣……其味辛而性燥，气浮而散。吹之导之，则通上下诸窍；服之则治风湿痰喘肿满，杀虫；涂之则散肿消毒，搜风治疮。

3.《本草备要》 通关窍，搜风。辛咸性燥，气浮而散。入肺、大肠经。金胜木、燥胜风，故兼入肝。搜风泄热。吹之导之，则通上下关窍，而涌吐痰涎……合苍术焚之，辟瘟疫湿气。

【**时疫药性分析**】本品辛咸性燥，气浮而散，可散风邪、豁痰涎、利九窍、除湿去垢、疏导肠胃壅滞，入鼻则嚏，入喉则吐，能开噤通窍，故瘟疫时毒，痰浊阻闭关窍者可用之通关开窍醒神。本品与苍术焚烧，还可辟瘟疫湿气。

【**时疫临床应用**】

1.预防瘟疫 凡遇时令不正，瘟疫流行，人各带之，或嗅鼻，可免侵染，药用白芷、细辛、当归、明雄、牙皂等份，共为细末。用时令病者噙水口内，将药搐鼻，吐水取嚏，不嚏再吹，嚏方止，已患未患者皆宜用，即透顶清凉散（《松峰说疫》）。

2.辟瘟疫邪气 方以苍术合皂荚，凡冒中暑热，时或久雨，烧之，即烧术法（《普济方》）。

3.时疫瘟疠 方取皂荚一钱，配伍甘草二钱、大黄二钱（并生用），上细锉，用水2盏，煎至1盏，去滓，空心热服，至晚下恶物为效，如辟瘟汤（《圣济总录》卷三十三）。

4.伤寒、瘟疫初起　热邪较盛，形气俱实者，用锦纹大黄（酒拌，蒸，晒干）120g、牙皂（猪牙者）60g，为末，水打稀糊为丸，如绿豆大。每服50~70丸，冷绿豆汤进下。以汗为度，如二圣救苦丸（《万病回春》卷二）。

【用法用量】1~1.5g，多入丸散用。外用适量，研末吹鼻取嚏或研末调敷患处。

【使用注意】本品辛散走窜之性极强，非顽痰实证体壮者不宜轻投。内服剂量不宜过大，过量易引起呕吐、腹泻。孕妇及咯血、吐血者忌服。

【化学成分】皂荚主要含三萜皂苷类成分：共有19种五环三萜型皂荚皂苷成分；还含鞣质、蜡酸、甾醇等；种子内胚乳含半乳糖与甘露糖组成的多糖。

【药理研究】本品能刺激胃黏膜而反射性地促进呼吸道黏液的分泌，产生祛痰作用。对大肠埃希菌、伤寒沙门菌、副伤寒沙门菌、宋氏志贺菌、变形杆菌、铜绿假单胞菌、霍乱弧菌等病菌均有抑制作用。对皮肤真菌、阴道毛滴虫亦有抑制作用。所含皂苷能增加冠状动脉血流量，减轻心肌缺血程度，缩小梗死面积，降低血清中天门冬氨酸转氨酶（AST）、肌酸激酶（CK）、乳酸脱氢酶（LDH）活性，并能增加血清中超氧化物歧化酶（SOD）活性及降低血清中丙二醛（MDA）含量。

前　胡

（《雷公炮炙论》）

【别名】水前胡，土当归，信前胡，官前胡，鸡脚前胡，鸭脚前胡，射香菜。

【基原】为伞形科植物白花前胡 *Peucedanum praeruptorum*

Dunn 或紫花前胡 *Peucedanum decursivum* Maxim. 的干燥根。主产于浙江、湖南、四川。

【采收加工】白花前胡冬季至次春茎叶枯萎或未抽花茎时采挖，除去须根，洗净，晒干或低温干燥；紫花前胡秋、冬二季地上部分枯萎时采挖，除去须根，晒干。切薄片。生用或蜜炙用。

【性味归经】苦、辛，微寒。归肺经。

【功能主治】降气化痰，疏散风热。用于痰浊壅肺喘咳，外感风热咳嗽。

【时疫古籍记载】

1.《名医别录》 主疗痰满胸胁中痞，心腹结气，风头痛，去痰实，下气。治伤寒寒热，推陈致新，明目益精。

2.《药性论》 去热实，下气，主时气内外俱热，单煮服佳。

3.《日华子本草》 治一切劳，下一切气，止嗽，破癥结，开胃下食，通五脏，主霍乱转筋，骨节烦闷，反胃，呕逆，气喘，安胎，小儿一切疳气。

4.《滇南本草》 解散伤风伤寒，发汗要药，止咳嗽，升降肝气，明目退翳，出内外之痰。

【时疫药性分析】本品主入肺经，味辛而散，能宣散风热，开宣肺气；苦能降泄，既能祛痰以除肺气之壅塞，又能降气止肺气之上逆。能宣能降，且有宣不过散、降不过下的特点，为"消痰嗽之要药"。凡外邪时疫袭肺，或痰热壅肺，肺气不降，喘咳痰稠，胸满痞闷者皆可用之。

【时疫临床应用】

1.凉燥咳嗽 外感凉燥，症见头痛恶寒、咳嗽痰稀，宜与苏子、苦杏仁、桔梗等宣降肺气、化痰止咳药同用，如杏苏散（《温病条辨》）。

2.咳嗽涕唾稠黏，心胸不利，时有烦热 前胡（去芦头）一两、麦门冬（去心）一两半、贝母（煨微黄）一两、桑根白皮（锉）一两、杏仁（汤浸，去皮尖，麸炒微黄）半两、甘草（炙微赤，锉）一分。上药捣筛为散。每服四钱，以水一中盏，入生姜半分，煎至六分，去滓，不计时候，温服，如前胡散（《太平圣惠方》）。

3.治疗小儿外感咳嗽　　张松林采用止嗽散加减治疗小儿外感咳嗽，基本方组成：前胡、百部、紫菀、枳壳各3~10g，杏仁、桔梗、甘草各2~6g，荆芥、陈皮各2~8g，有效率95.1%，疗效满意。（安徽中医临床杂志，2001，5：319）

4.流行性感冒　　北京友谊医院用流感煎剂，即大青叶、生石膏（先煎）各一两，黄芩、杏仁各四钱，柴胡、前胡、桂枝各三钱，治疗2500余患者，每日一剂，早、晚各半剂。不服其他药物。随访484例，痊愈201例，显效235例，好转35例，有效率97.3%。（天津医药，1973，02：58）

5.急性病毒性肝炎　　黄晓玲使用人参败毒散治疗急性病毒性肝炎152例，基本方为人参、茯苓、枳壳、桔梗、柴胡、前胡、川芎、羌活、独活、甘草各9g，薄荷（后下）3g，生姜3片。每日一剂，分2次煎服，4周为1个疗程。临床治愈139例，占91.4%，疗效满意。（国医论坛，1992，05：27）

【用法用量】煎服，3~10g。生用治疗外感咳嗽或痰浊壅肺，炙用润肺，用于久咳或燥咳。

【化学成分】白花前胡主要含香豆素类成分：白花前胡甲素、乙素、丙素、丁素等。还含皂苷类与挥发油等。《中国药典》规定本品含白花前胡甲素（$C_{21}H_{22}O_7$）不得少于0.9%，含白花前胡乙素（$C_{24}H_{26}O_7$）不得少于0.24%。紫花前胡含香豆精类化合物，紫花前胡素，紫花前胡苷元及香柑内酯，香豆精糖苷类化合物，紫花前胡皂苷。

【药理研究】白花前胡中的挥发油成分对大肠埃希菌、伤寒沙门菌和福氏志贺菌有一定的抗菌活性。有抗炎、镇静、解痉等作用。煎剂可显著增加呼吸道黏液分泌，有祛痰作用。并能平喘、镇咳、扩张血管、抗血小板聚集、改善肺循环、增加冠状动脉血流量、减少心肌耗氧量、降低心肌收缩力、抗心衰、降血压、抗过敏、抗溃疡。

浙贝母

（《轩岐救正论》）

【别名】浙贝，大贝，象贝，元宝贝。

【基原】为百合科植物浙贝母 *Fritillaria thunbergii* Miq. 的干燥鳞茎。主产于浙江。

【采收加工】初夏植株枯萎时采挖，洗净。生用。

【性味归经】苦，寒。归肺、心经。

【功能主治】清热化痰，散结消痈。用于风热或痰热咳嗽，肺痈吐脓，瘰疬，瘿瘤，痈肿。

【时疫古籍记载】

1.《本草纲目拾遗》 解毒利痰，开宣肺气，凡肺家夹风火有痰者宜此。

2.《景岳全书·本草正》 大治肺痈肺萎，咳喘，吐血，衄血，最降痰气，善开郁结，止疼痛，消胀满，清肝火，明耳目，除时气烦热，黄疸淋闭，便血溺血；解热毒，杀诸虫及疔喉痹，瘰疬，乳痈发背，一切痈疡肿毒，湿热恶疮，痔漏，金疮出血，火疮疼痛，较之川贝母，清降之功，不啻数倍。

3.《本草从新》 去时感风痰。

【时疫药性分析】本品苦寒之性较甚而偏苦泄，长于清化热痰，降泄肺气。凡外邪时疫袭肺，或痰热壅肺，肺气不降，症见喘咳痰稠、胸满痞闷、咳吐脓血者皆可用之。

【时疫临床应用】

1.温燥咳嗽 外感温燥，干咳少痰，可与桑叶、苦杏仁、沙参等配伍，如桑杏汤（《温病条辨》）。

2.燥痰咳嗽　症见咳嗽痰黏、涩而难出、胸膈满闷，可与瓜蒌、花粉、茯苓、橘红、桔梗等同用，如贝母瓜蒌散（《医学心悟》）。

3.感冒咳嗽　浙贝母、知母、桑叶、杏仁各三钱，紫苏二钱，水煎服。（《山东中草药手册》）

4.病毒性流行性感冒　周卫波等采用清金化痰汤，基本方为桑白皮15g、桔梗9g、麦冬9g、知母15g、甘草3g、黄芩12g、茯苓9g、浙贝母9g、栀子12g、瓜蒌皮15g、陈皮9g，联合西药治疗病毒性流行性感冒伴咳嗽者，疗效明显，能有效缩短症状缓解时间。（河南中医，2015，11：2677）

【用法用量】5~10g，煎服；研末服1~2g。

【使用注意】不宜与川乌、制川乌、草乌、制草乌、附子同用。脾胃虚寒及有湿痰者不宜用。

【化学成分】浙贝母主要含生物碱类成分：贝母素甲（浙贝甲素），贝母素乙（浙贝乙素），浙贝母酮，贝母辛，异浙贝母碱，浙贝母碱苷，浙贝母丙素等。《中国药典》规定本品含贝母素甲（$C_{27}H_{45}NO_3$）和贝母素乙（$C_{27}H_{43}NO_3$）的总量不得少于0.08%。

【药理研究】浙贝母祛痰效力略强于川贝母；所含生物碱有明显的镇咳作用；能松弛支气管平滑肌，具有一定的平喘作用。贝母甲、乙素能镇痛、镇静。浙贝母生物碱能兴奋子宫，对离体动物心脏有抑制作用，并有降压作用。去氢浙贝母碱能抑制唾液分泌，对肠道有松弛作用。

瓜　蒌

（《神农本草经》）

【别名】果裸，栝楼，地楼，泽姑，黄瓜，泽巨，泽冶，天圆子，柿瓜，药瓜。

【基原】为葫芦科植物栝楼 *Trichosanthes kirilowii* Maxim. 或双边栝

楼 *Trichosanthes rosthornii* Harms 的干燥成熟果实。主产于山东、浙江、河南。

【采收加工】秋季果实成熟时，连果梗剪下，置通风处阴干。生用。

【性味归经】甘、微苦，寒。归肺、胃、大肠经。

【功能主治】清热化痰，宽胸散结，润肠通便。用于肺热咳嗽，胸痹，结胸，乳痈，肠痈，肠燥便秘。

【时疫古籍记载】《本草衍义补遗》 栝楼实，《本草》言治胸痹，以味甘性润，甘能补肺，润能降气。胸有痰者，以肺受火逼，失降下之令，今得甘缓润下之助，则痰自降，宜其为治嗽之要药也。又洗涤胸膈中垢腻。

【时疫药性分析】本品甘寒清润，善于清肺热、润肺燥而化热痰、燥痰，又能理气开郁，涤痰宽胸，善治邪热内壅，痰热阻肺，症见咳嗽痰黄、质稠难咯、胸膈痞满者。《本草述》称其为"热燥之痰为对待之剂"。

【时疫临床应用】

1.疫毒壅肺 瘟疫热毒壅肺，肺气不降，症见身热、咳嗽、痰涎壅盛、胸闷喘促、腹满便秘、苔黄腻或黄滑，可配伍石膏、苦杏仁等，如宣白承气汤（《温病条辨》）。

2.瘟疫痰热结胸 症见胸脘痞闷，按之则痛、舌红苔黄，半夏、瓜蒌同用，如小陷胸汤（《伤寒论》）。

3.瘟疫痰热咳嗽 痰郁胸中，症见咳痰难出、胸膈作痛、喘满气急者，可与枳实、桔梗、竹沥等宣降肺气，清热化痰药配伍，如瓜蒌枳实汤（《万病回春》）。

4.时疾发黄，心狂烦热闷不认人者 大瓜蒌实一枚黄者，以新汲水九合，浸淘取汁，下蜜半大合，朴硝八分，合搅令消尽，分再服。（《海上集验方》）

5.小儿黄疸，脾热眼黄，并治酒黄 瓜蒌青者焙为末，每服一钱，水一盏，煎七分，去滓，临卧服，五更泻下黄物立可，如逐黄散（《普济方》）。

6.慢性乙型肝炎　吕汉华采用小陷胸汤加味（全瓜蒌、黄连、法半夏、郁金、蒲公英、白芍、柴胡、甘草）治疗慢性乙型肝炎脾胃湿热证患者35例，总有效率为91.41%，疗效显著。（第二十一届全国中西医结合消化系统疾病学术会议暨国家级中西医结合消化系统疾病新进展学习班论文汇编，2009：431）

7.细菌性痢疾　魏道祥采用开泄法治疗细菌性痢疾患者37例，药用薤白30g，瓜蒌25g，薏苡仁、冬瓜仁各20g，黄连12g，制半夏、石菖蒲、大腹皮各10g，藿梗6g，治愈率97.3%。（辽宁中医杂志，2005，02：137）

【用法用量】煎服，9~15g。

【使用注意】不宜与川乌、制川乌、草乌、制草乌、附子同用。脾虚湿痰不宜。

【化学成分】瓜蒌含三萜皂苷、有机酸、盐类、树脂、糖类和色素。种子含脂肪油、皂苷等。瓜蒌皮含多种氨基酸及生物碱等。

【药理研究】瓜蒌煎剂对金色葡萄球菌、肺炎链球菌、铜绿假单胞菌、溶血性链球菌及流感嗜血杆菌等有抑制作用。所含皂苷及总氨基酸有祛痰、扩冠作用，对心肌缺血有明显的保护作用；并有降血脂作用。脂肪油有致泻作用。所含瓜蒌酸能抑制血小板凝集，全瓜蒌有较强的抗癌作用。

桔　梗

（《神农本草经》）

【别名】符蔰，白药，利如，梗草，卢如，房图，荠苨，苦梗，苦桔梗，大药。

【基原】本品为桔梗科植物桔梗 *Platycodon grandiflorum*（Jacq.）

A.DC.的干燥根。全国大部分地区均产。

【采收加工】春、秋二季采挖，洗净，除去须根，趁鲜剥去外皮或不去外皮，干燥。切厚片。生用。

【性味归经】苦、辛，平。归肺经。

【功能主治】宣肺，利咽，祛痰，排脓。用于咳嗽痰多，胸闷不畅，咽痛音哑，肺痈吐脓。

【时疫古籍记载】

1.《日华子本草》 下一切气，止霍乱转筋，心腹胀痛，补五劳，养气，除邪辟温，补虚消痰，破癥瘕，养血排脓，补内漏及喉痹。

2.《本草经疏》 伤寒邪结胸胁，则痛如刀刺；邪在中焦，则腹满及肠鸣幽幽，辛散升发，苦泄甘和，则邪解而气和，诸证自退矣。……除寒热风痹、温中、疗喉咽痛、下蛊毒者，皆散邪解毒通利之功也。消谷者，以其升载阳气，使居中焦而不下陷，则脾中阳气长浮，而谷食自消矣。甄权用以治下痢，及去肺热气促者，升散热邪之故也。日华子用以除邪辟瘟，肺痈排脓；洁古用以利窍除肺部风热，清利头目，咽嗌胸膈滞气及痛，除鼻塞者，入肺开发和解之功也。

3.《本草求真》 桔梗味苦气平，质浮色白，系开提肺气之剂至于至高之分成功。俾清气既得上升，则浊气自克下降，降气之说，理根于是。是以好古加味甘桔，无不因症加药。如失音则加诃子，声不出加半夏，上气加陈皮，涎嗽加知母、贝母，咳渴加五味，酒毒加葛根，少气加人参，呕加半夏、生姜，吐脓血加紫菀，肺痿加阿胶，胸膈不快加枳壳，痞满加枳实，目赤加栀子、大黄，面肿加茯苓，肤痛加黄芪，发斑加荆、防，疫疬加牛蒡、大黄，不得眠加栀子。

【时疫药性分析】《日华子本草》谓其：除邪辟温，补虚消痰。《重庆堂随笔》云：惟邪痹于肺、气郁于心，结在阳分者，始可用之。本品辛散苦泄，开宣肺气，祛痰，凡各种时邪闭郁肺气，无论寒热皆可应用；并能宣肺泄邪以利咽开音，可用于外邪犯肺，咽痛失音。本品性散上行，善利肺气以排壅肺之脓痰，还可治肺痈咳嗽胸痛。总之，本品升浮开宣，有"诸药舟楫"之称。

【时疫临床应用】

1.辟瘟疫　白术、附子（炮去皮）各二两，桔梗、细辛各一两，乌头（炮去皮）四两，粗捣筛，绛囊盛带之，所居间里皆无病。此即老君神明白散（《千金翼方》）。

2.风温风热初起　症见发热无汗、口渴、苔薄白或微黄、脉浮大而数等，可配伍薄荷、黄芩、甘草、连翘、栀子仁等，如桔梗散（《素问病机气宜保命集》）。

3.风温初起　症见咳嗽、身热不甚、口微渴、苔薄白、脉浮数等，可配伍桑叶、菊花、杏仁、连翘、薄荷等，如桑菊饮（《温病条辨》）。

4.初起瘟疫，四时伤寒　症见头痛、憎寒发热、呕吐恶心、咳嗽痰疾、气喘、面红目赤、咽喉肿痛等，可配伍川芎、黄芩、赤芍、连翘、花粉、白芷、羌活、葛根、玄参、淡竹叶、柴胡等，如清瘟解毒汤（《治疫全书》）。

5.太阴风温、温热、温疫、冬温　症见发热、微恶风寒、无汗或有汗不畅、头痛口渴、咳嗽咽痛、舌尖红、苔薄白或薄黄、脉浮数等，可配伍连翘、银花、薄荷、竹叶、芥穗、淡豆豉、牛蒡子等，如银翘散（《温病条辨》）。

6.寒湿犯表，困遏中焦，山岚瘴疟　风寒湿疫侵犯太阳、中焦，症见恶寒发热、头痛、胸膈满闷、脘腹疼痛、恶心呕吐、肠鸣泄泻、舌苔白腻等，可配伍藿香、大腹皮、白芷、紫苏、茯苓、半夏曲、白术、陈皮、厚朴等，如藿香正气散（《太平惠民和剂局方》）。

7.伤寒时气，表实里虚　症见憎寒壮热、头项强痛、肢体酸痛、无汗、鼻塞声重、咳嗽有痰、胸膈痞满、舌淡苔白、脉浮而按之无力，可配伍羌活、独活、柴胡、薄荷、川芎、枳壳、人参、茯苓等，如人参败毒散（《太平惠民和剂局方》）。

8.燥热疫邪犯肺　症见发热、咳嗽气喘、咽喉燥痛、舌红少苔等，可配伍生地、当归、白芍、桔梗、玄参、贝母、麦冬等，如百合固金汤（《慎斋遗书》）。

9.流行性感冒　流行性感冒诊疗方案（2020年版）轻症中辨证风热犯卫，症见发病初期、发热或未发热、咽红不适、轻咳少痰、口干，治以疏风解表，清热解毒，基本方药以银翘散加减，金银花15g、连翘15g、桑叶10g、菊花10g、桔梗10g、牛蒡子15g、芦根30g、薄荷（后下）6g、荆芥10g、生甘草3g。（中国病毒病杂志，2021，01：1）

10.麻疹　唐建萍等以宣毒发表汤，药用升麻、前胡、杏仁、葛根、薄荷、桔梗、荆芥、防风、木通、牛蒡子、淡竹叶、枳壳、连翘、生甘草，治疗小儿麻疹60例，有效率达100%，退热时间、皮疹出齐及消退时间均较常规治疗明显缩短。（实用中医内科杂志，2004，6：532）

11.肺结核　杨红莉等使用百合固金汤加减，方用百合10g、生地黄10g、熟地黄15g、当归10g、玄参10g、麦冬10g、芍药10g、浙贝母10g、甘草10g、桔梗10g，治疗阴虚火旺型肺结核60例，有效率93.33%。（河南中医，2016，06：1094）

12.百日咳　李喜梅使用清燥救肺汤加减，方用桑白皮9g、生石膏（先煎）15g、党参6g、炙枇杷叶7g、黄芩5g、杏仁7g、麦门冬7g、川贝母7g、桔梗7g、炙百部7g、厚朴7g、甘草3g，治疗小儿百日咳30例，总有效率93%。（甘肃中医，2010，05：41）

13.白喉　杨少仙等采用银翘散合桑菊饮加减，方用冬桑叶三钱、杭菊花三钱、浮连翘三钱、忍冬藤一两至二两、淡黄芩三钱至五钱、生山栀三钱、正杏仁三钱、浙贝母三钱、研牛子三钱、

秋桔梗三钱至五钱、生甘草一钱五分、莱卜英五钱，治疗白喉，效果较好。（中医杂志，1960，01：3）

14.流行性感冒　张照研等使用银翘散，方由连翘、金银花、桔梗、薄荷、竹叶、生甘草、荆芥穗、淡豆豉、牛蒡子组成，治疗流行性感冒邪犯肺卫证。（中医学报，2015，03：438）

【用法用量】煎服，3~10g。

【使用注意】本品性升散，凡气机上逆，呕吐、呛咳、眩晕、阴虚火旺咯血等不宜用。用量过大易致恶心呕吐。

【化学成分】桔梗主要含三萜皂苷类成分：桔梗皂苷A、D，远志皂苷等。还含由果糖组成的桔梗聚糖。《中国药典》规定本品含桔梗皂苷D（$C_{57}H_{92}O_{28}$）不得少于0.1%。

【药理研究】桔梗具有镇痛、解热、抗感染、抗炎、抗过敏、调节免疫等作用。桔梗能增强呼吸道黏蛋白的释放，有较强的祛痰作用。桔梗煎剂、水提物均有良好的止咳效果。桔梗单用无明显平喘作用，但配伍成复方则作用明显。桔梗还具有抗溃疡、降低血压和胆固醇、保肝、降血糖、抗癌、抗氧化等作用。

枇杷叶
（《名医别录》）

【别名】杷叶，芦桔叶。

【基原】本品为蔷薇科植物枇杷 *Eriobotrya japonica*（Thunb.）Lindl.的干燥叶。主产于广东、浙江。

【采收加工】全年均可采收，晒至七八成干时，扎成小把，再晒干。除去绒毛，用水喷润，切丝，干燥。生用或蜜炙用。

【性味归经】苦，微寒。归肺、胃经。

【功能主治】清肺止咳，降逆止呕。用于肺热咳嗽，气逆喘急，胃热呕逆，烦热口渴。

【时疫古籍记载】

1.《重庆堂随笔》 凡风温、温热、暑、燥诸邪在肺者，皆可用以保柔金而肃治节，香而不燥，凡湿温、疫疬、秽毒之邪在胃者，皆可用以澄浊而廓中州。本草但云其下气治嗽、呃，则伟绩未彰，故发明之。

2.《本草汇言》 枇杷叶，安胃气，润心肺，养肝肾之药也。沈孔庭曰：主呕哕反胃而吐食不止，安胃气也；或气逆痰滞而咳嗽靡宁，润肺气也；或虚火烦灼而舌干口燥，养肾气也；或瘟疫暑暍而热渴不解，凉心气也。

3.《本草乘雅》 入胃府，主卒嗳呕哕不止。兼走肺，疗咳唾气窒者，此即嗳呕哕浊之饮，从肺脉上至于肺，则肺嗔肺胀，上下合邪，相击成咳，而为唾为窒矣。固受盛属胃，其腐化敷布，必借肺气之吸呼，互为关键终始故也。……至若肃肺金，资肾水，益脾土、清心、镇肝，此即转出为入。解暑，消热烦，止消渴，降温、辟疫，此即转入为出。

【时疫药性分析】本品苦降寒清，入肺经长于降泄肺气，清肺化痰，止咳平喘，故瘟疫时毒犯肺，症见咳嗽气喘、痰黄质稠，或干咳少痰、干咳气急，可用以保柔金而肃治节。本品苦降性微寒，入胃经长于清胃热，降胃气而止呕逆，凡湿温、疫疬、秽毒之邪在胃者，症见呕吐呃逆，皆可用以澄浊而廓中州。总以瘟疫时毒袭肺犯胃为治。

【时疫临床应用】

1.白喉 白喉初起，肺胃受邪，伏热未发，症见形寒发热、汗少心烦、咽喉红痛、脉来浮数、舌苔底绛薄白，可配伍粉葛根、忍冬花、霜桑叶、薄荷叶、生甘草、川尖贝、小生地、童木通、淡竹叶等，如除瘟化毒汤（《喉科家训》卷三）。

2.百日咳 刘昌桂等采用"百咳饮"（枇杷叶一至三钱、羊齿天冬二至三钱、露蜂房五分至一钱、甘草五分至一钱），水煎，一剂分3次服，服时可加入白糖适量，每日一剂，七天为一疗程，治疗百日咳226例，取得较好疗效。（赤脚医生杂志，1978，12：17）

【用法用量】煎服，6~10g。止咳宜蜜炙用，止呕宜生用。

【化学成分】枇杷叶主要含三萜类成分：熊果酸，齐墩果酸等；挥发油：橙花叔醇，金合欢花醇等；有机酸类成分：酒石酸，柠檬酸等。还含倍半萜及苦杏仁苷等。《中国药典》规定本品含齐墩果酸和熊果酸的总量不得少于0.7%。

【药理研究】枇杷叶具有抗炎、祛痰、止咳、平喘等作用，还具有抗肺纤维化的作用，对白色葡萄球菌、金黄色葡萄球菌、肺炎球菌、福氏志贺菌、大肠埃希菌、枯草杆菌等具有抑制作用，枇杷叶中的2a，19a-二羟基-3-O-乌苏酸能有效抑制人类免疫缺陷病毒（HIV）活性，从枇杷叶中提取的三萜酸类对疱疹病毒也具备一定的抵御能力；此外枇杷叶还具有镇痛、增强免疫等作用。

安神药

朱　砂
（《神农本草经》）

【别名】丹砂，辰砂，赤丹，汞沙，真朱，光明砂。

【基原】本品为硫化物类矿物辰砂族辰砂，主含硫化汞（HgS）。主产于贵州、湖南、四川，传统以产于古之辰州（今湖南沅陵）者为道地药材。

【采收加工】采挖后，选取纯净者，用磁铁吸净含铁的杂质和铁屑，再用水淘去杂石和泥沙。照水飞法水飞，晾干或40℃以下干燥。

【性味归经】甘，微寒；有毒。归心经。

【功能主治】清心镇惊，安神，明目，解毒。用于心悸易惊，失眠多梦，癫痫发狂，小儿惊风，视物昏花，口疮，喉痹，疮疡肿毒。

【时疫古籍记载】

1.《神农本草经》　主身体五脏百病，养精神，安魂魄，益气，明目，杀精魅邪恶鬼。

2.《名医别录》　除中恶、腹痛、毒气、疥瘘、诸疮。

3.《药性论》　镇心，主尸疰，抽风。

4.《景岳全书》　镇心逐痰，祛邪降火，治惊痫，杀虫毒，祛蛊毒鬼魅中恶，及疮疡疥癣之属。

5.《医学衷中参西录》 能消除毒菌，故能治暴病传染、霍乱吐泻。

【时疫药性分析】朱砂甘微寒，质重，寒能降火，重可镇怯，专归心经，既能清心经实火，又能镇惊安神，为清心、镇惊安神之要药，尤宜于心火亢盛，内扰神明之心神不宁、惊悸怔忡、烦躁不眠者。且本品又能镇惊止痉，还可用治温热病热入心包或痰热内闭，症见高热烦躁、神昏谵语、惊厥抽搐等。

【时疫临床应用】

1.热闭神昏 症见高热烦躁、神昏谵语、惊厥抽搐，常与牛黄、麝香等药同用，如安宫牛黄丸（《温病条辨》）。

2.时行瘟疫，山岚瘴气 感受秽恶痰浊之邪，肠胃气机闭塞，升降失常，以致脘腹胀闷疼痛，吐泻兼作，可配伍山慈菇、红大戟、千金子霜、五倍子、麝香、雄黄，如玉枢丹（《是斋百一选方》）。

3.中恶气绝，中热疫毒、山岚瘴气毒 症见昏厥、身热烦躁、痰盛气粗、舌红苔黄垢腻、脉滑数，常与犀角、玳瑁、琥珀、朱砂、雄黄、麝香等同用，如至宝丹（《苏沈良方》）。

4.现代临床的甲型H1N1流感、非典型病原体肺炎、流行性脑脊髓膜炎、人感染高致病性禽流感、流行性乙型脑炎、流行性出血热、人类猪链球菌病、登革热等疫病重症属热闭神昏，或内闭外脱者均可应用。

【用法用量】0.1~0.5g，多入丸散服，不宜入煎剂。外用适量。

【使用注意】本品有毒，不宜大量服用，也不宜少量久服；孕妇及肝肾功能不全者禁用；忌火煅，宜水飞入药。

【化学成分】朱砂主要含硫化汞（HgS）。另含铅、钡、镁、铁、锌等多种微量元素及雄黄、磷灰石、沥青质、氧化铁等杂质。《中国药典》规定本品含硫化汞（HgS）不得少于96%，饮片不得少于98%。

【药理研究】朱砂能降低中枢神经的兴奋性，有镇静、催眠及抗惊厥作用；并有抗心律失常、抑制或杀灭皮肤细菌和寄生虫等作用。

平肝息风药

羚羊角

（《神农本草经》）

【别名】高鼻羚羊角，羚羊，羚角。

【基原】为牛科动物赛加羚羊 *Saiga tatarica* Linnaeus 的角。主产于俄罗斯。

【采收加工】全年均可捕捉，猎取后锯取其角，晒干。镑片用，或砸碎，粉碎成细粉用。

【性味归经】咸，寒。归肝、心经。

【功能主治】平肝息风，清肝明目，散血解毒。用于肝风内动，惊痫抽搐，妊娠子痫，高热痉厥，癫痫发狂，头痛眩晕，目赤翳障，温毒发斑，痈肿疮毒。

【时疫古籍记载】

1.《名医别录》 疗伤寒时气寒热，热在肌肤，温风注毒伏在骨间，除邪气惊梦，狂越僻谬。

2.《汤液本草》 云：治伤寒瘟疫头痛，安心神，定魂魄，止烦乱，明目镇惊。

【时疫药性分析】本品咸寒，入心肝二经，寒以胜热，气血两清，清热凉血散血，泻火解毒；且质重而善于清泄肝热，平肝息风，镇惊解痉，为治惊痫抽搐之要药。因此，广泛用于温热病壮热神昏、谵语躁狂，甚或热极生风、惊厥抽搐，以及热毒斑疹等。

【时疫临床应用】

1.温热病热盛动风 热邪炽盛，症见高热不退、烦闷躁扰、手足抽搐，发为痉厥，甚则神昏、舌绛而干，或舌焦起刺、脉弦而数，常与钩藤、白芍、生地黄等同用，如羚角钩藤汤（《通俗伤寒论》）。

2.温热病、热邪内陷心包 见高热烦躁、神昏谵语、抽风痉厥、口渴唇焦、尿赤便闭，及小儿热盛惊厥、热毒斑疹等症，常与石膏、寒水石、麝香等同用，如紫雪（《外台秘要》）。

3.外感高热 周华凤自拟羚桃白虎汤治疗外感高热168例，药物组成：羚羊角粉（冲服）2g、生石膏（先煎）30g、知母10g、生甘草6g、粳米15g、桃仁10g、板蓝根30g、大黄15g、羌活10g、金银花15g、赤芍15g，每日1剂，总有效率96.43%。（中国中医急症，2003，4：327）

4.发热抽搐 严可斌等在小儿发热抽搐之症控制后，服用单味羚羊角粉10天，以防复发。21例患者经3年以上追踪，治愈率95%，远期效果满意。（上海中医药杂志，1994，6：24）

5.流行性感冒 钟邱等运用芦青颗粒治疗流感高热头痛者680例，药用羚羊角粉、石膏、知母、芦根、板蓝根、赤芍、大黄、羌活、青蒿、金银花、连翘、香薷、大青叶，每日3次，每次1袋（10g），开水冲服，7天为1个疗程，总有效率96.47%。（辽宁中医杂志，2005，07：628）

6.严重急性呼吸综合征 李宗信等针对初期（发热期），症见热毒炽盛、阻遏肺卫，治以清热解毒，宣肺退热，方用金银花、炙麻黄、杏仁、生石膏、茵陈、羚羊角粉等，结合西医常规治疗，可提高治愈率、降低病死率。（中医杂志，2004，07：510）

【用法用量】煎服，1~3g；宜单煎2小时以上。磨汁或研粉服，每次0.3~0.6g。

【使用注意】本品性寒，脾虚慢惊者忌用。

【**化学成分**】羚羊角主要含角质蛋白，水解后可得18种氨基酸及多肽物质。还含有多种磷脂、磷酸钙、胆固醇、维生素A等。此外，含锌、铝、铬、锰、铁、铜等多种微量元素。

【**药理研究**】本品对中枢神经系统有抑制作用，能解热、镇静、镇痛、抗惊厥、降血压，并有增强动物耐缺氧能力。

牛 黄

（《神农本草经》）

【**别名**】犀黄，丑宝。

【**基原**】本品为牛科动物牛 *Bos taurus domesticus* Gmelin 的干燥胆结石。主产于华北、东北、西北。

【**采收加工**】宰牛时，如发现有牛黄，即滤去胆汁，将牛黄取出，除去外部薄膜，阴干。研极细粉末用。

【**性味归经**】甘，凉。归心、肝经。

【**功能主治**】凉肝息风，清心豁痰，开窍醒神，清热解毒。用于热病神昏，中风痰迷，惊痫抽搐，癫痫发狂，咽喉肿痛，口舌生疮，痈肿疔疮。

【**时疫古籍记载**】

1.《神农本草经》 味苦，平。主治惊痫，寒热，热盛狂至，除邪逐鬼。

2.《药性论》 君，味甘。能辟邪魅，安魂定魄，小儿夜啼，主卒中恶。

3.《日华子本草》 凉。疗中风失音，口噤，妇人血噤，惊悸，天行时疾，健忘虚乏。

4.《本草蒙筌》 味苦，气平。有小毒。惟入肝经，专除筋病。疗小儿诸痫惊吊，客忤口噤不开；治大人癫狂发瘈，中风痰壅不语。除邪逐鬼，定魄安魂。更得牡丹菖蒲，又能聪耳明目。孕妇忌服，能堕胎元。水牛角味苦冷，时疫头痛惟宜。

5.《景岳全书》 味苦辛，性凉，气平，有小毒；忌常山；入心肺肝经，能清心退热，化痰凉惊，通关窍，开结滞。治小儿惊痫客忤，热痰口噤，大人癫狂痰壅，中风发痉，辟邪魅中恶，天行疫疾，安魂定魄，清神志不宁，聪耳目壅闭，疗痘疮紫色，痰盛躁狂。亦能堕胎，孕妇少用。

6.《神农本草经百种录》 味苦，平。主惊痫，通心化痰。寒热，热盛狂痉，清心家之热痰，除邪逐鬼。心气旺，则邪气自不能容也。

【时疫药性分析】本品性凉，气味芳香，入心经，具有清热解毒、凉肝息风、清心豁痰、开窍醒神之功，故可用治瘟疫时毒，热入心包及中风、惊风、癫痫等痰热阻闭心窍所致之神昏谵语、高热烦躁、口噤舌謇、痰涎壅盛、惊厥抽搐等症，常配伍开窍醒神，清热解毒之品同用。本品还可用治瘟疫时毒内侵，火热内盛之咽喉肿痛、牙龈肿痛、口舌生疮、目赤肿痛等症。

【时疫临床应用】

1.热闭神昏　温热病，热邪内陷心包，痰热壅闭心窍，症见高热烦躁、神昏谵语、舌謇肢厥、舌红或绛、脉数有力，常与麝香、冰片、黄连等配伍，如安宫牛黄丸（《温病条辨》）。

2.中恶气绝，中热疫毒、山岚瘴气毒　症见昏厥、身热烦躁、痰盛气粗、舌红苔黄垢腻、脉滑数，常与犀角、玳瑁、琥珀、朱砂、雄黄、麝香等同用，如至宝丹（《苏沈良方》）。

3.现代临床的甲型H1N1流感、非典型病原体肺炎、流行性脑脊髓膜炎、人感染高致病性禽流感、流行性乙型脑炎、流行性出血热、人类猪链球菌病、登革热等疫病重症属热闭神昏，或内闭外脱者均可应用。

【用法用量】0.15~0.35g，多入丸、散用。外用适量，研末敷患处。

【使用注意】非实热证不宜使用。孕妇慎用。

【化学成分】牛黄主要含胆红素；胆甾酸类成分：胆酸、去氧胆酸、牛黄胆酸等。还含有脂肪酸、卵磷脂、维生素D等。《中国药典》规定本品含胆酸（$C_{24}H_{40}O_5$）不得少于4%，含胆红素（$C_{33}H_{36}N_4O_6$）不得少于25%。

【药理研究】本品对中枢神经系统具有镇静、抗惊厥作用；对心血管系统具有强心、抗心律失常、扩血管、降血压作用。此外，还有解热、抗炎、镇痛、抗病原微生物、利胆、保肝、降血脂等作用。

地 龙
（《神农本草经》）

【别名】蚯蚓，丘螾，附蚓，寒蚓，蜿蟺，引无，曲蟮，土龙，地龙子，虫蟮。

【基原】本品为钜蚓科动物参环毛蚓 *Pheretima aspergillum*（E. Perrier）、通俗环毛蚓 *Pheretima vulgaris* Chen、威廉环毛蚓 *Pheretima guillelmi*（Michaelsen）或栉盲环毛蚓 *Pheretima pectinifera* Michaelsen 的干燥体。前一种习称"广地龙"，后三种习称"沪地龙"。主产于广东、广西、浙江。

【采收加工】广地龙春季至秋季捕捉，沪地龙夏季捕捉，及时剖开腹部，除去内脏及泥沙，洗净，切段，晒干或低温干燥。生用。

【性味归经】咸，寒。归肝、脾、膀胱经。

【功能主治】清热定惊，通络，平喘，利尿。用于高热神昏，惊痫抽搐，关节痹痛，肢体麻木，半身不遂，肺热喘咳，水肿尿少。

【时疫古籍记载】

1.《证类本草》 温病大热狂言，饮其汁皆瘥。

2.《景岳全书》 味咸，性寒，沉也，阴也，有毒。能解热毒、利水道。主伤寒痹疟，黄疸消渴，二便不通。杀蛇瘕三虫，伏尸鬼疰虫毒，射罔药毒。疗癫狂喉痹，风热赤眼，亭耳鼻息，瘰疬，阴囊热肿，脱肛。去泥，盐化为水，治天行瘟疫，大热狂躁，或小儿风热癫狂急惊，饮汗最良。

【时疫药性分析】本品性寒，能解热毒、利水道，善于清热息风、定惊止痉，故可用治天行瘟疫，大热狂躁；用于温热病热极生风，症见神昏、痉挛抽搐等，多配伍清热、息风止痉药；或湿热中阻，气郁化火，肝风内动，甚则神迷尸厥，多配伍清热燥湿、利湿通络药。本品性寒降泄，长于清肺平喘，故又可用治时疫邪热壅肺，肺失肃降之喘息不止，喉中哮鸣有声者，可与清肺化痰、止咳平喘药同用。

【时疫临床应用】

1.伤寒六、七日热极，心下烦闷，狂言，欲起走 大蚓一升破去（土），以人溺煮，令熟，去滓服之。直生饺汁及水煎之，并善。（《补缺肘后方》）

2.阳毒结肠，按之极痛，或通而复结，喘促，大躁狂乱 用生地龙四条，洗净，研如泥，入生姜汁少许，蜜一匙，薄荷汁少许，新汲水调服。若热炽者，加片脑少许，即与揉心下，片时自然汗出而解，不效再服一次。（《伤寒蕴要》）

3.湿热证，三四日即口噤，四肢牵引拘急，甚则角弓反张，此湿热侵入经络脉遂中 宜鲜地龙、秦艽、威灵仙、滑石、苍耳子、丝瓜藤、海风藤、酒炒黄连等。（《温热病篇》）

4.麻疹 黄庆华等对72例麻疹患者给予清热化瘀汤治疗，药用板蓝根、薄荷、黄芩、丹皮、地龙、茜草，总有效率为100%。（福建中医药，2001，03：30）

5.百日咳 章璋铨对35例百日咳患者给予僵蚕地龙汤治疗，药用北沙参、桔梗、甜杏仁（或川贝）、僵蚕、地龙、天竺黄、瓜

蒌皮、甘草，收到满意疗效。（湖北中医杂志，1982，06：19）

6.脊髓灰质炎　曲海瀛对144例脊髓灰质炎患者给予麻痹汤联合针灸治疗，药用地龙20g、寄生15g、连翘15g、大青叶15g、生薏仁20g、防己10g，总有效率为89%。（吉林中医药，1983，03：31）

7.丝虫病　陈述万对54例丝虫病患者给予杀虫消糜汤治疗，药用苦参20g，山楂30g，茯苓、车前仁各15g，槟榔、地龙、萆薢、海藻各10g，蜂蜜50g，收到满意疗效。（江西中医药，1992，01：36）

【用法用量】煎服，5~10g。

【化学成分】地龙主要含蚯蚓解热碱、蚯蚓毒素、6-羟基嘌呤、黄嘌呤、腺嘌呤、鸟嘌呤、胆碱及多种氨基酸和微量元素。还含有花生四烯酸、琥珀酸等有机酸。

【药理研究】本品具有解热、镇静、抗惊厥、抗血栓、降血压、平喘、抗炎、镇痛、抗肝纤维化、抗心律失常、促进创伤愈合、调节免疫、抗肿瘤、利尿等作用，对革兰阳性菌和阴性菌、真菌都有抗菌作用。

蜈　蚣

（《神农本草经》）

【别名】蝍蛆，吴公，天龙，百脚，嗷高姆。

【基原】本品为蜈蚣科动物少棘巨蜈蚣 *Scolopendra subspinipes mutilans* L. Koch 的干燥体。主产于浙江、湖北、湖南、江苏。

【采收加工】春、夏二季捕捉，用竹片插入头尾，绷直，干燥。去竹片，洗净，微火焙黄，剪段用。

【性味归经】辛，温；有毒。归肝经。

【功能主治】息风镇痉，通络止痛，攻毒散结。用于肝风内动，痉挛抽搐，小儿惊风，中风口㖞，半身不遂，破伤风，风湿顽痹，偏正头痛，疮疡，瘰疬，蛇虫咬伤。

【时疫古籍记载】

1.《神农本草经》 主鬼疰蛊毒，啖诸蛇虫鱼毒，杀鬼物老精，温疟，去三虫。

2.《本草纲目》 治小儿惊痫风搐，脐风口噤，丹毒，秃疮，瘰疬，便毒，痔漏，蛇瘕、蛇瘴、蛇伤。

3.《本草求真》 蜈蚣本属毒物，性善啖蛇，故治蛇癥毒者无越是物。且其性善走窜，故瘟疫鬼怪得此则疗。又其味辛，辛则能以散风，故小儿惊痫风搐、脐风噤口，得此入肝则治。又其性温，温则能以疗结，故凡瘀血堕胎，心腹寒热结聚，得此则祛。至于瘰疬便毒等症，书载能以调治，亦是以毒攻毒之意耳。

【时疫药性分析】本品辛温有毒，主入肝经，性善走窜，通达内外，味辛又能散结，且能以毒攻毒，古籍记载本品主瘟疫鬼怪，实则取本品有搜风通络、息风止痉之效。本品与清肝泻火药同用，主治温热病高热惊厥，惊风抽搐，肝风内动的实肝风证；与滋阴潜阳药同用，可用于温热病后期邪伏阴分引起的肌肉瘛疭，虚风内动等病证，虚实肝风皆可应用，是治疗瘟疫时毒邪入肝经，惊厥抽搐的常用药物。

【时疫临床应用】

1.**湿热疫毒痰浊阻络** 肢体拘急，强直，手足震颤，不时抽动者，可以薛氏仿三甲散（醉土鳖虫、醋炒鳖甲、土炒穿山甲、生僵蚕、柴胡、桃仁）加止痉散（全蝎、蜈蚣、地龙、僵蚕）（《瘟疫学》）。

2.**热盛动风** 症见高热烦渴、手足躁扰，甚则狂乱、神昏痉厥，或见颈项强直、抽搐频繁急剧，可以羚角钩藤汤配伍全蝎、蜈蚣（《瘟疫学》）。

3.**百日咳** 秦亮对41例百日咳患者给予蜈蚣、甘草治疗，收到满意疗效。（国医论坛，1991，06：41）

4.**包虫病** 朱文钧对14例包虫病患者给予包虫散，方用银花、连翘、雄黄、莪术、薏米仁、雷丸、板蓝根、槟榔、山栀、使君子、枳实、全蝎、蜈蚣、茯苓、甘草治疗，收到满意疗效。（青海医药杂志，1988，06：27）

【**用法用量**】煎服，3~5g。外用适量。

【**使用注意**】本品有毒，用量不宜过大。孕妇禁用。

【**化学成分**】蜈蚣主要含两种类似蜂毒的成分，即组胺样物质和溶血性蛋白质。还含有脂肪油，胆甾醇，蚁酸，组氨酸、精氨酸、亮氨酸等多种氨基酸，糖类、蛋白质，以及铁、锌、锰、钙、镁等多种矿物质。

【**药理研究**】本品对革兰阳性菌和阴性菌、真菌都有抗菌作用，具有抗惊厥、抗炎、镇痛、调节免疫、改善微循环等作用。

僵 蚕

（《神农本草经》）

【**别名**】白僵蚕，天虫，僵虫，姜虫，姜蚕，白羌虫。

【**基原**】本品为蚕蛾科昆虫家蚕 *Bombyx mori* Linnaeus 4~5龄的幼虫感染（或人工接种）白僵菌 *Beauveria bassiana*（Bals.）Vuillant 而致死的干燥体。主产于浙江、江苏。

【**采收加工**】多于春、秋季生产，将感染白僵菌病死的蚕干燥。生用或炒用。

【**性味归经**】咸、辛，平。归肝、肺、胃经。

【**功能主治**】息风止痉，祛风止痛，化痰散结。用于肝风夹痰，惊痫抽搐，小儿惊风，破伤风，口眼㖞斜，风热头痛，目赤，咽痛，风疹瘙痒，发颐疔腮。

【**时疫古籍记载**】

1.《松峰说疫》 僵蚕能胜风去瘟，退热散结。若兼大头发颐，咽喉诸症，更宜加入僵蚕。

2.《日华子本草》 治中风失音，并一切风疾，小儿客忤，男子阴痒痛，女子带下。

3.《玉楸药解》 活络通经，祛风开痹。治头痛胸痹，口噤牙疼，瘾疹风瘙；烧研酒服，能溃痈破顶，又治血淋崩中。

4.《本草求真》 僵蚕，祛风散寒，燥湿化痰，温行血脉之品。故书载能入肝兼入肺胃，以治中风失音，头风齿痛，喉痹咽肿，是皆风寒内入，结而为痰。合姜汤调下以吐，假其辛热之力，以除风痰之害耳。又云能治丹毒瘙痒，亦是风与热炽，得此辛平之味，拔邪外出，则热自解。

【时疫药性分析】本品功能咸、辛，平，入肝、肺二经，既能祛外风、止痒，又能息内风、止痉，还能化痰定惊，故对温热病温毒袭表之风热头痛、目赤咽痛、风疹瘙痒，以及温毒内犯，肝风内动之惊厥抽搐，均可应用。

【时疫临床应用】

1.温热、瘟疫 温病表里三焦大热，症见憎寒壮热、一身尽痛、四肢厥冷、头痛眩晕、咽喉肿痛、口气如火、口干口渴、脘腹胀痛，甚则神昏谵语、便秘尿赤、发斑吐血，可与姜黄、全蝉蜕、大黄（生）同用，如升降散（《伤寒瘟疫条辨》）。

2.小儿惊风 白僵蚕、蝎梢等份，天雄尖、附子尖共一钱（微炮过），为细末，每服一字或半钱，以生姜温水调，灌之（《本草衍义》）。治小儿撮口及发噤：白僵蚕二枚。为末。用蜜和，敷于小儿唇口内。（《小儿宫气方》）

3.流行性感冒 李辉等运用克感利咽口服液治疗流行性感冒（风热犯肺证），克感利咽口服液由银翘散和神解散加减而成，药物有金银花、黄芩、荆芥、栀子（炒）、连翘、玄参、僵蚕（姜制）、生地黄、射干、桔梗、薄荷、蝉蜕、防风、甘草等组成，临床疗效显著，对咽痛、头身疼痛和咳嗽等主要症状的改善更为显

著。(新中医,2014,07:127)

4.严重急性呼吸综合征 钟嘉熙等对61例入院时以卫气分证为主的非典型病原体肺炎患者,治以疏风清热、利湿解毒法,拟定基础方(僵蚕10g、蝉蜕6g、银花10g、连翘10g、桔梗10g、蒲公英20g、芦根20g、甘草6g)随证加减,配合中成药清开灵、鱼腥草注射液及小柴胡片进行治疗,能有效控制病情由卫气分传入营血分,疗效较好。(广州中医药大学学报,2004,01:1)

5.乙型肝炎 吴沛田以升降散为主治疗乙型肝炎52例,药物基本组成为蝉蜕8~10g、僵蚕9~15g、姜黄9g、大黄6~15g,每日1剂,水煎分2次服用,2月为1疗程,总有效率92.3%。(新中医,2002,02:58)

【用法用量】煎服,5~10g。研末吞服,每次1~1.5g。散风热宜生用,其他多制用。

【使用注意】属于血虚而有风寒客邪者忌用。

【化学成分】僵蚕主要含蛋白质和脂肪。还含有多种氨基酸以及铁、锌、铜、锰、铬等多种微量元素。僵蚕体表的白粉中含草酸铵。

【药理研究】僵蚕体外试验,对金黄色葡萄球菌、铜绿假单胞菌、大肠埃希菌等有一定的抑菌作用。僵蚕醇水浸出液对小鼠、家兔均有催眠、抗惊厥作用;其提取液在体内、外均有较强的抗凝作用;僵蚕粉有较好的降血糖作用。其醇提取物体外可抑制人体肝癌细胞的呼吸,可用于直肠瘤型息肉的治疗。

开窍药

麝香

（《神农本草经》）

【别名】当门子，脐香，麝脐香，四味臭，臭子，腊子，香脐子。

【基原】本品为鹿科动物林麝 *Moschus berezovskii* Flerov、马麝 *Moschus sifanicus* Przewalski 或原麝 *Moschus moschiferus* Linnaeus 成熟雄体香囊中的干燥分泌物。主产于四川、西藏、云南。

【采收加工】野麝多在冬季至次春猎取，猎获后，割取香囊，阴干，习称"毛壳麝香"；剖开香囊，除去囊壳，习称"麝香仁"。家麝直接从其香囊中取出麝香仁，阴干或用干燥器密闭干燥。用时研碎。

【性味归经】辛，温。归心、脾经。

【功能主治】开窍醒神，活血通经，消肿止痛。用于热病神昏，中风痰厥，气郁暴厥，中恶昏迷，经闭，癥瘕，难产死胎，胸痹心痛，心腹暴痛，跌扑伤痛，痹痛麻木，痈肿瘰疬，咽喉肿痛。

【时疫古籍记载】

1.《神农本草经》 味辛，温。主辟恶气，杀鬼精物，温疟，蛊毒，痫痉，去三虫。久服除邪，不梦寤魇寐。

2.《日华子本草》 辟邪气，杀鬼毒蛊气，疟疾，催生，堕胎，杀脏腑虫，制蛇虫咬，沙虫溪瘴毒，吐风痰，内子宫，暖水脏，止冷带疾。

3.《开宝本草》 味辛，温，无毒。疗诸凶邪鬼气，中恶，心腹暴痛胀急，痞满，风毒，妇人产难，堕胎，去面皯，目中肤翳。

4.《本草蒙筌》 味辛，气温。无毒。辟蛇虺，诛蛔虫，蛊瘴痛至总却；杀鬼精，驱疫瘴，胀急痞满咸消。催生堕胎，通关利窍。除恍惚惊悸，镇心安神；疗痈肿疮疽，蚀脓逐血。吐风痰不梦寤魇寐，点目疾去翳膜泪眵。

【时疫药性分析】本品辛香温通，走窜之性甚烈，有极强的开窍通闭之功，可用于各种原因所致的闭证神昏，为醒神回苏之要药，无论寒闭、热闭，用之皆效，尤宜于寒闭神昏。温病热陷心包、痰热蒙蔽心窍、小儿惊风及中风痰厥等热闭神昏，或中风卒昏、中恶胸腹满痛等寒浊或痰湿阻闭心窍之寒闭神昏，均可配伍应用。

【时疫临床应用】

1.温热病，热邪内陷心包、痰热壅闭心窍 症见高热烦躁、神昏谵语、舌謇肢厥、舌红或绛、脉数有力，常配伍牛黄、冰片、朱砂等，如安宫牛黄丸（《温病条辨》）。

2.治卒中急风不语，中恶气绝；中诸物毒、暗风；中热疫毒，阴阳二毒，山岚瘴气毒，蛊毒，水毒 症见昏厥、痰盛气粗、舌红苔黄垢腻、脉滑数，常配伍生乌犀、生玳瑁、琥珀、朱砂、雄黄、牛黄等，如至宝丹（《太平惠民和剂局方》）。

3.寒闭证 症见突然昏倒、牙关紧闭、不省人事、苔白、脉迟，常配伍苏合香、檀香、安息香等药，组成温开之剂，如苏合香丸（《太平惠民和剂局方》）。

4.辟瘴气，防疫气 辟一切瘴气时疫，伤寒秽气，不时嗡口中，邪气不入，方用沉香、白檀各一两，儿茶二两，粉草五钱，麝香五分，冰片三分，为极细末，糯米调饮汤为丸，黍米大，嚼化，即福建香茶饼（《景岳全书》）。

5.时疫　症见脘腹胀闷疼痛、恶心呕吐、泄泻，及小儿痰厥，方用山慈菇三两、红大戟一两半、千金子霜一两、五倍子三两、麝香三钱、雄黄一两、朱砂一两，研细末，用糯米煮浓饮和药，作一钱一锭，用井花水或薄荷汤磨服，取利一二行，再用温粥补养，即玉枢丹（《是斋百一选方》）。

【用法用量】0.03~0.1g，多入丸散用。外用适量。

【使用注意】孕妇禁用。

【化学成分】麝香主要含麝香大环类成分如麝香酮、麝香醇、麝香吡啶等，甾类成分如睾酮、胆甾醇等；还含有蛋白质、多肽、氨基酸等。《中国药典》规定本品含麝香酮（$C_{16}H_{30}O$）不得少于2%。

【药理研究】本品能改变血-脑屏障的通透性，增强中枢神经系统的耐缺氧能力，改善脑循环，具有兴奋中枢、抗脑损伤、改善学习记忆作用。麝香还有明显的强心作用，能增强心肌收缩力和心排出量。麝香和麝香酮均具有兴奋呼吸的作用，使呼吸频率和深度增加。麝香有一定的抗炎作用，其抗炎作用与氢化可的松相似；麝香还有抗感染、抗溃疡、抗肿瘤、调节免疫等作用。

苏合香

（《名医别录》）

【别名】帝膏，苏合油，苏合香油，帝油流。

【基原】本品为金缕梅科植物苏合香树 *Liquidambar orientalis* Mill. 的树干渗出的香树脂经加工精制而成。主产于土耳其、埃及、叙利亚，我国广西、云南亦产。

【采收加工】初夏时将树皮击伤或割破，深达木部，使分泌香脂，渗入树皮内，至秋季剥下树皮，榨取香脂，残渣加水煮后再榨，除去杂质，再溶解于乙醇中，滤过，蒸去乙醇，即得。生用。

【性味归经】辛，温。归心、脾经。

【功能主治】开窍，辟秽，止痛。用于中风痰厥，猝然昏倒，胸痹心痛，胸腹冷痛，惊痫。

【时疫古籍记载】

1.《名医别录》 主辟恶，……温疟，蛊毒，痫痉，去三虫，除邪。

2.《本草纲目》 气香窜，能通诸窍脏腑，故其功能辟一切不正之气。

3.《本经逢原》 能透诸窍脏，辟一切不正之气。凡痰积气厥，必先以此开导，治痰以理气为本也。凡山岚瘴湿之气袭于经络，拘急弛缓不均者，非此不能除。但性燥气窜，阴虚多火人禁用。

【时疫药性分析】本品辛香气烈，有开窍醒神之效，长于温通、辟秽，故为治面青、身凉、苔白、脉迟之寒闭神昏的要药，可用治中风痰厥、猝然昏倒、惊痫等属于寒邪、痰浊内闭者。

【时疫临床应用】

1.寒毒蒙窍 寒毒痰浊或秽浊之气闭塞气机，蒙蔽清窍，症见突然昏倒、不省人事、牙关紧闭、烦躁不宁、冷汗自出、寒栗时做、头目俱痛等，可配伍安息香、木香、犀角、麝香、香附、乳香、沉香等，如苏合香丸（《重订通俗伤寒论》）。

2.病毒性脑炎 郭宗仁临床治疗病毒性脑炎，症见昏迷为主，热不甚高，舌苔白腻或黄腻，舌质不一定绛，脉濡数或滑数，宜辟秽化浊，芳香开窍，可应用苏合香丸。（基层医学论坛，2009，23：717）

【用法用量】0.3~1g，宜入丸散服。

【化学成分】苏合香主要含萜类和挥发油，肉桂酸，α-蒎烯，β-蒎烯，月桂烯，莰烯，柠檬烯，α-松香油醇，桂皮醛，乙基苯酚等。《中国药典》规定本品含肉桂酸（$C_9H_8O_2$）不得少于5%。

【药理研究】本品既能缩短戊巴比妥钠所致的睡眠时间，又能抗动物电休克。具有祛痰，抗感染作用，用于各种呼吸道感染，可缓解局部炎症，所含桂皮酸具有抗感染、防腐、止泻等作用。

石菖蒲
（《神农本草经》）

【别名】昌本，菖蒲，昌阳，昌羊，阳春雪，望见消，九节菖蒲，水剑草，苦菖蒲，粉菖，剑草，剑叶菖蒲，山菖蒲，石蜈蚣，野韭菜。

【基原】本品为天南星科植物石菖蒲 *Acorus tatarinowii* Schott 的干燥根茎。主产于四川、浙江、江苏。

【采收加工】秋、冬二季采挖，除去须根及泥沙，晒干。本品气芳香，味苦、微辛。以条粗、切面类白色、无须根、香气浓者佳。鲜用或生用。

【性味归经】辛、苦，温。归心、胃经。

【功能主治】开窍豁痰，醒神益智，化湿开胃。用于神昏癫痫，健忘失眠，耳鸣耳聋，脘痞不饥，噤口下痢。

【时疫古籍记载】

1.《名医别录》 无毒。主治耳聋、痈疮，温肠胃，止小便利，四肢湿痹，不得屈伸，小儿温疟，身积热不解，可作浴汤。久服聪耳明目，益心智。

2.《开宝本草》 味辛，温，无毒。主耳聋，痈疮，温肠胃，止小便利，四肢湿痹，不得屈伸，小儿温疟，身积热不解，可作浴汤。聪耳目，益心智，高志不老。

3.《本草经疏》 山岚瘴气最能使小儿发疟，寒湿之甚莫过山岚，既散其邪则病本已拔，疟焉得而不已焉？作浴汤，及久服轻身者，除湿之验也。不迷惑，益心智，高志者，心窍开利也。

【时疫药性分析】本品辛散苦燥，芳香化湿，能宣上畅中、醒脾和胃，为治疗湿瘟疫毒，蕴伏中焦诸证的要药，常与清热药配伍，用治湿温病湿热并重，症见发热倦怠、胸闷腹胀、肢酸咽痛者。本品辛开苦燥温通、芳香辟秽、化湿豁痰、开窍醒神，可用治湿热疫毒，蕴蒸痰浊，蒙蔽心包，症见神识昏蒙，时清时昧、身热不退，朝轻暮重、舌苔黄腻者；或温热暑疫，热毒深重，耗液伤营，逆传心包之高热昏谵者，皆有开窍醒神的良效。本品又能芳香化湿，苦以燥湿，辛行气滞，可与清热解毒止痢之品配伍，用治湿热毒盛，蕴结肠胃，水谷不纳，里急后重之下痢噤口者，功效亦佳。

【时疫临床应用】

1.辟瘟疫时气 雄黄（研）二两，丹砂（研）、菖蒲（切）、鬼臼各一两，捣研为末，再同研匀，以水调涂五心，及额上鼻中耳门，辟瘟甚验，即涂敷方（《圣济总录》）。

2.湿温时疫 时毒疠气，邪从口鼻皮毛而入，病从湿化者，邪在气分，湿热并重，症见发热倦怠、胸闷腹胀、肢酸咽痛、身目发黄、颐肿口渴、小便短赤、泄泻淋浊、舌苔白或厚腻或干黄、脉濡数或滑数，可配伍滑石、黄芩、茵陈、川贝母、木通、藿香、连翘、白蔻仁、薄荷、射干等，如甘露消毒丹（《温热经纬》）。

3.湿热蕴伏而成霍乱 湿热疫毒蕴伏中焦，脾胃升降之机失常，遂致胃浊不降而呕，脾不升清而泻，清浊相干而吐泻交作、胸脘痞闷、小便短赤、舌苔黄腻，可配伍厚朴、黄连、制半夏、香豉、焦栀、芦根等，如连朴饮（《霍乱论》）。

4.温热暑疫，邪入营血 温热暑疫诸病，邪不即解，热毒深重，耗液伤营，逆传心包，高热昏谵，斑疹色紫，口咽糜烂，目赤烦躁，舌紫绛等，可配伍犀角（水牛角代）、黄芩、生地、玄参、天花粉、银花、连翘、板蓝根、紫草等，如神犀丹（《温热经纬》）。

5.伏邪风温　伏邪风温，辛凉发汗后，表邪虽解，暂时热退身凉，而胸腹之热不除，继则灼热自汗、烦躁不寐、神识时昏时清、夜多谵语、脉数舌绛、四肢厥而脉陷，症情较轻者，可配伍炒栀子、鲜竹叶、牡丹皮、郁金、连翘、灯心草、木通、淡竹沥等，如菖蒲郁金汤（《瘟病全书》）。

6.噤口痢　噤口痢属湿热蕴结者，火盛气虚，下痢呕逆，食不得入，如开噤散（《医学心悟》）。

7.流行性感冒　姚卫海等使用甘露消毒丹加减方，每日一剂，日2次，疗程3天，方用射干10g、菖蒲10g、川贝10g、黄芩10g、砂仁（后下）6g、茵陈30g、连翘10g、薄荷（后下）10g、木通10g、六一散15g、佩兰10g、板蓝根30g、大青叶30g，治疗流感高热的总有效率为88.89%，效果显著。（医学研究通讯，2003，05：64）

8.小儿手足口病　马书鸽等采用甘露消毒丹加减治疗湿热蕴毒型手足口病，症见发热较甚，持续不解，手足皮肤、口腔黏膜出现大量疱疹、口痛拒食、烦躁不安、口干口渴、尿黄赤、大便干结或便溏、舌红苔黄腻等，方用金银花6~10g、滑石（先煎）15~30g、黄芩6~10g、茵陈6~10g、连翘6~10g、石菖蒲6~10g、白豆蔻3~6g、板蓝根8~15g、薄荷（后下）3~6g、通草3~6g、射干6~10g、川贝3~5g，每日1剂，早晚2次温服，具有较好的临床疗效，可有效抑制手足口病患儿肠道病毒。（南京中医药大学学报，2018，03：262）

9.流行性腮腺炎　李文泰采用甘露消毒丹治疗流行性腮腺炎，处方为薏苡仁、连翘、紫菀各20g，滑石（先煎）15g，浙贝母、苍术各12g，藿香、枳壳、桔梗、佩兰各10g，茵陈、石菖蒲、杏仁各9g，通草、射干、淡竹叶各6g，薄荷（后下）5g，豆蔻仁3g，开水煎服，每天1剂，连续服用7天，效果显著，临床有效率为100%。（临床医学研究与实践，2016，04：57）

10.病毒性肝炎　封三花等对50例慢性乙型病毒性肝炎患者给

予菖蒲远志汤治疗，药用石菖蒲15g、远志30g、半夏10g、竹茹12g、柴胡10g、茯苓10g、泽泻10g、酸枣仁20g、百合12g、合欢皮20g、黄连6g，收到满意疗效。（河北中医，2010，10：1491）

11.副伤寒　喻永锋对16例副伤寒患者给予甘露消毒丹加减治疗，方用茵陈20g、黄芩12g、藿香12g、滑石粉（先煎）30g、石菖蒲15g、木通6g、白蔻仁8g、薄荷（后下）6g、青蒿（后下）30g、红藤30g、杏仁10g、生苡仁30g、广木香12g，总有效率为100%。（基层医学论坛，2011，14：437）

【用法用量】煎服，3~10g；鲜品加倍。

【化学成分】石菖蒲主要含挥发油：α,β及γ-细辛醚，欧细辛醚，顺式甲基异丁香酚，榄香烯，细辛醛，δ-荜澄茄烯，百里香酚，肉豆蔻酸；黄酮类成分：顺式环氧细辛酮，$2'$-二羟基细辛酮。《中国药典》规定本品含挥发油不得少于1%（ml/g），饮片含挥发油不得少于0.7%（ml/g）。

【药理研究】石菖蒲对金黄色葡萄球菌、表皮葡萄球菌、大肠埃希菌、幽门螺杆菌和白念珠菌等有较好的抑制效果。此外，对动物病原菌藤黄微球菌、溶壁微球菌、伤寒沙门菌等也有较强的抑制作用。石菖蒲水提液、挥发油，或细辛醚、β-细辛醚均有镇静、抗惊厥作用；石菖蒲总挥发油对豚鼠气管平滑肌具有解痉作用，β-细辛醚能增加小鼠腹腔注射酚红后离体气管段酚红排出量，并延长二氧化硫致小鼠咳嗽的发作潜伏期，减少咳嗽次数，呈现出较好的平喘、祛痰和镇咳作用。

补益药

人 参

（《神农本草经》）

【别名】人衔，鬼盖，土精，神草，黄参，血参，地精，百尺杵，海腴，金井玉阑，孩儿参，棒棰。

【基原】本品为五加科植物人参 *Panax ginseng* C.A. Mey.的干燥根和根茎。主产于吉林、辽宁、黑龙江，传统以吉林抚松县产量最大、质量最好，称吉林参。野生者名"山参"；栽培者俗称"园参"。播种在山林野生状态下自然生长的称"林下山参"，习称"籽海"。

【采收加工】多于秋季采挖，洗净经晒干或烘干。润透，切薄片，干燥，或用时粉碎、捣碎。生用。

【性味归经】甘、微苦，微温。归脾、肺、心、肾经。

【功能主治】大补元气，复脉固脱，补脾益肺，生津养血，安神益智。用于体虚欲脱，肢冷脉微，脾虚食少，肺虚喘咳，津伤口渴，内热消渴，气血亏虚，久病虚羸，惊悸失眠，阳痿宫冷。

【时疫古籍记载】《本草思辨录》 乃喻西昌以治其时大疫，倍加人参得效，则非法之法，仍以仲圣方为根据。何以言之？盖值饥馑兵燹之余，正气皆败。幸其虚非劳损之虚，又用之于群队表药，补之所以有功。仲圣以白虎汤治中，因虚而加参，正是此意。然伤寒有表证之虚，与温热身热之虚不同，为祸为福，消息甚微。

审辨不易，彼于原方删人参者，其亦有见于此矣。

【时疫药性分析】瘟疫病邪，性质暴烈，传变迅速，病情凶险，稍有失治误治，即可能出现阳气、阴津败脱之证。本品甘温补虚，能大补元气，复脉固脱，能回阳气于垂绝，为拯危救脱之要药，故本品可用治疫病极期，元气虚极欲脱，气息微弱，脉微欲绝的危重证候。若气虚欲脱兼见汗出、四肢逆冷、亡阳厥脱者，本品可与回阳救逆的药物配伍，以奏益气固脱、回阳救逆之效。若气虚欲脱兼见汗出、渴喜冷饮、舌红干燥、气脱亡阴者，可与养阴药配伍，收益气养阴固脱之效。若身热面赤、烦躁不安、精神恍惚、汗出如油、心悸气促、舌绛、脉细数或急促，可与滋阴生津的重剂同用，共收滋阴复脉、益气固脱之效。若呼吸困难、动辄气喘、神昏、烦躁、汗出肢冷、舌质紫暗、苔厚腻、脉浮大无根、内闭外脱者，可与滋阴敛汗、开窍醒神的药物同用，以收益气敛阴、回阳固脱、化浊开闭之功。

本品能够大补元气，扶正祛邪，还可用治时疫正虚邪实之证。如伤寒时气，症见头痛项强、壮热恶寒、身体烦疼，及寒壅咳嗽、鼻塞声重、无汗、脉浮按之无力，可与解表除湿的药物同用，以收益气解表、散风祛湿之功。如伤寒、温病、暑病气分热盛，津气两伤，症见身热而渴、汗出恶寒、脉虚大无力，可配伍清热泻火、生津止渴药物，以收清热益气、生津止渴之功。若热病后期，余热未清，气津两伤，症见身热多汗、心胸烦热、气逆欲呕、口干喜饮、气短神疲者，可配伍清热泻火、养阴和胃药物，共奏清热生津，益气和胃之效。若阳明温病，正虚邪实，症见大便秘结、腹胀而硬、神疲少气者，可配伍滋阴养血、泻下的药物，以收清热和血，润肠通便之效。

【时疫临床应用】

1.疫病极期，阳气暴脱　症见四肢厥逆、冷汗淋漓、呼吸微弱、脉微欲绝，可配伍附子，如参附汤（《正体类要》）。

2.温热、暑热，耗气伤阴证 症见汗多神疲、体倦乏力、气短懒言、咽干口渴、舌干红少苔、脉虚数，可配伍麦门冬、五味子，如生脉饮（《医学启源》）。

3.寒疫毒邪入里，邪犯三阴 症见恶寒战栗、呕吐不渴、腹痛腹泻，或四肢厥冷、蜷卧欲寐，或干呕、吐涎沫、指甲口唇青紫、舌淡苔白、脉沉微，甚或无脉等，可配伍附子、肉桂、干姜、茯苓、白术、半夏、陈皮、麝香等，如回阳救急汤（《伤寒六书》）。

4.伤寒时气 症见头痛项强、壮热恶寒、身体烦疼，及寒壅咳嗽、鼻塞声重、风痰头痛、呕哕寒热，可配伍羌活、独活、柴胡、薄荷、川芎、桔梗、枳壳、茯苓等，如人参败毒散（《太平惠民和剂局方》）。

5.伤寒、温病、暑病气分热盛，津气两伤 症见身热而渴、汗出恶寒、脉虚大无力，可配伍石膏、知母、甘草等，如人参加白虎汤（《伤寒论》）。

6.伤寒、温病、暑病余热未清，气津两伤证 症见身热多汗、心胸烦热、气逆欲呕、口干喜饮、气短神疲，或虚烦不寐、舌红少苔、脉虚数，可配伍竹叶、石膏、麦冬、半夏等，如竹叶石膏汤（《伤寒论》）。

7.阳明温病，应下失下，正虚邪实 症见大便秘结、腹胀而硬、神疲少气、口干舌燥、舌苔焦黄燥裂，可配伍生地、生甘草、生大黄、芒硝、玄参、麦冬、当归等，如新加黄龙汤（《温病条辨》）。

8.流行性感冒 谈世水运用人参败毒散（人参、茯苓、甘草、羌活、独活、柴胡、前胡、川芎、枳壳、桔梗等）治疗老人、小孩、妇女等体虚之人流行性感冒，可及早控制病情，获得满意疗效。（安徽中医临床杂志，2003，02：154）

9.流行性乙型脑炎 焦树德应用白虎加人参汤治疗流行性乙型脑炎，获得满意疗效。（中医杂志，1958，04：246）

10.**严重急性呼吸综合征** 症见呼吸窘迫、憋气喘促、呼多吸少、语声低微、躁扰不安，甚则神昏谵语、汗出肢冷、口唇紫黯、脉沉细欲绝，方用红参10~30g、炮附子（先煎）10g、山萸肉30g、麦冬15g、郁金10g、三七6g。［严重急性呼吸综合征（SARS）诊疗方案（2004版）］

11.**流行性出血热** 韩知采用竹叶石膏汤（竹叶、石膏、党参或人参、麦冬、半夏、甘草、粳米）治疗流行性出血热，低血压期重用人参，获得满意疗效。（河南中医，2003，07：9）

12.**细菌性痢疾** 盖淑箴等对86例细菌性痢疾患者给予人参白虎汤加减治疗，方用人参、石膏、知母、粳米、甘草、葛根、黄芩、黄连、茯苓、泽泻、猪苓、苍术、厚朴、陈皮、车前草、穿心莲、秦皮，收到满意疗效。（成都医药，1982，02：19）

13.**布鲁菌病** 孙海波等对40例布鲁菌病患者给予人参归脾丸治疗，总有效率为90%。（中国地方病防治杂志，2017，10：1105）

【**用法用量**】煎服，3~9g；挽救虚脱可用15~30g，文火另煎兑服。也可研粉吞服，1次2g，1日2次。

【**使用注意**】不宜与藜芦、五灵脂同用。

【**化学成分**】人参主要含人参皂苷Ro、Ra_1、Rb_1、Re、Rg_1等多种三萜皂苷类成分，以及多糖、挥发油、氨基酸、有机酸、黄酮类、维生素类和微量元素等。《中国药典》规定本品含人参皂苷Rg_1（$C_{42}H_{72}O_{14}$）和人参皂苷Re（$C_{48}H_{82}O_{18}$）的总量不得少于0.3%，饮片不得少于0.27%；人参皂苷Rb_1（$C_{54}H_{92}O_{23}$）不得少于0.2%，饮片不得少于0.18%。

【**药理研究**】人参皂苷及注射液具有抗休克作用。人参皂苷能增强消化、吸收功能，提高胃蛋白酶活性，保护胃肠细胞，改善脾虚症状；能促进大脑对能量物质的利用，增强学习记忆力；能促进造血功能；还能抗疲劳、抗衰老、抗心肌缺血、抗脑缺血、抗心律失常。人参浸膏、人参皂苷Rb可使正常或贫血动物红细胞、白细胞和血红蛋白含量增加。人参多糖和注射液具有提升白细胞作用。人参皂苷 Rg_2 具有强心作用。此外，人参有调节中枢神经兴奋与抑制过程的平衡、抑菌、增强免疫功能、抗肿瘤、抗辐射、抗应激、降血脂、降血糖和抗利尿等作用。

甘 草
(《神农本草经》)

【别名】美草，蜜甘，蜜草，蕗草，国老，灵通，粉草，甜草，甜根子，棒草。

【基原】本品为豆科植物甘草 *Glycyrrhiza uralensis* Fisch.、胀果甘草 *Glycyrrhiza inflate* Bat. 或光果甘草 *Glycyrrhiza glabra* L. 的干燥根和根茎。主产于内蒙古、甘肃、黑龙江。

【采收加工】春、秋二季采挖，除去须根，晒干，切厚片。生用或蜜炙用。

【性味归经】甘，平。归心、肺、脾、胃经。

【功能主治】补脾益气，清热解毒，祛痰止咳，缓急止痛，调和诸药。用于脾胃虚弱，倦怠乏力，心悸气短，咳嗽痰多，脘腹、四肢挛急疼痛，痈肿疮毒，缓解药物毒性、烈性。

【时疫古籍记载】《医学衷中参西录》 愚拟治霍乱两方，一为急救回生丹，一为卫生防疫宝丹，二方中皆重用甘草，则甘草之功用可想也。然亦多赖将甘草轧细生用，未经蜜炙、水煮耳。诚以暴病传染，皆夹有毒气流行，生用则其解毒之力较大，且甘草熟用则补，生用则补中仍有流通之力，故于霍乱相宜也。至于生用能流通之说，可以事实征之。

【时疫药性分析】本品甘润平和，归肺经，能祛痰止咳，随证配伍，可用于寒热虚实多种咳喘，有痰无痰均宜。生用药性偏凉，能清解热毒，可用于多种热毒证，如热毒疮疡，或热毒上攻，咽喉肿痛；还可治七十二种金石毒，解百药之毒。且本品甘平，药性和缓，与寒热补泻各类药物同用，能缓和烈性或减轻毒副作用，有调和百药之功。

【时疫临床应用】

1.瘟疫　症见头痛眩晕、胸膈膨胀、口吐黄痰、鼻流浊水，或身发红斑，或发如焦黑，或呕涎如红血，或腹大如圆箕，或舌烂头大，或胁痛心疼，种种不一，属火毒内郁者，方用散瘟汤（荆芥三钱、石膏五钱、玄参一两、天花粉三钱、生甘草一钱、黄芩二钱、陈皮一钱、麦芽二钱、神曲三钱、茯苓五钱）。（《辨证录》卷十）

2.伤寒、瘟疫　方用冰片六分、牛黄一钱、麻黄二钱四厘、琥珀一钱五分、生甘草三钱五分，用水蘸药，点两眼角1次。不汗再点，必汗出，如普救五瘟丹（《松峰说疫》卷二）。

3.防瘟疫，辟秽恶　方用乳香一两、苍术一两、细辛一两、川芎一两、甘草一两、降香一两，或加檀香一两。共为细末，枣肉为丸，如芡实大，此药烧之，能令瘟疫不染，空房内烧之，可辟秽恶，如辟瘟丹（《种福堂方》卷二）。

4.痧疫行时　方用生甘草四两、金银花四两、绿豆四两、净黄土一斤。上为末，水捣石菖蒲汁为丸，如梧桐子大。每服三钱，痧疫行时预服之以辟瘟；病中暑毒者，连进3服，皆陈皮汤下，如辟瘟丹（《痧证汇要》卷一）。

5.细菌性痢疾　崔法新对55例细菌性痢疾患者给予白头翁加甘草阿胶汤联合双歧杆菌乳杆菌三联活菌片口服治疗，方用白头翁15g，秦皮、葛根各12g，黄芩10g，黄连、阿胶（烊化）、甘草各6g，总有效率为100%。（新中医，2005，02：19）

6.百日咳　郑启仲对180例百日咳患者给予顿咳汤治疗，方用炙麻黄3g、胆星6g、炙百部15g、炙甘草3g、硼砂1.5g，总有效率为95%。（辽宁中医杂志，1980，12：42）

7.白喉　曾宗明对53例白喉患者给予白喉汤治疗，方用天冬、甘草各10g，黄芩、连翘各12g，玄参、生地各15g，收到满意疗效。（新中医，1986，04：27）

【用法用量】煎服，2~10g。清热解毒宜生用，补中缓急、益气复脉宜蜜炙用。

【使用注意】不宜与海藻、京大戟、红大戟、甘遂、芫花同用。本品有助湿壅气之弊，湿盛胀满、水肿者不宜用。大剂量久服可导致水钠潴留，引起浮肿。

【化学成分】甘草主要含甘草皂苷、甘草酸、甘草次酸等三萜类，甘草黄酮、异甘草黄酮、甘草素、异甘草素等黄酮类，还含有生物碱、多糖、香豆素、氨基酸及少量的挥发性成分等。《中国药典》规定本品含甘草苷（$C_{21}H_{22}O_9$）不得少于0.5%，炙甘草不得少于0.5%；含甘草酸（$C_{42}H_{62}O_{16}$）不得少于2%，炙甘草不得少于1%。

【药理研究】甘草粗提取物能明显抑制H9N2亚型流感病毒，甘草酸能明显抑制H9N2亚型流感病毒、A2型流感病毒（H2N2），甘草酸对严重急性呼吸综合征冠状病毒SARS-CoV也有抑制作用，还可抑制单纯疱疹病毒HSV-1、HSV-2以及非洲淋巴细胞瘤病毒（EBV），甘草酸有糖皮质激素样的抗炎作用。甘草酸、甘草次酸及甘草的黄酮类化合物具有镇咳、祛痰、平喘作用。

当　归

（《神农本草经》）

【别名】干归，薜，山蕲，白蕲，文无。

【基原】为伞形科植物当归 *Angelica sinensis*（Oliv.）Diels 的干燥根。主产于甘肃。

【采收加工】秋末采挖，除去须根及泥沙，待水分稍蒸发后，捆成小把，上棚，用烟火缓缓熏干。切薄片。生用或酒炙用。

【性味归经】甘、辛，温。归肝、心、脾经。

【功能主治】补血活血，调经止痛，润肠通便。用于血虚萎黄，眩晕心悸，月经不调，经闭痛经，虚寒腹痛，风湿痹痛，跌仆损伤，痈疽疮疡，肠燥便秘。酒当归活血通经，用于经闭痛经，风湿痹痛，跌仆损伤。

【时疫古籍记载】

1.《神农本草经》 主咳逆上气，温疟寒热洗洗在皮肤中，妇人漏下，绝子，诸恶疮疡金疮，煮饮之。

2.《本草汇言》 诸病夜甚者，血病也，宜用之，诸病虚冷者，阳无所附也，宜用之。温疟寒热，不在皮肤外肌肉内，而洗在皮肤中，观夫皮肤之中，营气之所会也，温疟延久，营气中虚，寒热交争，汗出洗洗，用血药养营，则营和而与卫调矣，营卫和调，何温疟之不可止乎。

3.《景岳全书·本草正》 当归，其味甘而重，故专能补血，其气轻而辛，故又能行血，补中有动，行中有补，诚血中之气药，亦血中之圣药也……小儿痘疹惊痫凡属营虚者，必不可少。

【时疫药性分析】本品甘温质润，入肝心血分，为补血要药，适用于血虚诸证。传统用于温疟延久，营气中虚；因又能辛散活血，故对血虚、血滞之证有兼顾之效，调血止痢止痛，可用于下痢腹痛；并能养血润肠通便，还可用于温病后期，血虚肠燥便秘。

【时疫临床应用】

1.预防瘟疫 凡遇时令不正，瘟疫流行，可用白芷、细辛、当归、明雄、牙皂各等份，共为细末，令病者噙水口内，将药搐鼻，吐水取嚏，不嚏再吹，嚏方止。已患未患者皆宜用。此即透顶清凉散（《松峰说疫》）。

2.瘟疫发狂不识人 瘟疫发狂不识人，可配伍大柴胡汤（柴胡、黄芩、芍药、半夏、生姜、枳实、大枣、大黄），即陶尚文治瘟疫法，大柴胡汤加当归（《医学正传》）。

3.瘟毒邪入营分　症见转筋吐下、肢厥汗多、脉伏溺无、口渴腹痛、面黑目陷，可配伍连翘、葛根、柴胡、生地、赤芍、桃仁、红花、枳壳、甘草等，如解毒活血汤（《医林改错》）。

4.瘟疫瘀血未行　瘟疫昼夜发热，日晡益甚，既投承气，昼日热减，至夜独热，由于瘀血未行者，症见少腹坚满疼痛、大便色黑而易下、小便自利、神志如狂、口干、漱水不欲咽、舌绛或有瘀斑等。方用大黄五钱、芒硝二钱、桃仁三钱、当归三钱、芍药三钱、丹皮三钱，水八杯，煮取三杯，先服一杯，得下止后服，不知再服，即桃仁承气汤（《温疫论》）。

5.温热病热邪伤津，甚则阴亏血少　症见大便秘结，数日不行者，可用当归配伍地黄、白芍、肉苁蓉、麦冬，如六成汤（《温疫论》）。

6.疫病解后阴枯血燥　症见低热、口舌干燥而渴、舌红而干、脉细数等，可配伍知母、天花粉、白芍、地黄、陈皮、甘草等，如清燥养荣汤（《温疫论》）。

7.燥热疫毒犯肺　症见发热、咳嗽气喘、咽喉燥痛、舌红少苔等，可配伍生地、白芍、桔梗、玄参、贝母、麦冬等，如百合固金汤（《慎斋遗书》）。

8.疫痢　症见痢疾腹痛、下利脓血、尺脉数者，常配伍生地、甘草、金银花清热解毒，如当归银花汤（《症因脉治》）。

9.细菌性痢疾　张俊利采用芍药汤加减（芍药5~1.5g、当归5~10g、黄连3~6g、槟榔5~8g、木香5~10g、大黄3~8g、黄芩3~8g、肉桂3~6g、白头翁5~10g、党参5~15g、建曲5~15g，）联合西医常规疗法，治疗急性细菌性痢疾32例，疗效满意。（内蒙古中医药，2014，07：47）

【用法用量】煎服，6~12g。

【使用注意】湿盛中满、大便溏泻者忌服。

【化学成分】当归主含挥发性油，油中主要成分为藁本内酯、当归酮、香荆芥酚等，还含有阿魏酸、当归多糖、多种氨基酸、维生素 A 和维生素 B_{12} 以及人体必需的微量元素等。《中国药典》规定本品含挥发油不得少于0.4%（ml/g），含阿魏酸（$C_{10}H_{10}O_4$）不得少于0.05%。

【药理研究】当归具有促进骨髓造血、促进血红蛋白和红细胞的生成；能增强免疫功能、双向调节子宫平滑肌、扩张冠脉、抗心肌缺血、抗心律失常、扩张血管、改善外周循环、降血压、抗氧化和清除自由基、抑制血小板聚集、抑制肝合成胆固醇、降血脂、抗血栓、平喘、保肝、镇静、镇痛、抗肿瘤、抗感染、抗辐射等作用。

百　合

（《神农本草经》）

【别名】白百合，蒜脑薯。

【基原】本品为百合科植物卷丹 *Lilium lancifolium* Thunb.、百合 *Lilium brownii* F.E.Brown var.viridulum Baker 或细叶百合 *Lilium pumilum* DC.的干燥肉质鳞叶。主产于湖南、湖北、江苏、浙江、安徽。

【采收加工】秋季采挖，洗净，剥取鳞叶，置沸水中略烫，干燥。生用或蜜炙用。

【性味归经】甘，微寒。归心、肺经。

【功能主治】养阴润肺，清心安神。用于阴虚燥咳，劳嗽咯血，虚烦惊悸，失眠多梦，精神恍惚。

【时疫古籍记载】

1.《本草蒙筌》　养脏益志，定胆安心。逐惊悸狂叫之邪，消浮肿痞满之气。止遍身痛，利大小便。辟鬼气，除时疫咳逆；杀蛊毒，治外科痈痹。乳痈喉痹殊功，发背搭肩立效。

2.《景岳全书》 味微甘淡，气平功缓。以其甘缓，故能补益气血，润肺除嗽，定魄安心，逐惊止悸，缓时疫咳逆，解乳痈喉痹，兼治痈疽，亦解蛊毒，润大小便，消气逆浮肿。仲景用之以治百合证者，盖欲借其平缓不峻，以收失散之缓功耳。虚劳之嗽，用之颇宜。

3.《本草新编》 味甘，气平，无毒。入肺、脾、心三经。安心益志，定惊悸狂叫之邪，消浮肿痞满之气，止遍身疼痛，利大小便，辟鬼气时疫，除咳逆，杀虫毒，消痈疽、乳肿、喉痹，又治伤寒坏症，兼能补中益气。此物和平，有解纷之功，扶持弱锄强，祛邪助正。

【时疫药性分析】《本草蒙筌》言其"除时疫咳逆"。本品甘补寒清，质地柔润，主入肺经，善养肺阴、润肺燥、清肺热，兼能祛痰止咳，可治疗时疫邪毒犯肺，阴虚燥咳、少痰或无痰，甚痰中带血；又入心经，能清心安神，治疗阴虚内热之精神恍惚、虚烦惊悸、失眠多梦等。

【时疫临床应用】

1.燥热疫邪犯肺 症见发热、咳嗽气喘、咽喉燥痛、舌红少苔等，可配伍生地、当归、白芍、桔梗、玄参、贝母、麦冬等，如百合固金汤（《慎斋遗书》）。

2.非典型病原体肺炎 徐珊等使用百合固金汤加减，方用百合、熟地黄、生地黄、麦冬、芍药、贝母、五味子等，治疗非典型病原体肺炎恢复期肺肾两虚，气不纳元证。（浙江中医学院学报，2003，06：21）

3.流行性感冒、禽流感 香港浸会大学中医药学院禽流感防治行动小组推出的预防流行性感冒、禽流感的参考中药处方为桑叶9g、板蓝根12g、大青叶9g、连翘12g、金银花12g，针对秋冬气候干燥，可加北沙参15g、杏仁10g、百合15g、太子参15g。（中医

杂志，2008，01：77）

4.麻疹 苗晋使用沙参麦冬汤加味，方用沙参10g、麦冬9g、扁豆10g、连翘10g、桑白皮10g、茯苓9g、百合9g、丹参12g，治疗麻疹喘促气阴两虚证，效果较好。（陕西中医函授，1984，01：43）

5.流行性出血热 李佩珍等使用益胃汤加减，方用沙参、麦冬、生扁豆、玉竹各15g，生地25g，百合30g，生梨一个（切碎），花粉15g，生甘草10g，治疗流行性出血热恢复期肺胃阴伤证，疗效良好。（陕西中医，1985，03：132）

6.肺结核 杨红莉等使用百合固金汤加减，方用百合10g、生地黄10g、熟地黄15g、当归10g、玄参10g、麦冬10g、芍药10g、浙贝母10g、甘草10g、桔梗10g，治疗阴虚火旺型肺结核60例，有效率93.33%。（河南中医，2016，06：1094）

7.百日咳 苏保华用百合固金汤加减，方用百合6g、生地6g、麦冬6g、贝母4g、桔梗4g、玄参6g、当归4g、白芍4g、百部6g、白茅根6g、桑白皮4g、地骨皮4g、马兜铃6g、全瓜蒌4g、甘草1.5g，治疗百日咳疗效满意。（四川中医，2005，12：76）

【用法用量】煎服，6~12g。清心安神宜生用，润肺止咳宜蜜炙用。

【化学成分】药用百合鳞茎中富含多糖类、甾体皂苷类、黄酮类、酚类以及生物碱类化合物等多种活性成分，其中甾体皂苷大部分为异螺甾烷醇型皂苷。

【药理研究】百合对藤黄微球菌、金黄色葡萄球菌、大肠埃希菌、黄霉菌、粪肠球菌、铜绿假单胞菌均有抑制作用；生品和蜜炙百合水提液均有镇咳和祛痰作用；百合水提液有镇静、抗缺氧和抗疲劳作用；百合多糖还能抗氧化，提高免疫功能，降低四氧嘧啶致高血糖模型小鼠的血糖。

天 冬

（《神农本草经》）

【别名】大当门根，颠勒，万岁藤，波罗树，天棘，白罗杉，天冬，三百棒。

【基原】为百合科植物天冬 Asparagus cochinchinensis（Lour.）Merr. 的干燥块根。主产于贵州、四川、云南、广西。

【采收加工】秋、冬二季采挖，洗净，除去茎基和须根，置沸水中煮或蒸至透心，趁热除去外皮，洗净，干燥。切薄片，生用。

【性味归经】甘、苦，寒。归肺、肾经。

【功能主治】养阴润燥，清肺生津。用于肺燥干咳，顿咳痰黏，腰膝酸痛，骨蒸潮热，内热消渴，热病津伤，咽干口渴，肠燥便秘。

【时疫古籍记载】

1.《药性论》 主肺气咳逆，喘息促急，除热，通肾气，疗肺痿生痈吐脓，治湿疥，止消渴，去热中风。宜久服。

2.《饮膳正要》 天门冬膏，去积聚，风痰，癫疾，三虫，伏尸，除瘟疫。轻身益气，令人不饥，延年不老。

【时疫药性分析】本品甘润苦寒，主入肺、肾经，能养肺阴、润肺燥、滋肾阴，作用较强。多用于温邪燥热犯肺，或肺痨阴伤，症见干咳少痰、痰中带血、咽痛音哑，或温病后期，阴液受灼，燥热伤阴，症见大便干结、口干舌燥、舌红少津等。

【时疫临床应用】

1.感受温邪，阴伤肺燥 症见痰稠难咯、咳痰带血、劳嗽咯血、久咳肺痿等症，常配麦冬，如二冬膏（《张氏医通》）。

2.热邪壅肺，肺失宣肃之咳嗽稠痰，咽膈气塞，头目不清 常配桔梗、紫菀、麦冬、款冬花等，如天门冬煎（《杨氏家藏方》）。

3.温热病热邪伤津，甚则阴亏血少 症见大便秘结，数日不行者，常配当归、地黄、白芍、肉苁蓉、麦冬，如六成汤（《温疫论》）。

4.肺痨咳嗽重症，肺肾两伤，气阴不足　症见咳嗽气促、四肢羸瘦者，常配伍麦冬、牛膝、人参、黄芪、熟地黄等，如天门冬丸（《太平圣惠方》）。

5.小儿急慢性呼吸道感染　程海凤等采用百栝天麦汤（百部、瓜蒌皮、天冬、麦冬、白术等）治疗小儿急性呼吸道感染（ARI）526例。结果表明，观察组的上呼吸道感染、支气管炎、支气管肺炎的治疗效果均明显优于对照组。（中医药学刊，2005，08：174）

6.治疗百日咳　李真真以百日咳糖浆（天冬、麦冬各15g，百部根10g，瓜蒌仁、法半夏、竹茹各6g，猪胆膏1g，制成汤剂，再浓缩至100ml）治疗百日咳504例，结果痊愈412例，减轻90例。（新中医，1986，12：16）

【用法用量】煎服，6~12g。

【使用注意】脾胃虚寒，食少便溏，以及外感风寒、痰湿咳嗽者忌服。

【化学成分】块根含甾体皂苷、葡萄糖、果糖、蔗糖、β-谷甾醇、多糖等成分，还含苏氨酸、脯氨酸、甘氨酸等多种氨基酸。

【药理研究】天冬煎剂体外试验对炭疽杆菌、甲型和乙型溶血性链球菌、白喉棒状杆菌、金黄色葡萄球菌、白色葡萄球菌、念珠菌、絮状表皮癣菌、白色隐球菌、石膏样小孢子菌、毛癣菌、枯草杆菌均有不同程度的抑菌作用；并有增强体液、细胞免疫和抗肿瘤作用；天冬酰胺有镇咳、祛痰、平喘作用，天冬提取物有降血糖作用，乙醇提取物和多糖成分均能延缓衰老，抑制脂质过氧化，提高自由基代谢相关酶的活性；其水煎液皂苷类成分具有抗血小板凝聚作用。

玉 竹

（《神农本草经》）

【别名】荧，委萎，女萎，葳蕤，萎蕤，葳参，玉术，萎香，尾参，连竹，西竹。

【基原】为百合科植物玉竹 *Polygonatum odoratum*（Mill.）Druce 的干燥根茎。主产于湖南、湖北、江苏、浙江。

【采收加工】秋季采挖，除去须根，洗净，晒至柔软后，反复揉搓、晾晒至无硬心，晒干；或蒸透后，揉至半透明，晒干。切厚片或段，生用。

【性味归经】甘，微寒。归肺、胃经。

【功能主治】养阴润燥，生津止渴。用于肺胃阴伤，燥热咳嗽，咽干口渴，内热消渴。

【时疫古籍记载】

1.《药性论》 主时疾寒热，内补不足，去虚劳客热，头痛不安。

2.《日华子本草》 除烦闷，止渴，润心肺，补五劳七伤，虚损，腰脚疼痛，天行热狂。

3.《本草纲目》 主风温自汗灼热，及劳疟寒热，脾胃虚乏，男子小便频数，失精，一切虚损。

4.《伤寒论条辨》 葳蕤，味甘，平，无毒，日华子云：除烦闷，止渴，润心肺，治天行热狂。

5.《本草便读》 萎蕤，质润之品，培养肺、脾之阴，是其所长，而搜风散热诸治，似非质润味甘之物可取效也。如风热风温之属虚者，亦可用之。考玉竹之性味、功用，与黄精相似，自能推想，以风温风热之证，最易伤阴，而养阴之药，又易碍邪，唯玉竹甘平滋润，虽补而不碍邪，故古人立方有取乎此也。

【时疫药性分析】本品甘润，主入肺经，能养肺阴、润肺燥，性微寒，兼能清肺热，养阴而不滋腻恋邪，常用治阴虚之人，外感风热，症见发热头痛、微恶风寒、心烦口渴、舌质红、脉浮数等；亦多用于温邪伤阴，阴虚肺燥之干咳少痰、声音嘶哑，以及温热病后期，热伤津液，症见口干舌燥、饥不欲食等。

【时疫临床应用】

1.冬瘟，头面肿　葳蕤二钱五分，石膏（先煎）一钱五分，麻黄、白薇、羌活、杏仁、甘草、青木香、川芎各五分，干菊花一钱五分，上细切，作一服，水二盏，煎至一盏，去渣，日三服，如葳蕤散（《医学正传》）。

2.阴虚体感冒风温，及冬温咳嗽，咽干痰结　生葳蕤二至三钱、生葱白二至三枚、桔梗一钱至钱半、东白薇五分至一钱、淡豆豉三至四钱、苏薄荷（后下）一钱至钱半、炙草五分、红枣两枚。煎服，如加减葳蕤汤（《通俗伤寒论》）。

3.燥热伤肺　症见干咳少痰、咽干口渴、舌赤少津等，常与沙参、麦冬、桑叶等同用，如玉竹麦门冬汤（《温病条辨》）。

4.阳明温病，下后汗出，当复其阴　沙参三钱、麦门冬五钱、冰糖一钱、细生地五钱、玉竹（炒香）一钱五分。水五杯，煮取二杯，分2次服，渣再煮一杯服，如益胃汤（《温病条辨》）。

5.非典型病原体肺炎　广东省中医院非典型病原体肺炎中医治疗方案，针对恢复期，发病后10~14天以后，病机以正虚邪恋，易夹湿夹瘀为主要特点，气阴两伤证症见热退、心烦、口干、汗出、乏力、气短、纳差、舌淡红、质嫩、苔少或苔薄少津、脉细或细略数，方选沙参麦冬汤加减，药用：太子参15g、沙参10g、麦冬10g、白扁豆12g、炙甘草3g、山药10g、玉竹10g、法半夏6g、芦根15g。（世界科学技术，2003，03：17）

6.小儿麻痹症　袁均奇重用中药白芷、玉竹配合针刺的方法，治疗小儿麻痹，其基本方组成为玉竹、白芷、黄芪、党参、山药、白术、甘草等。因小儿服药不方便，采取小量多次给药，日3~6次。两组经18天~3个月的治疗后，中药配针刺组34例中，痊愈

25例；西药配针刺穴位注射组17例中，痊愈9例，从疗效看前者疗效优于后者，两组比较有显著性差异。（中医药研究，1995，02：22）

7.阴虚型痢疾 杨普生采用黄连阿胶汤为主治疗阴虚型痢疾24例，予黄连阿胶汤：黄连10g、阿胶（烊化）10g、黄芩10g、白芍10g、地榆炭10g、丹皮10g、石斛10g、玉竹10g、秦皮10g、鸡子黄（冲服）2枚、甘草3g。每日2次，早晚分服。用药2周后停药观察疗效，停止治疗2周后随访。24例经治疗，痊愈23例，好转1例，无无效病例。（中国中医急症，2009，08：1339）

【用法用量】煎服，6~12g。

【化学成分】玉竹含甾体皂苷、β-谷甾醇等植物甾醇；玉竹黏多糖，黄酮类成分：山奈酚苷、槲皮素苷等。此外，还含维生素D、多种氨基酸及钙、钾、磷、镁等多种矿物质。

【药理研究】煎剂体外对金黄色葡萄球菌、变形杆菌、痢疾志贺菌、大肠埃希菌等有抑制作用；能抑制结核分枝杆菌生长；能增强体液免疫和细胞吞噬功能，提高免疫功能；可以清除机体代谢产生的自由基，延缓衰老。水煎剂有降血脂、降血糖作用。还有一定的抗癌作用。

麦 冬
（《神农本草经》）

【别名】麦门冬，沿阶草。

【基原】为百合科植物麦冬 *Ophiopogon japonicus*（L.f）Ker-Gawl.的干燥块根。主产于浙江、四川。

【采收加工】夏季采挖，洗净，反复曝晒、堆置，至七八成干，除去须根，干燥。生用。

【性味归经】甘、微苦，微寒。归心、肺、胃经。

【**功能主治**】养阴生津，润肺清心。用于肺燥干咳，阴虚痨嗽，喉痹咽痛，津伤口渴，内热消渴，心烦失眠，肠燥便秘。

【**时疫古籍记载**】

1.《神农本草经》 主心腹结气，伤中伤饱，胃络脉绝，羸瘦短气。

2.《名医别录》 疗身重目黄，心下支满，虚劳客热，口干燥渴，止呕吐，愈痿蹶，强阴益精，消谷调中，保神，定肺气，安五脏，令人肥健。

3.《药性论》 治热毒，止烦渴，主大水面目肢节浮肿，下水。治肺痿吐脓，主泄精。

4.《日华子本草》 治五劳七伤，安魂定魄，时疾热狂，头痛，止嗽。

5.《珍珠囊》 治肺中伏火，生脉保神。

6.《安徽药材》 治咽喉肿痛。

【**时疫药性分析**】本品质润味甘，微苦而性微寒，主入肺、胃、心经，长于养肺阴、润肺燥，养胃阴、生津液，并能养阴清心而除烦安神；既能用治温毒燥热伤肺之干咳少痰、咽痛咽干，又能用治温病热伤心营之烦躁神昏；还可用于温病后期，阴液受灼，燥热伤阴之大便干结、口干舌燥、舌红少津。总之，以其清热除烦、养阴生津之功，广泛用于温热病不同阶段。

【**时疫临床应用**】

1.温燥伤肺 症见头痛身热、干咳无痰、气逆而喘、咽喉干燥、鼻燥、胸满胁痛、心烦口渴、舌干少苔、脉虚大而数。可与桑叶、石膏、人参、阿胶等同用，如清燥救肺汤（《医门法律》）。

2.瘟疫邪热传营 症见身热夜甚、口渴或不渴、时有谵语、心烦不眠，或斑疹隐隐、舌绛而干、脉细数，可与生地、玄参、竹叶心、丹参、银花等同用，如清营汤（《温病条辨》）。

3.瘟疫液伤，邪陷心包 症见发热、神昏谵语，可与玄参心、莲子心、竹叶卷心、连翘心等同用，如清宫汤（《温病条辨》）。

4.白喉之阴虚燥热证　喉间起白如腐，不易拭去，并逐渐扩展，病变甚速，咽喉肿痛，初起或发热或不发热，鼻干唇燥，或咳或不咳，呼吸有声，似喘非喘，脉数无力或细数，可与大生地、玄参、生甘草、薄荷、贝母等同用，如养阴清肺汤（《重楼玉钥》）。

5.骨蒸肺痿，四肢烦热，不能食，口干渴　麦门冬（去心，焙）、地骨皮各五两。上二味粗捣筛，每服五钱匕。先以水二盏，煎小麦一合，至一盏半，去麦入药，煎至一盏，去滓，分温二服，空腹食后各一，即麦门冬汤（《圣济总录》）。

6.温病燥伤肺胃阴分，或热或咳者　沙参三钱、麦冬三钱、玉竹二钱、生甘草一钱、冬桑叶一钱五分、扁豆一钱五分、花粉一钱五分。水五杯，煮取二杯，日再服，如沙参麦冬汤（《温病条辨》）。

7.阳明温病，无上焦证，数日大便不通，当下之，若其人阴素虚，不可行承气者　玄参一两、麦冬八钱、生地八钱。水八杯，煮取三杯，口干则与饮令尽，不便，再作服，如增液汤（《温病条辨》）。

8.阳明温病，热结阴亏，燥屎不行，下之不通，津液不足，无水舟停之证　常配玄参、生地、大黄、芒硝，如增液承气汤（《温病条辨》）。

9.伤寒、温病、暑病余热未清，气津两伤证　症见身热多汗、心胸烦热、气逆欲呕、口干喜饮、气短神疲，或虚烦不寐、舌红少苔、脉虚数，可与竹叶、石膏、人参、半夏等同用，如竹叶石膏汤（《伤寒论》）。

10.热伤元气　症见肢体倦怠、气短懒言、口干作渴、汗出不止、脚软眼黑、津枯液涸。人参五钱、麦门冬（去心）三钱、五味子二钱（碎）。水煎，不拘时温服，如生脉散（《备急千金要方》）。

11.小儿高热　罗明察等自拟滋阴八味汤：沙参15g、麦冬12g、山药12g、茯苓6g、乌梅6g、牡丹皮5g、覆盆子9g、玄参9g，每日1剂，重者2剂，水煎代茶饮，随症加减，治疗小儿夏季高热130例，总有效率93.1%。（广西中医药，1985，3：21）

12. 甲型H1N1流感热退咳嗽　杨春等以沙参麦冬汤加味配合西药奥司他韦胶囊，治疗甲型H1N1流行性感冒31例，总有效率96.8%。（社区医学杂志，2010，11：69）

13. 病毒性肝炎　余运龙采用一贯煎加减治疗慢性乙型肝炎患者40例，基本方：北沙参20g、麦门冬20g、生地黄15g、当归10g、枸杞子15g、川楝子5g、鸡骨草20g、绵茵陈20g。在临床运用过程中，根据个人情况作适当加减。每日1剂，水煎两次，合液分两次口服。2个月为1个疗程。经60天治疗，40例病人中基本治愈30例，好转4例，总有效率85%。无效3例（其中二例没有坚持完成中医药治疗）占7.5%。（亚太传统医药，2008，07：53）

14. 细菌性痢疾　蔡安和等以连梅汤治疗急性细菌性痢疾36例（男性20例，女性16例）。基本方为黄连10g，乌梅20g，麦冬、生地黄、石斛各15g，木瓜、太子参各10g，阿胶（烊化）10g。本组36例，治愈31例，好转5例，全部有效。（中国中医急症，2008，06：762）

【用法用量】煎服，6~12g。传统认为本品清养肺胃之阴多去心用，滋阴清心大多连心用。

【使用注意】外感风寒、痰湿咳嗽、脾胃虚寒泄泻者慎用。

【化学成分】麦冬主要含皂苷类成分：麦冬皂苷B、D等；高异黄酮类成分：甲基麦冬黄烷酮A、B；还含多种氨基酸、微量元素，维生素A样物质，多糖等成分。《中国药典》规定本品含麦冬总皂苷以鲁斯可皂苷元（$C_{27}H_{42}O_4$）计不得少于0.12%。

【药理研究】麦冬煎剂对表皮葡萄球菌、大肠埃希菌、伤寒沙门菌等多种致病菌有抑制作用。麦冬能增强网状内皮系统吞噬能力，升高外周白细胞；麦冬多糖可以促进体液免疫和细胞免疫，并诱生多种细胞因子，通过增强免疫功能发挥抗癌作用；麦冬皂苷具有明显的抗炎活性；麦冬多糖对脑缺血损伤有抗缺氧保护作用；麦冬能增强垂体肾上腺皮质系统作用，提高机体适应性；麦冬总皂苷有抗心律失常、改善心肌收缩力、改善左心室功能与抗休克作用；麦冬多糖和总皂苷有降血糖作用，麦冬水煎液还有镇静、催眠、改善血液流变性和抗凝血的作用。

涌吐药

常　山

（《神农本草经》）

【别名】互草，恒山，七叶，鸡骨常山，翻胃木。

【基原】本品为虎耳草科植物常山 *Dichroa febrifuga* Lour. 的干燥根。主产于四川、贵州。

【采收加工】秋季采挖，除去须根，洗净，晒干。切薄片。生用或炒用。

【性味归经】苦、辛，寒；有毒。归肺、肝、心经。

【功能主治】涌吐痰涎，截疟。用于痰饮停聚，胸膈痞塞，疟疾。

【时疫古籍记载】

1.《神农本草经》　主伤寒寒热，温疟，鬼毒，胸中痰结，吐逆。

2.《本草纲目》　常山、蜀漆有劫痰截疟之功，须在发散表邪及提出阳分之后，用之得宜，神效立见；用失其法，真气必伤。夫疟有六经疟、五脏疟、痰湿食积、瘴疫鬼邪诸疟，须分阴阳虚实，不可一概而论也。

3.《医学衷中参西录》　常山，善消脾中之痰，为治疟疾要药。少服，则痰可徐消，若多服即可将脾中之痰吐出，为其多服即作呕吐，故诸家本草谓其有毒。医家用之治疟，亦因此不敢多用，遂至有效有不效。若欲用之必效，当效古人一剂三服之法，用常山五六钱，煎汤一大盅，分五六次徐徐温饮下，即可不作呕吐，疟疾亦有八九可愈。

【时疫药性分析】本品辛开苦泄，善于开泄痰结，其性上行，能引吐胸中痰饮。古有"无痰不成疟"之说，本品善于祛痰截疟，故为治疟之要药，适用于各种疟疾，尤以治间日疟、三日疟为佳。

【时疫临床应用】

1.疟疾　若治一切疟疾，寒热往来，发作有时者，可以常山酒浸蒸焙，与槟榔共研末，糊丸服之，如胜金丸（《太平惠民和剂局方》）；治疟疾寒热，或二、三日一发者，可与厚朴、草豆蔻、肉豆蔻、槟榔等同用，如常山饮（《圣济总录》）；若虚人久疟不止者，可与黄芪、人参、乌梅等同用，如截疟饮（《医宗必读》）；疟久不愈，而成疟母者，则与鳖甲、三棱、莪术等同用，如截疟常山饮（《丹溪心法》）。

2.细菌性痢疾　惠广喜对243例痢疾（其中包含细菌性痢疾）患者给予北常山煎剂口服及灌肠治疗，收到满意疗效。（人民军医，1960，03：32）

【用法用量】煎服，5~9g。涌吐可生用，截疟宜酒制用。治疗疟疾宜在寒热发作前半天或2小时服用。

【使用注意】本品有催吐副作用，用量不宜过大；孕妇及体虚者慎用。

【化学成分】常山主要含生物碱类成分和香豆素类成分。生物碱主要有常山碱甲、乙、丙，三者为互变异构体，总称常山碱，是抗疟的有效成分，另含常山次碱、4-喹唑酮等；香豆素类成分主要有常山素A、B等。

【药理研究】本品水煎剂及醇提液对疟疾有效。其中常山碱甲的疗效相当于奎宁，常山碱丙抗疟作用最强，约为奎宁的100倍，常山碱乙次之；此外，本品还有抗流感病毒、抗阿米巴原虫、消炎等作用。

外用药

雄 黄

(《神农本草经》)

【别名】黄金石，石黄，天阳石，黄石，鸡冠石等。

【基原】为硫化物类矿物雄黄族雄黄，主含二硫化二砷（As_2S_2）。主产于湖南、湖北、贵州。

【采收加工】采挖后，除去杂质。照水飞法水飞，晾干。生用，切忌火煅。

【性味归经】辛，温；有毒。归肝、大肠经。

【功能主治】解毒杀虫，燥湿祛痰，截疟。用于痈肿疔疮，蛇虫咬伤，虫积腹痛，惊痫，疟疾。

【时疫古籍记载】

1.《神农本草经》 主寒热，鼠瘘，恶疮，疽痔，死肌，杀百虫毒。

2.《名医别录》 疗疥虫，蟹疮，目痛，鼻中息肉及绝筋破骨。百节中大风，积聚，癖气，中恶腹痛，杀诸蛇虺毒，解藜芦毒。

3.《日华子本草》 治疥癣，风邪，癫痫，岚瘴，一切蛇虫犬兽咬伤。

4.《本草纲目》 治疟疾寒热，伏暑泄痢，酒饮成癖，惊痫，头风眩晕，化腹中瘀血，杀劳虫疳虫。

【时疫药性分析】本品功能辛散祛风，苦燥痰浊，有解毒、祛痰、截疟、定惊作用，故可用于瘟疫、麻风、杨梅疮、风毒内侵引动肝风之破伤风、疟疾等。

【时疫临床应用】

1.辟瘟疫　雄黄三两，雌黄、羚羊角各二两，矾石烧令汁尽一两，鬼箭削取皮羽一两半，捣筛为散，以细密帛裹之，作三角绛囊盛一两带心前，并挂门阁窗牖上，若逢大疫之年，以朔旦平明时以青布裹一刀圭，中庭烧之，有病者亦烧熏之，若遭毒螫者以唾涂之。即太一流金散（《千金翼方》）。

2.辟瘟疫时气　用雄黄（研）二两，丹砂（研）、菖蒲（切）、鬼臼各一两，捣研为末，再同研匀，以水调涂五心，及额上鼻中耳门，辟瘟甚验，即涂敷方（《圣济总录》）。

3.辟瘟疫邪气　用苍术、香附、羌活、独活、甘松、山柰、白芷、赤箭、大黄、雄黄各等份，共为末，糊丸弹子大，黄丹为衣，晒干。用时焚之，即神圣避瘟丹（《松峰说疫》）。

4.辟瘟疫　用香油、雄黄、苍术末，涂鼻孔，既出，纸条探嚏。饮雄黄酒一杯，或止抹雄黄于鼻孔即妙。入病家不染方（《松峰说疫》）。

5.天行瘟疫　瘟病，闻之易愈，并不传染，与苍术、桃枝、白芷、山柰、檀香、降香等同用，上药晒干研细，榆面拌匀，令做香匠以细竹丝为骨，做成线香，随时焚点，如辟瘟集祥香（《卫生鸿宝》）。

6.时行瘟疫，山岚瘴气　感受秽恶痰浊之邪，肠胃气机闭塞，升降失常，以致脘腹胀闷疼痛，吐泻兼作，可配伍山慈菇、红大戟、千金子霜、五倍子、麝香，如玉枢丹（《是斋百一选方》）。

7.中恶气绝，中热疫毒、山岚瘴气毒　症见昏厥、身热烦躁、痰盛气粗、舌红苔黄垢腻、脉滑数，常与犀角、玳瑁、琥珀、朱砂、麝香等同用，如至宝丹（《苏沈良方》）。

8.热闭神昏　温热病，热邪内陷心包，痰热壅闭心窍，症见高热烦躁、神昏谵语、舌謇肢厥、舌红或绛、脉数有力，常与麝香、冰片、牛黄、郁金、犀角、朱砂、栀子、黄芩等配伍，如安宫牛黄丸（《温病条辨》）。

9. 麻风　与真漆、牙皂为丸服，如雄漆丸（《疡医大全》）。

10. 杨梅疮　《积德堂经验方》以本品配伍轻粉、杏仁为末，雄猪胆汁调涂。

11. 破伤风　因风温毒从伤口而入，壅阻脉络，肝风内动，拘挛抽搐，角弓反张之破伤风，雄黄入肝经，能祛风搜邪，并有解毒、祛痰、定惊之功，常与祛风止痉之防风、草乌等同用，如发表雄黄散（《素问病机气宜保命集》）。

12. 疟疾　淡豆豉、乳香、黄丹等为末，独头蒜捣和，于疟疾发作前服，大效疟丹（《普济方》）。《太平圣惠方》则以本品与芳香辟秽之麝香、朱砂、牛胆，醋煮，面粉为丸，外用塞鼻以治疟疾。

【用法用量】外用适量，研末敷，香油调搽或烟熏。内服0.05~0.1g，入丸散用。

【使用注意】本品应水飞入药，切忌火煅；易产生蓄积毒性，内服宜慎；不可长期、大量使用；外用不宜大面积涂擦及长期持续使用。孕妇禁用。

【化学成分】雄黄主要含二硫化二砷（As_2S_2）。约含砷75%，硫24.5%，还含有少量铝、铁、钙、镁、硅等元素。《中国药典》规定本品含砷量以二硫化二砷（As_2S_2）计，不得少于90%。

【药理研究】雄黄体外对金黄色葡萄球菌有杀灭作用，提高浓度也能杀灭大肠埃希菌；1%雄黄可抑制人型、牛型结核分枝杆菌与耻垢分枝杆菌；其水浸剂对堇色毛癣菌等多种致病性皮肤真菌有不同程度抑制作用。雄黄可通过诱导肿瘤细胞凋亡等发挥其抗肿瘤作用。此外，可抗血吸虫及疟原虫。

中药名索引

（按汉语拼音排序）